Test razonados para Técnicos Superiores en Higiene Bucodental.
Tomo II.

Test razonados para Técnicos Superiores en Higiene Bucodental. Tomo II.

CARMEN SONIA GARCÍA DE LAS HERAS LÁZARO
Y SILVIA SERRANO SÁNCHEZ

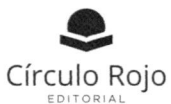

Círculo Rojo
EDITORIAL

Primera edición: diciembre 2025

Depósito legal: SE 3254-2025

ISBN: 979-13-7035-558-6

Impresión y encuadernación: Editorial Círculo Rojo

© Del texto: CARMEN SONIA GARCÍA DE LAS HERAS LÁZARO y SILVIA
SERRANO SÁNCHEZ
© Maquetación y diseño: Equipo de Editorial Círculo Rojo

Editorial Círculo Rojo
www.editorialcirculorojo.com
info@editorialcirculorojo.com

Impreso en España — Printed in Spain

Este libro nace desde un lugar que conocéis muy bien: la ilusión y el vértigo de preparar una oposición. Nosotras también estuvimos ahí, con los mismos nervios, dudas y noches interminables de estudio, pero también con la certeza de que el esfuerzo tiene recompensa.

Como profesionales de la odontología -y antes que nada, como opositoras que alguna vez compartieron ese camino- sabemos lo que significa sentarse frente a un test y sentir que cada pregunta puede marcar la diferencia. Por eso decidimos crear esta obra: no solo para ofreceros preguntas y respuestas, sino para darles sentido, razonamiento y contexto. Queremos que no memoricéis de manera mecánica, sino que comprendáis, relacionéis y recordéis con seguridad.

Este no es solo un libro de test, es también una guía de acompañamiento. Una herramienta hecha con empatía y experiencia, pensada para que cada página os acerque un poco más a vuestro objetivo. Porque detrás de cada pregunta hay una oportunidad de aprendizaje, un paso firme hacia vuestra plaza.

Ojalá que este trabajo se convierta en vuestro aliado de estudio, pero sobre todo, en un recordatorio de que no estáis solos: dos compañeras que ya pasaron por el mismo camino os tienden la mano desde aquí.

¡Gracias por vuestra confianza y a por ello!

ÍNDICE

COMUNICACIÓN PACIENTE

5. Comunicación con el paciente. Recepción. Manejo de ansiedad. Modificación de conducta.

6. Técnicas y habilidades de comunicación.

7. Repercusión de los principales hábitos tóxicos en la cavidad oral. Consejo de la higienista dental. Motivación del paciente.

NUTRICIÓN, DIGESTIÓN, ABSORCIÓN, EXCRECIÓN

8. Nutrición: concepto. Los alimentos: tipos y procesamientos. Ingestión. Digestión. Absorción. Excreción.

9. Alimentos cariogénicos y no cariogénicos.

10. Trastornos de la alimentación y sus repercusiones en la cavidad oral dieta y enfermedad periodontal cuidado oral, alimentación y paciente oncológico.

MICROBIOLOGÍA

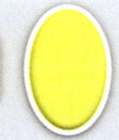

11. Flora microbiana oral normal: concepto, composición, crecimiento. Sistema inmunitario. Antígenos/anticuerpos: Concepto.

12. Composición microbiológica de la placa dental y saliva.

EMBRIOLOGÍA

13. Desarrollo embriológico de los órganos orofaciales.

14. Odontogénesis.

15. Dentición temporal y definitiva.

ANATOMIA CABEZA-CUELLO, BUCO-DENTAL

16. Huesos y articulaciones de la cabeza y cuello.

17. Articulación temporomandibular: Estructuras asociadas.

18. Anatomía dental: Conceptos y definición.

19. Erupción dental, fases, síntomas, Cronología de la erupción dental.

20. El periodonto. Músculos de la masticación, deglución, lenguaje oral y gesto. Enervación y vascularización buco-dental.

ALTERACIONES ODONTOLÓGICAS

21. Alteraciones de la estructura y composición dental. Alteraciones en el color, textura y tamaño. Conceptos y causas.

22. Oclusión. Maloclusión dental y ósea. Concepto y definición. Hábitos perniciosos, que afectan la oclusión.

HIGIENE BUCO-DENTAL

23. Higiene bucodental. Prevención mecánica y química de la placa bacteriana. Motivación del paciente.

24. Técnicas de cepillado. Cualidades ideales del cepillo dental. Tipos de cepillos: conceptos e indicaciones. La seda dental: tipos y uso. Antisépticos orales. Tipos, composición, uso e indicaciones.

25. Remoción de la placa dental. Colutorios, pastas: composición e indicaciones.

26. Tartrectomía y curetaje. Concepto, materiales, metodología, indicaciones y contraindicaciones.

RADIOLOGÍA

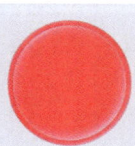

27. Rayos X. Concepto. Tipos de radiografías usados en odontología. Concepto de radiografía dental, tipos usados en odontología.

28. Concepto de salud bucodental. Prevención odontológica.

29. Educación para la salud. Principios, métodos y aplicaciones en salud oral.

30. Cambios en la cavidad oral durante el embarazo. Prevención Odontológica en la gestante. Protocolo de cuidados bucales en la embarazada. Captación de las embarazadas en las USBD.

31. Odontología para bebés. Cuidados de la cavidad oral del recién nacido y en el niño . Programas de prevención en Escuelas Infantiles. El papel de la higienista en el cuidado del bebé desde la USBD.

32. Prevención Odontológica en la 3ª edad. Principales necesidades preventivas.

33. Prevención Odontológica en pacientes con necesidades especiales.

34. Selladores Fosas y Fisuras: Concepto, composición, metodología, materiales, indicaciones.

35. Flúor: concepto, dosis, aplicaciones e indicaciones.

36. Índices en odontología.

PATOLOGÍA

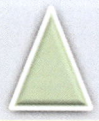

37. Caries. Definición, causas, prevención. Patología Pulpa. Factores de riesgo de caries.

38. Caries en niños, Características.

39. Tipos de caries, características.

40. Sistema Internacional de Detección y Valoración de Caries (ICDAS). CAMBRA. Otros

41. Enfermedades periodontales. Conceptos, causas y prevención. Factores de riesgo.

42. Principales enfermedades de la mucosa oral y glándulas salivares.

43. Fisiología y alteraciones bucales del lactante y primera infancia.

44. Lesiones traumáticas de boca y maxilares.

45. Cáncer oral. Factores de riesgo. Lesiones y estados precancerosos.

MATERIALES ODONTOLÓGICOS

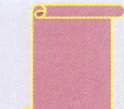

46. Materiales Odontológicos. Fundamento, composición y tipos.

47. Instrumentos en Odontología.

48. Materiales Odontología mínimamente invasiva.

49. Concepto de sepsis y antisepsia. Manejo de materiales estériles. Limpieza, desinfección y esterilización en la consulta odontológica. Conservación, limpieza y esterilización.

FARMACOLOGÍA

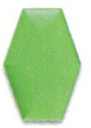

50. Medicamentos empleados en Odontología. Descripción y diferenciación. Analgésicos, anestésicos, antiinflamatorio.

51. Medicamentos empleados en Odontología. Descripción y diferenciación. Antibióticos.

52. Medicamentos empleados en Odontología. Descripción y diferenciación. Coagulantes y anticoagulantes: Concepto, diferenciación y precauciones.

53. Vías de administración de medicamentos en odontología.

MISCELÁNEA

54. Ergonomía. Concepto. Colocación del paciente para exploración. bucodental.

55. Inmunología: Concepto, tipos.

56. Riesgos profesionales en Odontología. Normas de seguridad y medidas preventivas. Normas de protección radiológica. Enfermedades de transmisión por fluidos orgánicos: Hepatitis Vírica y Sida. Mecanismo de transmisión y epidemiología.

57. Odontología mínimamente invasiva.

58. Preguntas similares de exámenes de oposición.

ÍNDICE LIBRO: 2° TOMO

ANATOMÍA CABEZA-CUELLO. BUCO-DENTAL

ALTERACIONES ODONTOLÓGICAS

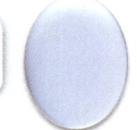

HIGIENE BUCO-DENTAL

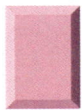

23. Higiene bucodental. Prevención mecánica y química de la placa bacteriana. Motivación del paciente.

24. Técnicas de cepillado. Cualidades ideales del cepillo dental. Tipos de cepillos: conceptos e indicaciones. La seda dental: tipos y uso. Antisépticos orales. Tipos, composición, uso e indicaciones.

25. Remoción de la placa dental. Colutorios, pastas: composición e indicaciones.

26. Tartrectomía y curetaje. Concepto, materiales, metodología, indicaciones y contraindicaciones.

RADIOLOGÍA

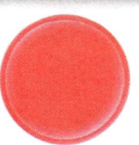

27. Rayos X. Concepto. Tipos de radiografías usados en odontología. Concepto de radiografía dental, tipos usados en odontología.

PREVENTIVA

28. Concepto de salud bucodental. Prevención odontológica.

29. Educación para la salud. Principios, métodos y aplicaciones en salud oral.

30. Cambios en la cavidad oral durante el embarazo. Prevención Odontológica en la gestante. Protocolo de cuidados bucales en la embarazada. Captación de las embarazadas en las USBD.

31. Odontología para bebés. Cuidados de la cavidad oral del recién nacido y en el niño . Programas de prevención en Escuelas Infantiles. El papel de la higienista en el cuidado del bebé desde la USBD.

32. Prevención Odontológica en la 3ª edad. Principales necesidades preventivas.

33. Prevención Odontológica en pacientes con necesidades especiales.

34. Selladores Fosas y Fisuras: Concepto, composición, metodología, materiales, indicaciones.

35. Flúor: concepto, dosis, aplicaciones e indicaciones.

36. Índices en odontología.

TOMO II: INDICE PRIMER MÓDULO

ANATOMÍA CABEZA-CUELLO, BUCO-DENTAL

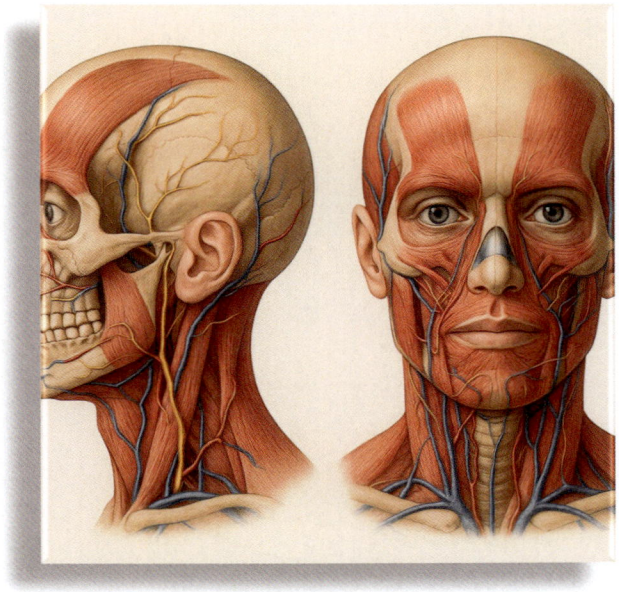

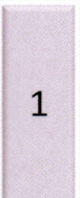

1

¿Cuál es la división funcional del cráneo en anatomía humana?

A) Cráneo óseo y cráneo cartilaginoso.
B) Cráneo axial y cráneo apendicular.
C) Neurocráneo y esplacnocráneo.
D) Cráneo anterior y posterior.

2

¿Cuál es la posición del hueso frontal en el cráneo?

A) En la parte posterior del cráneo.
B) En la parte inferior del cráneo.
C) En la parte antero-superior del cráneo.
D) En la parte lateral del cráneo .

3

¿Qué características tiene la cara externa del hueso frontal?

A) Es posterior y cóncava.
B) Es anterior y convexa.
C) Es lateral y plana.
D) Ninguna es correcta.

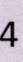

4

¿Con qué huesos se articula el hueso frontal?

A) Parietales, esfenoides, etmoides, huesos propios de la nariz, huesos malares o cigomáticos, unguis o lagrimal, maxilar superior.
B) Temporales, occipital, maxilar inferior, vómer.
C) Nasales, palatinos, cigomáticos, maxilares.
D) Ninguna es correcta.

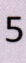

5

¿Qué características tiene el hueso etmoides?

A) Es un hueso largo y delgado, situado en la parte posterior del cráneo.
B) Es un hueso corto y compacto, central, impar y simétrico, con numerosas cavidades.
C) Es un hueso plano y ancho, situado en la parte lateral del cráneo.
D) Es un hueso muy largo, convexo, par.

1C

C) Neurocráneo y esplacnocráneo. El cráneo se divide funcionalmente en **neurocráneo**, que protege el encéfalo, y **esplacnocráneo**, que forma la estructura facial.
Esta clasificación permite estudiar de forma ordenada los huesos según su función y localización. El cráneo está formado por 22 huesos: el neurocráneo 8 huesos (frontal, 2 parietales,2 temporales, occipital, etmoides y esfenoides), mientras que el esplacnocráneo abarca 14 huesos (1 maxilar inferior o mandíbula, 2 huesos nasales, 2 huesos cigomáticos o malar, 2 palatinos,1 vómer, 2 lagrimal, 2 maxilar superior, 2 cornete inferior), Esta división es fundamental en anatomía, cirugía y odontología para identificar estructuras óseas con precisión.

2C

C) En la parte antero-superior del cráneo. El hueso frontal se encuentra en la parte antero - superior del cráneo, por delante de los huesos parietales y un poco por arriba del esfenoides. Está montado sobre el etmoides y el macizo facial. El hueso frontal ocupa la superficie de la cara que se corresponde con la frente y la prominencia cubierta por las cejas.

3B

B) Es anterior y convexa. La cara externa del hueso frontal es anterior y convexa. Se divide en dos partes separadas por la cresta órbito-nasal: la parte vertical-frontal y la parte horizontal-órbitonasal. La parte vertical-frontal es convexa y corresponde a la frente, mientras que la parte horizontal-órbitonasal presenta la escotadura etmoidonasal y cavidades separadas por finos tabiques óseos llamados celdillas etmoidales.

4A

A) Parietales, esfenoides, etmoides, huesos propios de la nariz, huesos malares o cigomáticos, unguis o lagrimal, maxilar superior. El hueso frontal se articula con varios huesos del cráneo y la cara. Por detrás, se articula con los dos parietales y el esfenoides. Por abajo, se articula con el etmoides, los huesos propios de la nariz, los huesos malares o cigomáticos, el unguis o lagrimal y el maxilar superior. Estas articulaciones son esenciales para la estabilidad y función del cráneo y la cara.

5B

B) Es un hueso corto y compacto, central, impar y simétrico, con numerosas cavidades. El hueso etmoides es un hueso corto y compacto, central, impar y simétrico. Está compuesto por una lámina vertical y media, una lámina horizontal perpendicular a la lámina vertical y dos masas laterales. El hueso etmoides tiene una superficie muy irregular y numerosas cavidades llamadas celdillas etmoidales. Está situado en el centro de la base del cráneo y en su zona anterior, debajo de la porción horizontal del frontal.

6

¿Qué partes componen el hueso etmoides?

A) Una lámina vertical, una lámina horizontal y dos masas laterales.
B) Una lámina horizontal, una lámina perpendicular y dos masas superiores.
C) Una lámina vertical, una lámina oblicua y dos masas inferiores.
D) Ninguna es correcta .

7

¿Qué es la apófisis crista Galli y dónde se encuentra?

A) Una estructura en la parte inferior del hueso etmoides.
B) Una estructura en la parte superior de la lámina vertical del hueso etmoides.
C) Una estructura en la parte lateral del hueso etmoides.
D) Una estructura en la parte posterior y central del hueso etmoides.

8

¿Qué son las apófisis pterigoides y qué estructuras forman?

A) Prolongaciones del hueso temporal, forman el conducto auditivo externo.
B) Prolongaciones del hueso esfenoides, forman la fosa pterigoidea y la fosa pterigomaxilar.
C) Prolongaciones del hueso frontal, forman la cavidad orbitaria.
D) Ninguna es correcta.

9

¿Qué características presenta la escama o concha del temporal?

A) Forma la pared superior del conducto auditivo externo y tiene dos caras.
B) Forma la base del cráneo y tiene una sola cara.
C) Forma la cavidad orbitaria y tiene tres caras.
D) Forma la pared lateral del conducto auditivo externo y tiene dos caras.

10

¿Estructuras que se encuentran en zona petrosa o peñasco del hueso temporal?

A) Ganglio de Gasser, conducto auditivo interno, apófisis estiloides.
B) Conducto óptico, silla turca, apófisis clinoides posteriores.
C) Fosa pterigoidea, fosa pterigomaxilar, apófisis pterigoides.
D) Ninguna es correcta.

6A

A) Una lámina vertical, una lámina horizontal y dos masas laterales. El hueso etmoides está compuesto por una lámina vertical y media, una lámina horizontal perpendicular a la lámina vertical y dos masas laterales. La lámina vertical se divide en una parte superior (apófisis crista Galli) y una parte inferior (lámina perpendicular). La lámina horizontal, también llamada cribosa, tiene muchos agujeros y se extiende por toda la escotadura etmoidal. Las dos masas laterales están situadas entre las órbitas y las fosas nasales.

7B

B) Una estructura en la parte superior de la lámina vertical del hueso etmoides. La apófisis crista Galli es una estructura triangular situada en la parte superior de la lámina vertical del hueso etmoides. Su base está unida a la lámina horizontal y se encuentra justo por detrás del orificio ciego del frontal, tapándolo. La apófisis crista Galli es una característica importante del hueso etmoides y contribuye a la estructura de la base del cráneo.

8B

B) Prolongaciones del hueso esfenoides, forman la fosa pterigoidea y la fosa pterigomaxilar. Las apófisis pterigoides son prolongaciones del hueso esfenoides que tienen dos alas, una interna y otra externa, y un borde anterior común. Entre las dos alas se forma la fosa pterigoidea, donde se inserta el músculo pterigoideo interno. En la cara externa de las apófisis pterigoides se encuentra la fosa pterigomaxilar.

9A

A) Forma la pared superior del conducto auditivo externo y tiene dos caras. La escama o concha del temporal forma la pared superior del conducto auditivo externo y tiene dos caras: la cara exocraneal y la cara endocraneal. La cara exocraneal está dividida por la apófisis cigomática y consta de dos partes: la parte superior o temporal, que es convexa y lisa, y la parte inferior o basilar, que pertenece a la base del cráneo y presenta una cavidad glenoidea recorrida por la cisura de Glasser. La cara endocraneal presenta un surco por donde pasa la arteria meníngea media.

10 A

A) Ganglio de Gasser, conducto auditivo interno, apófisis estiloides. La zona petrosa o peñasco del hueso temporal tiene forma de pirámide cuadrangular y presenta varias estructuras importantes: la cara ántero-superior, donde se aloja el ganglio de Gasser (Trigémino); la cara póstero-superior, que presenta la entrada al conducto auditivo interno por donde pasan los nervios auditivo, facial e intermedio de Wrisberg; y la cara póstero-inferior, que presenta la apófisis estiloides, que da inserción al ramillete de Riolano (músculos estilohioideo, estilogloso, estilofaríngeo, ligamento estilohioideo y estilomandibular).

11

¿Qué es la apófisis estiloides y qué estructuras se insertan en ella?

A) Una prolongación del hueso esfenoides, donde se insertan los músculos pterigoideos.
B) Una prolongación del hueso temporal, donde se insertan los músculos y ligamentos del ramillete de Riolano.
C) Una prolongación del hueso frontal, donde se insertan los músculos temporales.
D) Ninguna es correcta.

12

¿Dónde se encuentra el hueso occipital y qué orificio importante lo atraviesa?

A) En la parte superior del cráneo, atravesado por el foramen oval.
B) En la parte media, posterior e inferior del cráneo, atravesado por el foramen magnum.
C) En la parte lateral del cráneo, atravesado por el conducto auditivo interno.
D) Ninguna es correcta.

13

¿Qué características presenta la escama del hueso occipital?

A) Es estrecha y triangular.
B) Es ancha, aplanada y romboidal.
C) Es convexa y lisa.
D) Es recta y estrecha.

14

¿Dónde se encuentran los huesos parietales y qué forma tienen?

A) En la parte inferior del cráneo, de forma triangular.
B) En la parte lateral del cráneo, de forma cuadrilátera.
C) En la parte posterior del cráneo, de forma ovalada.
D) En la parte superior del cráneo, de forma ovalada.

15

¿Con qué huesos se articulan los huesos parietales?

A) Frontal, temporal, occipital, esfenoides.
B) Nasales, palatinos, cigomáticos, maxilares.
C) Mandíbula, vómer, lagrimal, etmoides.
D) Con las vértebras superiores

11 B

B) Una prolongación del hueso temporal, donde se insertan los músculos y ligamentos del ramillete de Riolano. La apófisis estiloides es una prolongación del hueso temporal que se encuentra en la cara póstero-inferior de la zona petrosa o peñasco. En la apófisis estiloides se insertan los músculos y ligamentos del ramillete de Riolano, que incluye el músculo estilohioideo, el músculo estilogloso, el músculo estilofaríngeo, el ligamento estilohioideo y el ligamento estilomandibular.

12 B

B) En la parte media, posterior e inferior del cráneo, atravesado por el foramen magnum. El hueso occipital es un hueso impar, medio y simétrico, de forma irregular y romboidal. Está situado en la parte media, posterior e inferior del cráneo. El foramen magnum es un orificio ovalado que atraviesa el hueso occipital, comunicando el cráneo con el conducto raquídeo y permitiendo el paso del bulbo raquídeo, arterias y nervios espinales.

13 B

B) Es ancha, aplanada y romboidal. La escama del hueso occipital es ancha, aplanada y romboidal. Presenta dos caras: la cara exocraneal y la cara endocraneal. La cara exocraneal tiene en la parte media la protuberancia occipital externa o inion, mientras que la cara endocraneal se divide en cuatro partes llamadas fosas occipitales, dos superiores o cerebrales y dos inferiores.

14 B

B) En la parte lateral del cráneo, de forma cuadrilátera. Los huesos parietales son huesos pares, laterales y de forma cuadrilátera. Se encuentran a ambos lados de la línea media del cráneo, en la zona más superior y lateral del mismo. Están situados detrás del frontal, encima de los temporales y delante del occipital.

15 A

A) Frontal, temporal, occipital, esfenoides. Los huesos parietales se articulan con varios huesos del cráneo. Por el borde superior, se articulan mediante la sutura sagital. Por el borde inferior, se articulan con la escama del temporal. Por el borde anterior, se articulan con el frontal mediante la sutura fronto-parietal o coronal. Por el borde posterior, se unen a la escama del occipital mediante la sutura parietooccipital o lambdoidea. También se articulan con el ala mayor del esfenoides en el ángulo antero-inferior.

16

¿Cuántos huesos forman el macizo facial y cómo se dividen?

A) 12 huesos: 4 pares y 4 impares.
B) 14 huesos: 6 pares y 2 impares.
C) 16 huesos: 6 pares y 4 impares.
D) 18 huesos: 8 pares y 2 impares.

17

¿Qué huesos forman el maxilar superior y cuál es su configuración?

A) Huesos nasales, vómer, cornetes.
B) Huesos malares, nasales, unguis, vómer,
C) Huesos palatino, malares, nasales, unguis.
D) Ninguna es correcta.

18

¿Qué es la tuberosidad del maxilar y dónde se encuentra?

A) Una protuberancia en la cara interna del maxilar superior.
B) Una protuberancia redondeada y gruesa en el borde posterior del maxilar superior.
C) Una protuberancia en el borde superior del maxilar superior.
D) Ninguna es correcta.

19

¿Qué es el hueso malar o cigomático y dónde se encuentra?

A) Un hueso impar de forma triangular, situado en la parte inferior de la cara.
B) Un hueso par de forma romboidal, situado en la parte más superior y lateral externo de la cara.
C) Un hueso impar de forma cuadrilátera, situado en la parte media de la cara.
D) Un hueso par de forma cuadrilátera, situado en la parte media de la cara.

20

¿Qué características presenta el cuerpo de la mandíbula?

A) Tiene forma de herradura y presenta una cara anterior convexa y una cara posterior cóncava.
B) Tiene forma triangular y presenta una cara superior plana y una cara inferior convexa.
C) Tiene forma ovalada y presenta una cara lateral rugosa y una cara medial lisa.
D) Tiene forma cuadrada y presenta una cara superior ancha y una cara inferior delgada.

16
B

B) 14 huesos: 6 pares y 2 impares. El macizo facial está formado por 14 huesos: 6 pares (nasal, unguis, malar, palatino, maxilar superior y cornetes) y 2 impares (vómer y maxilar inferior). Estos huesos forman la estructura ósea de la cara, proporcionando soporte a los músculos de la masticación y alojando varios órganos de los sentidos.

17
D

D) Ninguna es correcta. El maxilar superior está formado por los huesos maxilar superior, palatino, malares, nasales y unguis. Estos huesos se articulan entre sí para formar la mayor parte de la mandíbula superior. El maxilar superior es voluminoso pero ligero debido a la existencia del seno maxilar en su interior, y presenta un amplio borde alveolar donde se implantan las piezas dentarias superiores.

18
B

B) Una protuberancia redondeada y gruesa en el borde posterior del maxilar superior. La tuberosidad del maxilar es una protuberancia redondeada y gruesa que se encuentra en el borde posterior del maxilar superior. Su mitad superior constituye la pared anterior de la fosa ptérigomaxilar, mientras que su mitad inferior se articula con el palatino. Este borde también articula con la cara anterior de las apófisis pterigoides del esfenoides, formando la fosa pterigopalatina.

19
B

B) Un hueso par de forma romboidal, situado en la parte más superior y lateral externo de la cara. El hueso malar o cigomático es un hueso par de forma romboidal, también conocido como pómulo. Se encuentra en la parte más superior y lateral externo de la cara, debajo del frontal y delante del temporal y del ala mayor del esfenoides. Este hueso forma parte del reborde inferior de la pared externa de la órbita y es importante para la estructura y apariencia de la cara.

20
A

A) Tiene forma de herradura y presenta una cara anterior convexa y una cara posterior cóncava. El cuerpo de la mandíbula tiene forma de herradura y presenta dos caras: una cara anterior convexa y una cara posterior cóncava. El borde superior o alveolar del cuerpo de la mandíbula aloja las cavidades alveolares o alvéolos dentarios, donde se alojan las piezas dentarias. El borde inferior es grueso, obtuso y liso, y presenta el canal facial y la fosita digástrica.

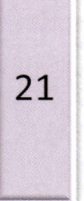

21

¿Qué tipo de tejido conecta las suturas del cráneo?

A) Cartílago.
B) Hueso.
C) Colágeno.
D) Músculo.

22

¿Cómo se denominan las articulaciones fijas e inmóviles del cráneo?

A) Sinartrosis.
B) Anfiartrosis.
C) Diartrosis.
D) Sincondrosis.

23

¿Cuál es la función principal de las suturas craneales en el cráneo fetal?

A) Facilitar el movimiento ligero durante el nacimiento.
B) Permitir el crecimiento del cerebro.
C) Proteger el cerebro.
D) Conectar los huesos temporales.

24

¿Qué sutura se encuentra entre el hueso frontal y los huesos nasales?

A) Sutura frontocigomática.
B) Sutura cigomaticomaxilar.
C) Sutura intermaxilar.
D) Sutura frontonasal.

25

¿Cuál es la convergencia de la sutura sagital y la sutura coronal?

A) Lambda.
B) Bregma.
C) Sutura escamosa.
D) Sutura lambdoidea.

21 C

C) Colágeno. Las suturas del cráneo están formadas por tejido fibroso denso compuesto principalmente por colágeno. Este tejido conecta los huesos del cráneo y permite un ligero movimiento durante el nacimiento, pero se vuelve rígido con el tiempo.

22 A

A) Sinartrosis. Las suturas del cráneo son articulaciones fijas e inmóviles que carecen de cavidad articular, por lo que se denominan sinartrosis. Estas articulaciones permiten la protección del cerebro al mantener los huesos del cráneo firmemente unidos.

23 A

A) Facilitar el movimiento ligero durante el nacimiento. En el cráneo fetal, las suturas son anchas y permiten un movimiento ligero durante el nacimiento, lo que facilita el paso del bebé por el canal de parto. A medida que la persona crece, estas suturas se vuelven rígidas y fijas.

24 D

D) Sutura frontonasal. La sutura frontonasal une el hueso frontal con los huesos nasales. Esta sutura es visible en la cara anterior del cráneo y es una de las principales suturas de esta región.

25 B

B) Bregma. El bregma es el punto de convergencia entre la sutura sagital y la sutura coronal. Este punto es una referencia anatómica importante en la cara superior del cráneo.

26 ¿Qué sutura une el hueso parietal y el hueso temporal?

A) Sutura esfenofrontal.
B) Sutura esfenoparietal.
C) Sutura escamosa.
D) Sutura occipitomastoidea.

27 ¿Qué sutura se encuentra entre los dos huesos maxilares?

A) Sutura frontonasal.
B) Sutura intermaxilar.
C) Sutura cigomaticomaxilar.
D) Sutura frontocigomática.

28 ¿Qué sutura se encuentra entre el hueso parietal y el hueso occipital?

A) Sutura sagital.
B) Sutura lambdoidea.
C) Sutura coronal.
D) Sutura escamosa.

29 ¿Qué sutura se encuentra entre el hueso frontal y el hueso parietal?

A) Sutura coronal.
B) Sutura sagital.
C) Sutura lambdoidea.
D) Sutura escamosa.

30 ¿Qué sutura se encuentra entre la articulación temporomandibular y la cavidad timpánica?

A) Sutura petrooccipital.
B) Sutura esfenooccipital.
C) Fisura petroescamosa.
D) Sutura petrotimpánica.

26 C

C) Sutura escamosa. La sutura escamosa une el hueso parietal con el hueso temporal. Esta sutura es visible en la cara lateral del cráneo y es una de las principales suturas de esta región.

27 B

B) Sutura intermaxilar. La sutura intermaxilar une los dos huesos maxilares (derecho e izquierdo). Esta sutura es importante para el crecimiento y desarrollo del maxilar, especialmente durante tratamientos de expansión del maxilar.

28 B

B) Sutura lambdoidea. La sutura lambdoidea marca los bordes entre el hueso parietal y el hueso occipital. Esta sutura es visible en la cara posterior del cráneo y es una de las principales suturas de esta región.

29 A

A) Sutura coronal. La sutura coronal separa el hueso frontal del hueso parietal. Esta sutura es visible en la cara superior del cráneo y es una de las principales suturas de esta región.

30 D

D) Sutura petrotimpánica. La sutura petrotimpánica corre entre la articulación temporomandibular (ATM) y la cavidad timpánica. Esta sutura se encuentra en la cara inferior del cráneo.

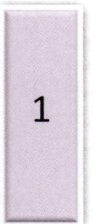

¿Qué función principal tiene la articulación temporomandibular (ATM)?

A) Permitir la rotación del cuello.
B) Facilitar la apertura y cierre de la boca.
C) Conectar el cráneo con la columna vertebral.
D) Proteger el oído interno.

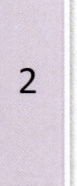

¿Cuántos pares de músculos apoyan el funcionamiento de las ATM?

A) 2.
B) 3.
C) 4.
D) 5.

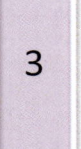

¿Qué tipo de movimiento realiza la ATM superior?

A) Rotación.
B) Translación.
C) Flexión.
D) Extensión.

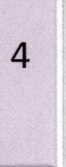

¿Qué característica tiene la vertiente anterior del cóndilo mandibular?

A) Es cóncava y lisa.
B) No está recubierta por fibrocartílago.
C) Es regularmente convexa en todos los sentidos.
D) Está orientada hacia atrás y arriba.

¿Qué estructura divide la cavidad glenoidea en dos partes?

A) La cresta petrosa.
B) La apófisis vaginal.
C) La cisura de Glasser.
D) La espina del esfenoides.

1B

B) Facilitar la apertura y cierre de la boca. La ATM está formada entre el cóndilo de la mandíbula y el cóndilo temporal, permitiendo movimientos como abrir y cerrar la boca. Esta articulación se encuentra **delante de la oreja** y a **cada lado de la cabeza.** Además de abrir y cerrar la boca, la ATM es crucial para hablar, masticar, deglutir, bostezar y realizar diversas expresiones faciales. Cuando la ATM funciona correctamente, estos movimientos se realizan sin dolor ni molestias. Sin embargo, si hay dolor, puede ser debido a problemas en las partes musculares, nerviosas u óseas de la articulación.

2C

C) 4. Las articulaciones temporomandibulares (ATM) están apoyadas por cuatro pares de músculos que facilitan sus movimientos. Estos **músculos trabajan de manera simétrica para asegurar que la articulación funcione correctamente.** Los músculos involucrados incluyen el masetero, el temporal, el pterigoideo lateral y el pterigoideo medial. Cada uno de estos músculos tiene un papel específico en los movimientos de la mandíbula, como la elevación, la protrusión y la retracción.

3B

B) Translación. La ATM superior es una articulación de deslizamiento, donde solo se produce movimiento translatorio. Esta parte de la articulación se encuentra entre la cavidad glenoidea del hueso temporal, la eminencia articular y el menisco. El movimiento translatorio implica el deslizamiento de las superficies articulares una sobre la otra, lo cual es crucial para los movimientos de apertura y cierre de la boca.

4C

C) Es regularmente convexa en todos los sentidos. La vertiente anterior del cóndilo mandibular es la parte funcional de la articulación. Es regularmente convexa en todos los sentidos, lo que permite una amplia gama de movimientos. Esta vertiente está orientada hacia arriba y adelante, facilitando la articulación con el hueso temporal. La convexidad de esta parte del cóndilo es crucial para su función en la articulación temporomandibular.

5C

C) La cisura de Glasser. Cavidad glenoidea dividida en dos partes por la cisura de Glasser, división importante porque solo la parte anterior de la cavidad es articular, constituyendo la cavidad glenoidea , está recubierta por tejido fibroso, que permite soportar las presiones funcionales de la articulación temporomandibular. Zona posterior, no está recubierta de tejido fibroso y tiene función menos activa en la articulación. La cavidad glenoidea es una depresión en el hueso temporal que aloja al cóndilo mandibular. La cisura de Glasser es una estructura importante porque define estas dos áreas funcionales de la cavidad glenoidea, contribuyendo a la complejidad y funcionalidad de la ATM.

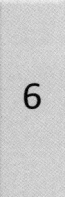

6

¿Qué función tiene la membrana sinovial en la ATM?

A) Producir líquido sinovial.
B) Proteger el oído interno.
C) Conectar el cóndilo con el temporal.
D) Facilitar la masticación.

7

¿Qué característica tiene el disco articular en la ATM?

A) Está formado por tejido óseo.
B) Es una lámina oval de tejido fibroso.
C) Está recubierto por fibrocartílago.
D) Tiene una forma completamente convexa.

8

¿Cuál es la función principal del líquido sinovial en la ATM?

A) Proteger el oído interno.
B) Facilitar la masticación.
C) Nutrir los tejidos avasculares y lubricar las superficies articulares.
D) Conectar el cóndilo con el temporal.

9

¿Dónde se encuentra la articulación temporomandibular (ATM)?

A) Entre la mandíbula y el hueso parietal.
B) Entre la mandíbula y el hueso temporal.
C) Entre el maxilar y el hueso temporal.
D) Entre el maxilar y el hueso parietal.

10

¿Qué arterias irrigan la porción posterior del disco articular?

A) Arteria carótida y arteria subclavia.
B) Arteria temporal superficial y ramas de la arteria maxilar.
C) Arteria vertebral y arteria basilar.
D) Arteria facial y arteria lingual.

6A

A) Producir líquido sinovial. La membrana sinovial es una membrana de tejido conectivo que tapiza la cavidad articular de la ATM. Su función principal es producir líquido sinovial, que lubrica la articulación y nutre los tejidos avasculares, como las superficies articulares y el disco. La rica vascularización de la membrana sinovial asegura un suministro constante de nutrientes y la eliminación de desechos, manteniendo la salud de la articulación.

7B

B) Es una lámina oval de tejido fibroso .El disco articular es una estructura crucial en la ATM. Es una lámina oval de tejido fibroso que divide completamente la articulación en dos compartimentos. Este disco tiene una forma cóncavo-convexa en su cara superior y cóncava en su parte inferior. Está formado por tejido conjuntivo fibroso y denso, desprovisto de vasos sanguíneos o fibras nerviosas, lo que le permite soportar las presiones funcionales de la articulación.

8C

C) Nutrir los tejidos avasculares y lubricar las superficies articulares. El líquido sinovial tiene dos funciones principales en la ATM. Primero, nutre los tejidos avasculares de la articulación, como las superficies articulares y el disco. Segundo, actúa como lubricante entre las superficies articulares durante su función, reduciendo la fricción y permitiendo movimientos suaves y sin dolor.

9B

B) Entre la mandíbula y el hueso temporal. La articulación temporomandibular (ATM) es una de las articulaciones más complejas del cuerpo humano. Se encuentra entre la mandíbula (cóndilo mandibular) y el hueso temporal (cavidad glenoidea y cóndilo temporal). Esta articulación está situada justo por delante del conducto auditivo externo y por debajo de la fosa craneal media. La ATM permite una variedad de movimientos esenciales para funciones como masticar, hablar y tragar. La combinación de movimientos de bisagra y deslizamiento es lo que hace que esta articulación sea única y vital para la movilidad mandibular.

10 B

B) Arteria temporal superficial y ramas de la arteria maxilar. La porción posterior del disco articular está ampliamente vascularizada y recibe su irrigación de la arteria temporal superficial y de ramas de la arteria maxilar, como la arteria timpánica anterior y la auricular profunda. Esta irrigación es crucial para mantener la salud del disco articular y asegurar su correcto funcionamiento.

11

¿Cómo es la superficie articular del temporal?

A) Completamente convexa.
B) Completamente cóncava.
C) Convexa por delante y cóncava por atrás.
D) Plana y lisa.

12

¿Qué arterias irrigan la cápsula articular de la ATM?

A) Arteria carótida y arteria subclavia.
B) Arteria temporal superficial y ramas de la arteria maxilar.
C) Arteria vertebral y arteria basilar.
D) Arteria facial y arteria lingual.

13

¿Qué tipo de articulación es la ATM ?

A) Ginglimoartrodial.
B) Sinovial.
C) Fibrosa.
D) Cartilaginosa.

14

¿Cuál es la función principal de los ligamentos en la ATM?

A) Permitir la rotación del cuello.
B) Conectar el cráneo con la columna vertebral.
C) Mantener la integridad y limitar los movimientos de la mandíbula.
D) Todas son verdaderas.

15

¿Qué ligamento limita los movimientos de rotación y protrusión de la mandíbula?

A) Ligamento esfenomandibular.
B) Ligamento estilomandibular.
C) Ligamento ptérigo-mandibular.
D) Todas son correctas.

11 C

C) Convexa por delante y cóncava por atrás. La superficie articular del temporal es convexa por delante y cóncava por atrás. Esta configuración no se adapta directamente al cóndilo mandibular, sino que la adaptación se realiza mediante un disco interarticular de forma elíptica.

12 B

B) Arteria temporal superficial y ramas de la arteria maxilar. La cápsula articular de la ATM está irrigada principalmente por la arteria temporal superficial y ramas de la arteria maxilar, como la arteria timpánica anterior y la auricular profunda. La irrigación es crucial para mantener la salud y el funcionamiento de la articulación.

13 A

A) Ginglimoartrodial. La ATM es una articulación ginglimoartrodial, lo que significa que combina dos tipos de movimientos: ginglimoide y artrodial. El movimiento ginglimoide se refiere al movimiento de bisagra, similar al de una puerta, permitiendo la apertura y cierre de la mandíbula. Por otro lado, el movimiento artrodial permite el deslizamiento, lo que facilita movimientos más complejos como la protrusión (desplazamiento hacia adelante) y la retrusión (desplazamiento hacia atrás). Esta combinación de movimientos es crucial para la funcionalidad de la mandíbula, permitiendo una amplia gama de movimientos necesarios para la masticación y la comunicación.

14 C

C) Mantener la integridad y limitar los movimientos de la mandíbula. Los ligamentos en la articulación temporomandibular (ATM) son estructuras cruciales que aseguran la estabilidad de la articulación. Su función principal es mantener la integridad de la ATM y restringir los movimientos excesivos de la mandíbula. Esto es esencial para prevenir lesiones y asegurar que los movimientos de la mandíbula se realicen dentro de los límites anatómicos y funcionales adecuados.

15 B

B) Ligamento estilomandibular. El ligamento estilomandibular es otro ligamento auxiliar-extrínseco situado fuera de la ATM. Se extiende desde la apófisis estiloides del hueso temporal hasta el borde posterior de la rama y el ángulo de la mandíbula. Su función principal es limitar los movimientos de rotación y protrusión de la mandíbula, es decir, los movimientos hacia adelante. Esto ayuda a mantener la estabilidad de la articulación y prevenir movimientos excesivos que podrían causar daño.

16

¿Qué ligamento limita los movimientos retrusivos de la mandíbula?

A) Ligamento lateral externo-temporo-mandibular-principal.
B) Ligamento lateral interno-capsular.
C) Ligamento esfenomandibular.
D) Ligamento estilomandibular.

17

¿Qué ligamento interviene en la limitación de los movimientos laterales externos en la apertura forzada?

A) Ligamento lateral externo-temporo-mandibular-principal.
B) Ligamento lateral interno-capsular.
C) Ligamento esfenomandibular.
D) Ligamento estilomandibular.

18

¿Qué tipo de articulaciones son las articulaciones temporomandibulares (ATM)?

A) Diartrósicas, móviles, del tipo condíleas o bicondíleas.
B) Sinartrosis, inmóviles.
C) Anfiartrosis, semimóviles.
D) Ninguna es correcta.

19

¿Cuál es el primer movimiento en la apertura bucal?

A) Traslación del cóndilo.
B) Rotación del cóndilo.
C) Flexión del cóndilo.
D) Extensión del cóndilo.

20

¿Qué movimientos se distinguen en el cierre (elevación mandibular)?

A) Rotación condilar y flexión condilar.
B) Traslación condilar y rotación condilar.
C) Extensión condilar y traslación condilar.
D) Ninguna es correcta.

16
A

A) Ligamento lateral externo-temporo-mandibular-principal. El ligamento lateral externo-témporo-mandibular-principal es un ligamento intrínseco situado dentro de la ATM. Este ligamento es grueso, triangular y cubre la cara externa de la articulación. Está directamente relacionado con la relación céntrica mandibular y limita los movimientos retrusivos, es decir, los movimientos hacia atrás de la mandíbula. Esto es importante para mantener la estabilidad de la articulación y prevenir movimientos excesivos que podrían causar daño.

17
B

B) Ligamento lateral interno-capsular. El ligamento lateral interno-capsular es una estructura que refuerza la parte interna de la ATM. A diferencia del ligamento lateral externo, este ligamento es delgado y menos resistente. Su función principal es intervenir en la limitación de los movimientos laterales externos durante la apertura forzada de la boca. Además, define los límites anatómicos y funcionales de la ATM, asegurando que los movimientos de la mandíbula se realicen de manera controlada y segura.

18
A

A) Diartrósicas, móviles, del tipo condíleas o bicondíleas. Las articulaciones temporomandibulares (ATM) son diartrósicas, lo que significa que son articulaciones móviles. Son del tipo condíleas o bicondíleas, permitiendo movimientos combinados de bisagra y desplazamiento. Esto es esencial para las funciones de apertura y cierre de la boca, así como para otros movimientos mandibulares

19
B

B) Rotación del cóndilo. El primer movimiento en la apertura bucal es la rotación del cóndilo dentro de la fosa. Este movimiento se inicia con una rotación sobre un eje horizontal que pasa por ambos cóndilos mandibulares. Al alcanzar un grado de apertura bucal de aproximadamente 25 mm, se produce el segundo movimiento de traslación.

20
B

B) Traslación condilar y rotación condilar. En el cierre (elevación mandibular), se distinguen dos fases: traslación condilar y rotación condilar. En la traslación condilar, los cóndilos se trasladan hacia atrás y arriba hasta posicionarse en la cavidad glenoidea. En la rotación condilar, los cóndilos rotan en sentido contrario a las manecillas del reloj dentro de la cavidad glenoidea.

21

¿Qué músculos intervienen en la protrusión mandibular?

A) Pterigoideo externo e interno y masetero.
B) Milohioideo y genihioideo.
C) Temporal y masetero.
D) Ninguna es correcta.

22

¿Qué movimiento coloca la mandíbula en posición de oclusión céntrica?

A) Protrusión mandibular.
B) Retrusión mandibular.
C) Lateralidad mandibular.
D) Ninguna es correcta.

23

¿Qué describe el Ángulo de Bennett?

A) El movimiento hacia adentro del cóndilo en movimientos de laterotrusión.
B) El movimiento hacia afuera del cóndilo en movimientos de protrusión.
C) El movimiento hacia arriba del cóndilo en movimientos de retrusión.
D) Ninguna es correcta.

24

¿Qué músculos intervienen en la fase inicial de la apertura bucal?

A) Milohioideo, genihioideo y vientre anterior del digástrico.
B) Pterigoideo lateral.
C) Maseteros y temporales.
D) a y b son correctas.

25

¿Qué ramas del nervio trigémino inervan la ATM?

A) Ramas auriculotemporal, maseterina y temporal profunda.
B) Ramas faciales, linguales y mandibulares.
C) Ramas glosofaríngeas, vagales y accesorias.
D) Ninguna es correcta.

21

A

A) Pterigoideo externo e interno y masetero. En la protrusión mandibular, los músculos pterigoideo externo e interno arrastran hacia adelante los cóndilos mandibulares y los meniscos, con la ayuda del masetero. Este movimiento implica una traslación hacia adelante y un poco hacia abajo, con una amplitud máxima de 1.5 cm.

22

B

B) Retrusión mandibular. La retrusión mandibular es el movimiento que coloca la mandíbula en posición de oclusión centrada. En este movimiento, los cóndilos se trasladan hacia atrás y rotan en sentido contrario a las manecillas del reloj. Los músculos motores involucrados incluyen el haz posterior del digástrico y la porción posterior del temporal.

23

A

A) El movimiento hacia adentro del cóndilo en movimientos de laterotrusión. El Ángulo de Bennett describe el movimiento hacia adentro del cóndilo en movimientos de laterotrusión. Este ángulo es producido por las diferencias de trayectorias del cóndilo durante la protrusión y la mediotrusión, visto desde el plano horizontal.

24

A

A) Milohioideo, genihioideo y vientre anterior del digástrico. En la fase inicial de la apertura bucal, los músculos milohioideo, genihioideo y el vientre anterior del digástrico se contraen para abrir la boca. Estos músculos arrastran la mandíbula hacia abajo y hacia atrás, tomando como punto de apoyo al hueso hioides, que está estabilizado por los músculos infrahioideos.

25

A

A) Ramas auriculotemporal, maseterina y temporal profunda. La inervación de la ATM procede de ramas del nervio trigémino (V), específicamente las ramas auriculotemporal, maseterina y temporal profunda. Estas ramas proporcionan la sensibilidad y el control motor necesarios para el funcionamiento adecuado de la articulación temporomandibular.

26

¿Qué arterias contribuyen a la vascularización de la ATM?

A) Arteria temporal superficial, timpánica, meníngea media.
B) Arteria auricular posterior, palatina ascendente y faríngea superior.
C) Ambas son correctas.
D) Ninguna es correcta.

27

¿Qué puede desencadenar la sobrecarga funcional de la ATM?

A) Hiperactividad constante de la zona.
B) Alteraciones de la postura.
C) Hábitos individuales.
D) Todas son correctas.

28

¿Qué es la hiperplasia condílea?

A) Una disminución del tamaño del cóndilo.
B) Una alteración del desarrollo que causa asimetría facial.
C) Una inflamación de la cavidad glenoidea.
D) Ninguna es correcta.

29

¿Qué es una luxación de la ATM?

A) Una inflamación de la cavidad glenoidea.
B) El desplazamiento de la cabeza condílea fuera de la cavidad glenoidea.
C) Una fractura del cóndilo mandibular.
D) Ninguna es correcta.

30

¿Cuál es la luxación más frecuente de la ATM?

A) Posteromedial.
B) Anterior.
C) Superior.
D) Ninguna es correcta.

26 C

C) Ambas son correctas. La vascularización de la ATM está a cargo de varias ramas de la arteria carótida externa, incluyendo la arteria temporal superficial, la arteria timpánica, la arteria meníngea media, la arteria auricular posterior, la arteria palatina ascendente y la arteria faríngea superior. Estas arterias aseguran un suministro adecuado de sangre a la articulación y sus estructuras asociadas.

27 D

D) Todas son correctas. La sobrecarga funcional de la ATM puede ser desencadenada por diversas causas, incluyendo la hiperactividad constante de la zona, alteraciones de la postura, hábitos individuales y la yatrogenia de los tratamientos locales. Estas causas pueden llevar a una variedad de problemas en la articulación temporomandibular.

28 B

B) Una alteración del desarrollo que causa asimetría facial. La hiperplasia condílea es una alteración del desarrollo que causa asimetría facial. Es un rasgo básico que presentan los pacientes con esta condición y es un claro ejemplo de alteración del aspecto facial. La asimetría es evidente y puede ser observada durante la inspección facial.

29 B

B) El desplazamiento de la cabeza condílea fuera de la cavidad glenoidea. Una luxación de la ATM es el resultado del desplazamiento de la cabeza condílea fuera de la cavidad glenoidea. Esta dislocación puede deberse a acciones traumáticas o causas yatrogénicas y puede ser unilateral o bilateral.

30 B

B) Anterior. La luxación anterior es la más frecuente de las luxaciones de la ATM. En esta luxación, el cóndilo se localiza arriba y delante de la eminencia temporal, lo que puede dar la apariencia de un bostezo del paciente. Esta luxación puede ser aguda, crónica o recurrente.

31

¿Qué es la anquilosis de la ATM y cuáles son sus causas?

A) La incapacidad absoluta o casi absoluta para la movilidad condílea, causada por traumatismos, infecciones, enfermedades reumáticas, neoplasias y radioterapia
B) La dislocación del cóndilo, causada por impactos directos
C) La fractura de la mandíbula, causada por infecciones
D) a y c son verdaderas.

32

¿Qué es una luxación menisco temporal?

A) Una luxación en la que el cóndilo se desplaza hacia atrás.
B) Una luxación en la que el menisco se desplaza hacia adelante.
C) Una luxación en la que el menisco se desplaza hacia atrás.
D) Ninguna es correcta.

33

¿Qué maniobra se utiliza para reducir una luxación bilateral de la ATM?

A) Maniobra de Dupuis.
B) Maniobra de Nelaton.
C) Maniobra de Barton.
D) Ninguna es correcta.

34

¿Qué maniobra se utiliza para reducir una luxación unilateral de la ATM?

A) Maniobra de Dupuis.
B) Maniobra de Nelaton.
C) Maniobra de Barton.
D) Ninguna es correcta.

35

¿Qué factores pueden desencadenar la sobrecarga funcional de la ATM?

A) Hiperactividad constante de la zona.
B) Alteraciones de la postura.
C) Hábitos individuales.
D) Todas son correctas.

31
A

A) La incapacidad absoluta o casi absoluta para la movilidad condílea, causada por traumatismos, infecciones, enfermedades reumáticas, neoplasias y radioterapia. La anquilosis de la ATM es la incapacidad absoluta o casi absoluta para la movilidad condílea. Puede ser causada por traumatismos, infecciones, enfermedades reumáticas, neoplasias y radioterapia. Esta condición suele acompañarse de anomalías en la oclusión o malformaciones dentales, así como anomalías esqueléticas como mandíbula pequeña, cara aplastada y protrusión de los pómulos.

32
B

B) Una luxación en la que el menisco se desplaza hacia adelante. Una luxación menisco temporal ocurre cuando el menisco se desplaza hacia adelante, lo que puede hacer que la boca quede bloqueada en cierre. Esta luxación es más frecuente en enfermedades óseas como la artritis reumatoide y puede estar relacionada con traumatismos de baja intensidad, situaciones yatrogénicas, bostezos, risas y vómitos en pacientes con cierta laxitud articular.

33
B

B) Maniobra de Nelaton. La maniobra de Nelaton, también conocida como maniobra de Hipócrates, se utiliza para reducir una luxación bilateral de la ATM. Esta maniobra consiste en reposicionar el cóndilo mandibular en la cavidad glenoidea de la ATM. El paciente se coloca en sedestación y el profesional posiciona sus pulgares en los molares inferiores del paciente, empujándolos hacia abajo mientras eleva el mentón.

34
A

A) Maniobra de Dupuis. La maniobra de Dupuis se utiliza para reducir una luxación unilateral de la ATM. En esta maniobra, el paciente se coloca sentado en un taburete con la cabeza apoyada sobre el tórax del operador. La mano de la luxación se coloca como en la maniobra de Nelaton, y con la otra mano se coge la región sinfisaria.

35
D

D) Todas son correctas. La sobrecarga funcional de la articulación temporomandibular (ATM) puede ser desencadenada por una variedad de factores. La hiperactividad constante de la zona puede resultar de hábitos como el bruxismo (rechinar de dientes) o masticar chicle en exceso. Las alteraciones de la postura, como una mala alineación de la columna cervical, también pueden afectar la ATM. Además, los hábitos individuales, como morderse las uñas o usar los dientes para abrir objetos, pueden contribuir a la sobrecarga. Finalmente, la yatrogenia, que se refiere a los efectos adversos causados por tratamientos médicos o dentales, también puede ser un factor.

36

¿Qué manifestaciones clínicas pueden observarse en pacientes con problemas en la ATM?

A) Asimetría facial.
B) Maloclusiones.
C) Dolor y limitación del movimiento.
D) Todas son correctas.

37

¿Qué es la hiperplasia condílea y cómo se manifiesta?

A) Una disminución del tamaño del cóndilo, causando simetría facial.
B) Una alteración del desarrollo que causa asimetría facial.
C) Una inflamación de la cavidad glenoidea, causando dolor.
D) Ninguna es correcta.

38

¿Qué es una luxación de la ATM y cuáles son sus causas?

A) Una inflamación de la cavidad glenoidea, causada por infecciones.
B) Una fractura del cóndilo mandibular, causada por impactos directos.
C) El desplazamiento de la cabeza condílea fuera de la cavidad glenoidea, causado por acciones traumáticas o yatrogénicas.
D) Ninguna es correcta.

39

¿Por qué las fracturas superiores de la ATM son consideradas las más graves?

A) Porque pueden perforar el techo de la cavidad glenoidea y causar alteraciones cerebrales.
B) Porque afectan la mandíbula.
C) Porque son causadas por impactos laterales.
D) Ninguna es correcta.

40

¿Qué es el trismus y cuáles son sus causas más frecuentes?

A) Una fractura de la mandíbula, causada por impactos directos.
B) La contracción tónica de los músculos masticatorios, causada principalmente por infecciones.
C) La dislocación del cóndilo, causada por traumatismos.
D) Ninguna es correcta.

36

D

D) Todas son correctas. Los problemas en la ATM pueden presentar una amplia variedad de manifestaciones clínicas. La asimetría facial es un signo visible que puede indicar una alteración en el desarrollo, como la hiperplasia condílea. Las maloclusiones, como la clase II con mordida abierta anterior, son comunes en hipoplasias mandibulares bilaterales. Además, los pacientes pueden experimentar dolor intenso, limitación del ángulo de movimiento y dificultad para hablar o masticar. Estas manifestaciones pueden variar en severidad y presentación, dependiendo de la causa subyacente del problema en la ATM.

37

B

B) Una alteración del desarrollo que causa asimetría facial. La hiperplasia condílea es una alteración del desarrollo que resulta en el crecimiento excesivo del cóndilo mandibular. Esta condición causa asimetría facial, que es el rasgo básico que presentan los pacientes. La asimetría puede ser evidente durante la inspección facial y puede afectar la estética y la función de la mandíbula. Los pacientes con hiperplasia condílea pueden experimentar maloclusiones y otros problemas dentales debido a la desalineación de la mandíbula.

38

C

C) El desplazamiento de la cabeza condílea fuera de la cavidad glenoidea, causado por acciones traumáticas o yatrogénicas. Una luxación de la ATM es el resultado del desplazamiento de la cabeza condílea fuera de la cavidad glenoidea. Esta dislocación puede deberse a acciones traumáticas, como un golpe en la mandíbula, o causas yatrogénicas, como procedimientos dentales que requieren una apertura prolongada de la boca. La luxación puede ser unilateral o bilateral y puede clasificarse según la localización del cóndilo (anterior o pósteromedial) y la duración (aguda, crónica o recurrente).

39

A

A) Porque pueden perforar el techo de la cavidad glenoidea y causar alteraciones cerebrales. Las fracturas superiores de la ATM son consideradas las más graves debido a la relación anatómica entre el techo de la cavidad glenoidea y la fosa craneal media. Un traumatismo intenso puede perforar el techo de la cavidad glenoidea, haciendo que el cóndilo quede alojado en la fosa craneal. Esto puede provocar alteraciones cerebrales de diferente consideración y un estado de shock importante.

40

B

B) La contracción tónica de los músculos masticatorios, causada principalmente por infecciones. El trismus es la contracción tónica de los músculos masticatorios que induce la oclusión forzosa de la boca. Las causas infecciosas son las más frecuentes, debido a la diseminación de la infección a través de los espacios masticadores, generada por procesos de vecindad como otitis y parotiditis. También puede ser causado por factores tumorales y yatrogénicos, como la anestesia del nervio dentario inferior.

1

¿Qué significa que la dentición humana es difiodonta?

A) Está compuesta por dientes de diferentes formas.
B) Que tiene dos premolares.
C) Está compuesta por dos denticiones a lo largo de la vida.
D) Los dientes tienen diferentes funciones.

2

¿Qué son los lóbulos de desarrollo en un diente?

A) Prominencias redondeadas en el borde incisal.
B) Partes del diente con calcificación independiente.
C) Depresiones que separan las cúspides.
D) Protuberancias similares a las cúspides.

3

¿Dónde se encuentra el cíngulo en un diente?

A) En el borde incisal de los caninos.
B) En el tercio cervical de la superficie lingual de los dientes anteriores.
C) En la superficie oclusal de los dientes posteriores.
D) En la raíz del diente.

4

¿Qué función tienen las crestas marginales?

A) Separar las cúspides.
B) Proteger el punto de contacto y evitar el impacto alimenticio.
C) Formar la unión de dos rebordes triangulares.
D) Dividir la raíz en dos partes.

5

¿Qué es una fisura en un diente?

A) Una prominencia redondeada en el borde incisal.
B) Una depresión lineal que separa las cúspides.
C) Un canal o grieta estrecha y profunda.
D) Una protuberancia similar a una cúspide.

1C

C) Está compuesta por dos denticiones a lo largo de la vida. La dentición humana es difiodonta porque incluye "dos juegos" de dientes a lo largo de la vida. La dentición primaria, también conocida como dentición de leche, caduca, temporal o decidua, aparece en la infancia y es reemplazada por la dentición secundaria o permanente en la adultez. Este proceso asegura que los dientes se adapten al crecimiento y desarrollo del individuo.

2B

B) Partes del diente con calcificación independiente. Los lóbulos de desarrollo son segmentos del diente que se calcifican de manera independiente durante su formación. Estos lóbulos se fusionan para formar la estructura completa del diente, y su correcta calcificación es crucial para la integridad y funcionalidad del diente.

3B

B) En el tercio cervical de la superficie lingual de los dientes anteriores. El cíngulo es una prominencia bulbosa situada en el tercio cervical de la superficie lingual de los dientes anteriores, como los incisivos y caninos. Esta estructura proporciona soporte adicional y contribuye a la estabilidad del diente.

4B

B) Proteger el punto de contacto y evitar el impacto alimenticio. Las crestas marginales son prominencias alargadas de esmalte que se encuentran en los lados mesial y distal de la superficie oclusal de los dientes posteriores y en las superficies linguales de los dientes anteriores. Su función principal es proteger los puntos de contacto entre los dientes, evitando el impacto directo de los alimentos y distribuyendo las fuerzas masticatorias de manera uniforme.

5C

C) Un canal o grieta estrecha y profunda. Una fisura es un canal o grieta estrecha y a veces profunda que se forma en la profundidad de un surco de desarrollo. Estas fisuras pueden extenderse hacia la pulpa del diente y son áreas propensas a la acumulación de placa y caries si no se mantienen adecuadamente limpias.

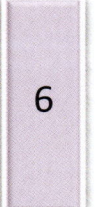

¿Qué es el cíngulo en los dientes anteriores?

A) Una depresión definida y lineal que separa lóbulos o cúspides.
B) Un agrandamiento o convexidad bulbosa situada en el tercio cervical de la superficie lingual.
C) Una prominencia redondeada en el borde incisal.
D) Una excavación más profunda que los surcos, situada en la confluencia de estos.

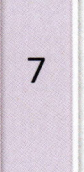

¿Qué función tienen las crestas marginales?

A) Separar las cúspides.
B) Proteger el punto de contacto y evitar el impacto alimenticio.
C) Formar la unión de dos rebordes triangulares.
D) Dividir la raíz en dos partes.

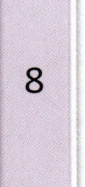

¿Qué es una fisura en un diente?

A) Una prominencia redondeada en el borde incisal.
B) Una depresión lineal que separa las cúspides.
C) Un canal o grieta estrecha y profunda.
D) Una protuberancia similar a una cúspide.

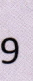

¿Qué son los tubérculos en un diente?

A) Protuberancias similares a las cúspides pero de menor tamaño.
B) Depresiones que separan las cúspides.
C) Prominencias redondeadas en el borde incisal.
D) Partes del diente con calcificación independiente.

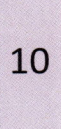

¿Qué son los surcos en la anatomía dental?

A) Protuberancias similares a las cúspides pero de menor tamaño.
B) Depresiones o líneas que separan las cúspides o mamelones.
C) Excavaciones más profundas que los surcos, situadas en la confluencia de estos.
D) Canales o grietas estrechas formadas en la profundidad del surco de desarrollo.

6B

B) Un agrandamiento o convexidad bulbosa situada en el tercio cervical de la superficie lingual. El cíngulo es una característica anatómica de los dientes anteriores, específicamente en la superficie lingual. Se trata de una convexidad bulbosa que se encuentra en el tercio cervical del diente, cerca de la encía. Esta estructura proporciona soporte adicional y refuerza la estabilidad del diente, además de contribuir a la estética dental al darle una forma más completa y definida.

7B

B) Proteger el punto de contacto y evitar el impacto alimenticio. Las crestas marginales son prominencias alargadas de esmalte que se encuentran en los lados mesial y distal de la superficie oclusal de los dientes posteriores y en las superficies linguales de los dientes anteriores. Su función principal es proteger los puntos de contacto entre los dientes, evitando el impacto directo de los alimentos y distribuyendo las fuerzas masticatorias de manera uniforme.

8C

C) Un canal o grieta estrecha y profunda. Una fisura es un canal o grieta estrecha y a veces profunda que se forma en la profundidad de un surco de desarrollo. Estas fisuras pueden extenderse hacia la pulpa del diente y son áreas propensas a la acumulación de placa y caries si no se mantienen adecuadamente limpias.

9A

A) Protuberancias similares a las cúspides pero de menor tamaño. Los tubérculos son pequeñas protuberancias que se asemejan a las cúspides pero son de menor tamaño. Pueden encontrarse en cualquier superficie del diente y contribuyen a la morfología y funcionalidad del diente, ayudando en la masticación y el desgarro de los alimentos.

10 B

B) Depresiones o líneas que separan las cúspides o mamelones. Los surcos son depresiones o líneas que se encuentran en la superficie del diente y que separan las cúspides o mamelones. Estos surcos se forman durante el desarrollo del diente y son esenciales para la funcionalidad de la superficie oclusal, ya que permiten una mejor masticación y trituración de los alimentos. Además, los surcos ayudan a guiar los movimientos de los dientes durante la masticación, asegurando un contacto adecuado entre los dientes superiores e inferiores.

11

¿Qué característica presenta el borde incisal del incisivo central superior en el momento de la erupción?

A) Presenta tres mamelones incisales.
B) Es completamente liso.
C) Tiene una cúspide prominente.
D) Está dividido en dos lóbulos.

12

¿Cómo se describe la cara palatina del incisivo central superior?

A) Convexa en toda su extensión
B) Cóncava excepto en su tercio cervical
C) Totalmente plana
D) No tiene cara palatina, es lingual.

13

¿Qué diferencia principal presenta la corona del incisivo lateral superior en comparación con la del incisivo central superior?

A) Es más ancha y larga.
B) Presenta una cúspide prominente.
C) Tiene más mamelones incisales.
D) Es más estrecha y un poco más corta.

14

¿Cómo se describe la raíz del primer premolar superior?

A) Siempre presenta una única raíz.
B) Normalmente presenta dos raíces, una vestibular y otra palatina.
C) Tiene tres raíces divergentes.
D) Es monorradicular y recta.

15

¿Cuál es la forma de la cara vestibular del canino inferior?

A) Hexagonal y convexa.
B) Triangular y cóncava.
C) Pentagonal y plana.
D) Ovalada y convexa.

11

A

A) Presenta tres mamelones incisales, En el momento de la erupción, el borde incisal del incisivo central superior suele presentar tres mamelones incisales. Estos mamelones son prominencias redondeadas que desaparecen con el tiempo debido al desgaste funcional.

.

12

B

B) Cóncava excepto en su tercio cervical. La cara palatina del incisivo central superior es cóncava en la mayor parte de su extensión, excepto en su tercio cervical donde presenta un tubérculo bulboso conocido como cíngulo. Esta concavidad forma la fosa palatina, delimitada por los rebordes marginales mesial y distal.

13

D

D) Es más estrecha y un poco más corta. La corona del incisivo lateral superior es similar a la del incisivo central superior, pero es más estrecha y un poco más corta. Además, el borde incisal del incisivo lateral es más redondeado en sus ángulos incisales y presenta tres mamelones de erupción.

14

B

B) Normalmente presenta dos raíces, una vestibular y otra palatina. El primer premolar superior generalmente tiene dos raíces, una vestibular y otra palatina. Sin embargo, en algunos casos, estas dos raíces pueden unirse y presentar una única raíz con un surco longitudinal en sus caras proximales.

15

A

A) Hexagonal y convexa. La cara vestibular del canino inferior es más estrecha y alargada que la del superior, tiene forma hexagonal y es convexa, presentando las mismas características morfológicas que el canino superior.

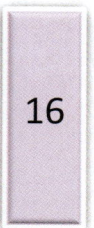

16

¿Qué característica tiene la raíz del canino inferior en comparación con la del canino superior?

A) Es más corta.
B) Es más larga.
C) En algunos casos puede tener dos raíces.
D) A y C son verdaderas.

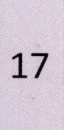

17

¿Qué característica tiene la raíz del primer molar inferior?

A) Tiene una sola raíz.
B) Tiene dos raíces, una mesial y una distal.
C) Es más corta que la del segundo molar inferior.
D) Es completamente recta.

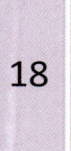

18

¿Qué característica tiene la cara oclusal del tercer molar inferior?

A) Siempre tiene cinco cúspides.
B) Tiene una forma muy regular.
C) Puede tener cuatro o cinco cúspides.
D) Es más pequeña que la del segundo molar inferior.

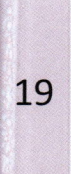

19

¿En qué diente se encuentra el tubérculo de Carabelli ?

A) En los premolares superiores.
B) En palatino de caninos. superiores
C) En molares superiores.
D) En palatino de centrales y laterales.

¿Qué característica tienen los incisivos y caninos de la dentición temporal en comparación con los de la dentición definitiva?

20

A) Son más grandes y alargados.
B) Tienen una forma más convexa, redondeada y bulbosa.
C) Tienen coronas más largas y delgadas.
D) Son completamente planos.

16

D

D) A y C son verdaderas. La raíz del canino inferior es más corta que la del canino superior. Los caninos inferiores se caracterizan por su forma cónica y una raíz única, aunque en casos menos frecuentes, pueden presentar dos raíces. Su corona es ligeramente más estrecha que la de los caninos superiores y posee un cíngulo o mamelón cervical menos prominente. La raíz de los caninos inferiores, al igual que en los superiores, es la más larga de todas las piezas dentales, llegando a medir hasta 17 mm. En la mayoría de los casos, la anatomía interna del canino inferior coincide con la externa. La cámara pulpar tiene una forma similar a la corona, con el canal radicular alargado en dirección vestibulolingual y achatado en sentido mesiodistal.

17

B

B) Tiene dos raíces, una mesial y una distal. El primer molar inferior tiene dos raíces, una mesial con una incurvación apical hacia distal y una distal con un recorrido recto y tendencia a separarse. Tiene una gran cámara pulpar. Es un diente clave de la oclusión.

18

C

C) Puede tener cuatro o cinco cúspides. La corona del tercer molar inferior puede tener cinco cúspides como el primer molar inferior o cuatro como el segundo molar inferior, y su morfología es muy variable.

19

C

C) En molares superiores. Es una pequeña cúspide adicional en el lado interno de los molares superiores. Esta cúspide adicional generalmente se encuentra en el primer molar, y se vuelve progresivamente menos probable en el segundo y tercer molar. Esta cúspide está completamente ausente en algunos individuos y presente en otros en una variedad de formas. En algunos casos, la cúspide de Carabelli puede rivalizar con las cúspides principales en tamaño. Otras formas relacionadas incluyen crestas, hoyos o surcos. Esta cúspide adicional fue descrita por primera vez en 1842 por el húngaro Georg Carabelli (Carabelli György), el dentista de la corte del emperador austríaco Franz.

20

B

B) Tienen una forma más convexa, redondeada y bulbosa. Los incisivos y caninos de la dentición temporal son similares a los de la dentición definitiva en cuanto a su función y posición, pero presentan diferencias notables en su forma. Son más convexos, redondeados y bulbosos, lo que les da una apariencia más suave y menos angulosa. Además, sus coronas son más cortas y pequeñas en comparación con los dientes permanentes, lo que facilita su adaptación en la boca de los niños.

21

¿Cuántas cúspides tiene el primer molar superior de la dentición temporal?

A) Dos.
B) Tres.
C) Cuatro.
D) Cinco.

22

¿Qué característica tiene la raíz del primer molar superior de la dentición temporal?

A) Tiene una sola raíz.
B) Tiene dos raíces.
C) Tiene tres raíces.
D) Es completamente recta.

23

¿Cuántas cúspides tiene el segundo molar inferior de la dentición temporal?

A) Cinco.
B) Cuatro.
C) Tres.
D) Seis.

24

¿Cuál es la diferencia en el número de dientes entre la dentición temporal (DT) y la dentición permanente (DP)?

A) DT tiene 20 dientes y DP tiene 32 dientes.
B) DT tiene 20 dientes y DP tiene 28 dientes.
C) DT tiene 24 dientes y DP tiene 32 dientes.
D) DT tiene 24 dientes y DP tiene 28 dientes.

25

¿Qué característica tiene la cámara pulpar en la dentición temporal (DT) en comparación con la dentición permanente (DP)?

A) En DT es más profunda.
B) En DT es más aplanada.
C) En DT es más pequeña.
D) En DT es más grande.

21
B

B) Tres. El primer molar superior de la dentición temporal tiene una corona con una forma característica que no se parece a ninguna pieza permanente. En su cara oclusal, presenta tres cúspides: una palatina, una mesiovestibular y una distovestibular. Estas cúspides están dispuestas de manera que permiten una masticación eficiente y una distribución equilibrada de las fuerzas masticatorias.

22
C

C) Tiene tres raíces. El primer molar superior de la dentición temporal tiene un tronco radicular común que se divide en tres raíces: una palatina, una distovestibular y una mesiovestibular. La raíz palatina es la mayor y más robusta, la distovestibular es la menor y más circular, y la mesiovestibular es la más aplanada en sentido mesiodistal. Estas raíces proporcionan una base estable para el diente y permiten una distribución adecuada de las fuerzas masticatorias.

23
A

A) Cinco. El segundo molar inferior de la dentición temporal tiene cinco cúspides: tres vestibulares y dos linguales. Las cúspides vestibulares tienen sus vértices desplazados a lingual y son redondeadas, mientras que las cúspides linguales son más puntiagudas.

24
A

A) DT tiene 20 dientes y DP tiene 32 dientes. La dentición temporal (DT) tiene un total de 20 dientes, mientras que la dentición permanente (DP) tiene un total de 32 dientes. Esta diferencia se debe a la presencia de premolares en la dentición permanente, que no están presentes en la dentición temporal.

25
B

B) En DT es más aplanada. La cámara pulpar en la dentición temporal (DT) es más aplanada en comparación con la dentición permanente (DP). Además, los cuernos pulpares en la dentición temporal están más próximos a la superficie debido a que los espesores de esmalte y dentina son menores, lo que hace que la pulpa sea más vulnerable a las caries y otros daños.

1

¿Qué es la erupción dental?

A) Un proceso patológico que causa dolor en los dientes.
B) Un proceso fisiológico asociado al crecimiento de los dientes.
C) Un tratamiento dental para alinear los dientes.
D) Un procedimiento quirúrgico para extraer dientes.

2

¿Cuántas etapas tiene el proceso de erupción dental en los seres humanos?

A) Una etapa.
B) Tres etapas.
C) Dos etapas.
D) Cuatro etapas.

3

¿Cuándo comienza la formación de los dientes de leche?

A) En el nacimiento.
B) En la tercera semana de vida intrauterina.
C) En el primer año de vida.
D) En la segunda semana de vida intrauterina.

4

¿Cuántos dientes temporales o de leche tiene un niño al nacer, aún sin erupcionar?

A) 10 dientes.
B) 0 dientes.
C) 32 dientes.
D) 20 dientes.

5

¿Cuáles son las dos etapas principales de la erupción dental?

A) Formación y mineralización progresiva de los dientes; erupción y brote en la cavidad oral.
B) Formación de los dientes de leche; formación de los dientes permanentes.
C) Desarrollo de los maxilares; oclusión funcional.
D) Formación del germen dentario; aparición del diente en la cavidad bucal.

1B

B) Un proceso fisiológico asociado al crecimiento de los dientes. La erupción dental es un proceso fisiológico natural que implica el desplazamiento del diente desde su posición original en el maxilar hasta su posición final en la cavidad bucal. Este proceso es parte del crecimiento normal y no suele causar problemas en la mayoría de los casos.

2C

C) Dos etapas. La dentición del hombre es difiodonta. En los seres humanos, el proceso de erupción dental se produce en dos etapas: primero, la aparición de los dientes temporales o de leche, y segundo, la erupción de los dientes permanentes.

3B

B) En la tercera semana de vida intrauterina. La formación de los dientes de leche comienza en la tercera semana de vida intrauterina. Esto significa que incluso antes del nacimiento, los brotes de los dientes temporales ya están presentes en los maxilares superiores e inferiores del niño.

4D

D) 20 dientes. Al nacer, un niño ya tiene dentro de los maxilares superiores e inferiores los brotes de los 20 dientes temporales o de leche. Estos dientes eventualmente erupcionarán y serán reemplazados por los dientes permanentes.

5A

A) Formación y mineralización progresiva de los dientes; erupción y brote en la cavidad oral. La erupción dental se divide en dos etapas principales. La primera etapa es la formación y mineralización progresiva de los dientes, donde los dientes se desarrollan y se fortalecen con minerales. La segunda etapa es la erupción y brote en la cavidad oral, donde los dientes emergen en la boca y se colocan en su posición funcional. Estas etapas son cruciales para el desarrollo adecuado de los maxilares y la correcta alineación de los dientes.

6

¿Qué se logra con el desarrollo de los maxilares y la articulación entre las arcadas dentarias?

A) La formación de nuevas estructuras dentales.
B) La aparición de los dientes permanentes.
C) La oclusión funcional bien establecida.
D) La mineralización de los dientes.

7

¿Cuándo comienza y cuánto dura el proceso de erupción dental?

A) Comienza en la vida embrionaria y dura hasta la adolescencia.
B) Comienza en la vida embrionaria y dura toda la vida del diente.
C) Comienza al nacer y dura hasta la adolescencia.
D) Comienza al nacer y dura toda la vida del diente.

8

¿Por qué es importante conocer las características de cada etapa de la erupción dental?

A) Para identificar situaciones de normalidad y diferenciarlas de anormalidades.
B) Para acelerar el proceso de erupción dental.
C) Para evitar la formación de caries.
D) Para mejorar la estética dental.

9

¿Qué abarca el proceso de erupción dental?

A) Solo la aparición del diente en la cavidad bucal.
B) Solo la formación del germen dentario.
C) Todos los movimientos del diente desde su formación hasta su vida activa.
D) B y C son falsas.

10

¿Qué incluye la erupción dental además de la aparición del diente en la cavidad bucal?

A) La formación de caries.
B) Cambios histológicos y formación de nuevas estructuras.
C) La pérdida de dientes temporales.
D) La aparición de dientes supernumerarios.

6C

C) La oclusión funcional bien establecida. El desarrollo de los maxilares y la correcta articulación entre las arcadas dentarias son fundamentales para lograr una oclusión funcional bien establecida. Esto significa que los dientes superiores e inferiores encajan correctamente cuando la boca está cerrada, permitiendo una masticación eficiente y evitando problemas como el desgaste desigual de los dientes o trastornos temporomandibulares.

7B

B) Comienza en la vida embrionaria y dura toda la vida del diente. El proceso de erupción dental es continuo y dinámico, comenzando en los inicios de la vida embrionaria y prolongándose durante toda la vida del diente. Desde la formación inicial del germen dentario hasta su colocación en la cavidad bucal y su función en la masticación, el diente pasa por varias fases de desarrollo y adaptación.

8A

A) Para identificar situaciones de normalidad y diferenciarlas de anormalidades. Conocer las características de cada etapa de la erupción dental es crucial para poder identificar cuándo el proceso se desarrolla de manera normal y cuándo hay anormalidades. Esto permite a los profesionales de la salud dental intervenir de manera oportuna y adecuada en caso de problemas, asegurando un desarrollo dental saludable y funcional.

9C

C) Todos los movimientos del diente desde su formación hasta su vida activa. El proceso de erupción dental abarca todos los movimientos que sufre el diente desde su formación inicial hasta su posición funcional en la boca, incluyendo su desplazamiento y adaptación en la cavidad bucal.

10 B

B) Cambios histológicos y formación de nuevas estructuras. La erupción dental no solo implica la aparición del diente en la cavidad bucal, sino que también conlleva una serie de cambios histológicos y la formación de nuevas estructuras, lo que es esencial para el desarrollo y funcionalidad del diente.

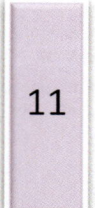

11

¿Cuándo entra en erupción un diente?

A) Cuando la raíz tiene una longitud de 1/4 de su longitud final.
B) Cuando la raíz tiene una longitud de 1/3 de su longitud final.
C) Cuando la raíz tiene una longitud de la mitad a 2/3 de su longitud final.
D) Cuando la raíz tiene su longitud final completa.

12

¿Qué se entiende por emergencia dentaria?

A) La aparición de caries en los dientes.
B) La extracción de un diente.
C) La aparición del diente en boca.
D) El blanqueamiento de los dientes.

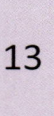

13

¿Qué diferencia los procesos de desarrollo dental, emergencia y erupción dentales entre los dientes?

A) La forma de los dientes.
B) La cantidad de dientes.
C) El color de los dientes.
D) El ritmo y la cronología.

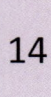

14

¿A qué edad suelen erupcionar los dientes temporales y permanentes?

A) Temporales entre los 6 meses y un año, permanentes a partir de los 6 años.
B) Temporales entre los 2 y 3 años, permanentes a partir de los 10 años.
C) Temporales entre los 4 y 5 años, permanentes a partir de los 8 años.
D) Temporales entre los 6 meses y un año, permanentes a partir de los 3 años.

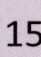

15

¿A qué se le llama "dientes de tiburón"?

A) A dientes temporales cónicos.
B) A los dientes que están en posición tumbada e inclinada.
C) A la doble fila de dientes.
D) Todas son verdaderas.

11 C

C) Cuando la raíz tiene una longitud de la mitad a 2/3 de su longitud final. Un diente entra en erupción cuando su raíz ha alcanzado aproximadamente entre la mitad y dos tercios de su longitud final. Este es un indicador de que el diente está listo para emerger en la cavidad bucal.

12 C

C) La aparición del diente en boca. La emergencia dentaria se refiere a la fase en la que el diente aparece en la boca. Este proceso ocurre en varias fases y es parte del desarrollo dental.

13 D

D) El ritmo y la cronología. Aunque los procesos de desarrollo dental, emergencia y erupción dentales son afines a todos los dientes, se diferencian en el ritmo y la cronología. Cada diente sigue un patrón específico de tiempo y velocidad en su desarrollo y erupción.

14 A

A) Temporales entre los 6 meses y un año, permanentes a partir de los 6 años. Los dientes temporales suelen erupcionar entre los 6 meses y un año de edad, mientras que los dientes permanentes comienzan a erupcionar a partir de los 6 años. Este es un patrón común en el desarrollo dental.

15 C

C) A la doble fila de dientes. Los dientes de tiburón son una afección dental que ocurre cuando los dientes permanentes emergen antes de que los dientes de leche se caigan por completo. Resulta en una doble alineación de los dientes, creando un aspecto similar al de los dientes de un tiburón, de ahí su nombre coloquial. Algunas de las explicaciones más comunes incluyen: Falta de Espacio en la Mandíbula, Resistencia de las Raíces de los Dientes de Leche Desviaciones en el Crecimiento de los Dientes Permanentes. En muchos casos, los dientes de tiburón pueden corregirse de manera natural a medida que el niño crece, aunque esto no elimina la necesidad de un seguimiento dental adecuado.

16

¿Qué factores se consideran en los mecanismos de la erupción dental?

A) Solo factores genéticos.
B) Solo factores ambientales.
C) Un acúmulo de causas sincrónicas.
D) Ningún factor específico.

17

¿Qué sucede cuando la presión vascular dentro del germen dentario supera a la presión dentro del folículo dental?

A) El diente se reabsorbe.
B) El diente se empuja hacia la periferia.
C) El diente se detiene en su crecimiento.
D) Todas las anteriores son falsas.

18

¿Cuál es el papel del crecimiento del hueso alveolar en la erupción dental?

A) No tiene ningún papel en la erupción dental.
B) Provoca la reabsorción del diente.
C) Desplaza el diente hacia la zona oclusal mediante resorción y aposición selectiva de tejido óseo.
D) B y C son falsas.

19

¿Qué teoría explica la erupción dental como consecuencia del desarrollo y cambios de orientación en las fibras colágenas del ligamento periodontal?

A) Teoría de la presión vascular.
B) Teoría del crecimiento radicular.
C) Teoría de la tracción del componente colágeno del ligamento periodontal.
D) Todas las anteriores son correctas.

20

¿Qué sucede en la fase pre-eruptiva de la erupción dentaria?

A) Los gérmenes dentarios completan su formación coronaria y el órgano del esmalte se transforma en el epitelio reducido.
B) Los dientes se reabsorben completamente.
C) Los gérmenes dentarios se desplazan hacia la raíz.
D) Todas las anteriores son verdaderas.

16
C

C) Un acúmulo de causas sincrónicas. No existe una explicación unánime sobre los mecanismos de la erupción dental. Se cree que es el resultado de múltiples factores que actúan de manera sincronizada, incluyendo factores genéticos, ambientales y fisiológicos.

17
B

B) El diente se empuja hacia la periferia. Cuando la presión vascular dentro del germen dentario supera a la presión dentro del folículo dental, el diente es empujado hacia la periferia, facilitando su erupción en la cavidad bucal.

18
C

C) Desplaza el diente hacia la zona oclusal mediante resorción y aposición selectiva de tejido óseo. El crecimiento del hueso alveolar contribuye a la erupción dental mediante un proceso de resorción y aposición selectiva de tejido óseo, que desplaza el diente hacia la zona oclusal.

19
C

C) Teoría de la tracción del componente colágeno del ligamento periodontal. La teoría de la tracción del componente colágeno del ligamento periodontal sugiere que la erupción dental es consecuencia del desarrollo y los cambios de orientación en las fibras colágenas, así como de la actividad contráctil de los miofibroblastos del periodonto.

20
A

A) Los gérmenes dentarios completan su formación coronaria y el órgano del esmalte se transforma en el epitelio reducido. En la fase pre-eruptiva, los gérmenes dentarios que están desarrollados en el interior del maxilar han completado su formación coronaria. El órgano del esmalte, que es una estructura esencial en la formación del diente, se transforma en el epitelio reducido. Este epitelio reducido es una capa protectora que rodea la corona del diente en desarrollo. Durante esta fase, los gérmenes dentarios están rodeados por el saco dentario, lo que favorece el crecimiento del tejido óseo que forma los alveolos primitivos. Estos alveolos rodean cada germen en crecimiento, permitiendo su desplazamiento centrífugo dentro de los maxilares.

21

¿Cómo se caracteriza histológicamente la fase pre-eruptiva?

A) Por la reabsorción completa de los dientes.
B) Por el remodelado óseo de la pared de la cripta y el movimiento del diente que provoca la resorción ósea de la pared.
C) Por la detención del crecimiento dental.
D) A y C son verdaderas.

22

¿Quién lleva a cabo la reabsorción ósea?

A) Los osteoblastos.
B) Los osteoclastos.
C) Los fibroblastos.
D) Ninguna es correcta.

23

¿Cuándo comienza la fase eruptiva prefuncional y cuándo termina?

A) Comienza con la formación del esmalte y termina con la necrosis celular.
B) Comienza con la formación de la corona y termina con la reabsorción del diente.
C) Comienza con la formación de la raíz y termina cuando el diente se pone en contacto con el diente antagonista.
D) Comienza con la formación de dentina y luego con la formación del esmalte.

24

¿Qué es la vaina de Hertwig y cuál es su función en la formación de la raíz?

A) Estructura que resulta de la fusión del epitelio interno y externo del órgano del esmalte.
B) Estructura que detiene el crecimiento del diente.
C) Estructura que provoca la reabsorción del diente.
D) Todas las anteriores son falsas.

25

¿Qué es la erupción activa y la erupción pasiva?

A) Erupción activa movimiento activo de salida del maxilar, y erupción pasiva movimiento apical de los tejidos blandos gingivales
B) Erupción activa movimiento apical de los tejidos blandos gingivales, y erupción pasiva movimiento activo de salida del maxilar.
C) Ambas son movimientos de reabsorción dental.
D) Erupción activa movimiento pasivo de salida del maxilar, y erupción pasiva movimiento coronal de los tejidos blandos gingivales.

21 B

B) Por el remodelado óseo de la pared de la cripta y el movimiento del diente que provoca la resorción ósea de la pared. Histológicamente, la fase pre-eruptiva se caracteriza por el remodelado óseo de la pared de la cripta. Este remodelado es un proceso dinámico que implica la resorción y aposición de tejido óseo. A medida que el diente se desplaza dentro de los maxilares, provoca la resorción ósea de la pared de la cripta. Este movimiento es esencial para que el diente pueda emerger en la cavidad bucal. La resorción ósea permite que el diente se desplace hacia la superficie, facilitando su erupción.

22 B

B) Los osteoclastos. Los osteoclastos son células especializadas encargadas de la reabsorción ósea. Estas células descomponen el tejido óseo, permitiendo la remodelación y el mantenimiento de los huesos. La reabsorción ósea es un proceso esencial en la erupción dental, ya que permite que los dientes se muevan a través del hueso hacia la cavidad bucal.

23 C

C) Comienza con la formación de la raíz y termina cuando el diente se pone en contacto con el diente antagonista. La fase eruptiva prefuncional comienza con la formación de la raíz del diente y termina cuando el diente entra en contacto con su diente antagonista, lo que se conoce como oclusión dental. Durante esta fase, el diente se desplaza hacia la cavidad bucal y se establece la unión entre el epitelio oral y dental.

24 A

A) Estructura que resulta de la fusión del epitelio interno y externo del órgano del esmalte. La vaina de Hertwig es una estructura que se forma a partir de la fusión del epitelio interno y externo del órgano del esmalte, sin la presencia del retículo estrellado a nivel del asa cervical. Esta vaina epitelial delimita la papila y el tejido conectivo subyacente, y juega un papel crucial en la formación de la raíz del diente. La vaina de Hertwig establece un plano fijo de crecimiento y guía el desarrollo de la raíz dental.

25 A

A) Erupción activa es el movimiento activo de salida del maxilar, y erupción pasiva es el movimiento apical de los tejidos blandos gingivales. La erupción activa se refiere al movimiento activo del diente saliendo del maxilar hacia la cavidad bucal. Por otro lado, la erupción pasiva implica el movimiento apical de los tejidos blandos gingivales, lo que permite que el diente se posicione correctamente en la boca. Ambos procesos son esenciales para la correcta erupción y posicionamiento de los dientes.

26

¿Qué son los Restos Epiteliales de Malassez y cuál es su función?

A) Células que se encuentran alrededor de las raíces dentales y forman parte del ligamento periodontal.
B) Células que se encuentran alrededor de las raíces dentales y detienen el crecimiento dental.
C) Células que provocan la reabsorción dental.
D) Células que se encuentran alrededor de las raíces dentales y fortalecen el esmalte.

27

¿Qué diferencia hay entre el cemento primario y el cemento secundario?

A) Cemento primario es celular y se forma rápidamente, cemento secundario es acelular y se forma lentamente.
B) Cemento primario es acelular y se forma rápidamente, cemento secundario es acelular y se forma lentamente.
C) Ambos tipos de cemento se forman a la misma velocidad y tienen la misma estructura.
D) Cemento primario es acelular y se forma lentamente, cemento secundario es celular y se forma rápidamente.

28

¿Qué factores determinan el equilibrio del diente durante la fase eruptiva funcional?

A) Crecimiento de dientes vecinos, crecimiento de antagonistas y fuerzas masticatorias.
B) Reabsorción completa del diente.
C) Crecimiento de dientes posteriores, crecimiento de contiguos y oclusión.
D) A y C son verdaderas.

29

¿Qué caracteriza la fase eruptiva funcional?

A) El diente entra en contacto con su contiguo y comienza a realizar la oclusión.
B) El diente se reabsorbe completamente.
C) El diente entra en contacto con su antagonista y comienza a realizar la función masticatoria.
D) Todas las anteriores son verdaderas.

30

¿Qué ocurre en caso de pérdida del antagonista durante la fase eruptiva funcional?

A) El movimiento eruptivo continúa de manera muy rápida, pudiendo provocar la exfoliación en poco tiempo.
B) El movimiento eruptivo continúa de manera lenta, pudiendo provocar la exposición de la raíz.
C) El diente detiene su crecimiento.
D) Todas las anteriores son falsas.

26 A

A) Células que se encuentran alrededor de las raíces dentales y forman parte del ligamento periodontal. Los Restos Epiteliales de Malassez son fragmentos de la Vaina Epitelial de Hertwig que se desplazan hacia la periferia y se incrustan en el periodonto. Estas células se encuentran alrededor de las raíces dentales y forman parte del ligamento periodontal, donde se disponen en forma de red. Su función es mantener la integridad del ligamento periodontal y contribuir a la salud periodontal.

27 D

D) Cemento primario es acelular y se forma lentamente, cemento secundario es celular y se forma rápidamente. El cemento primario, también conocido como cemento acelular, se forma lentamente y no contiene células. Este tipo de cemento se encuentra principalmente en la porción cervical de la raíz. Por otro lado, el cemento secundario, o cemento celular, se forma más rápidamente debido a los movimientos eruptivos y al crecimiento continuo de la raíz. Este tipo de cemento contiene células y se encuentra desde el tercio medio hasta la zona apical de la porción radicular.

28 A

A) Crecimiento de dientes vecinos, crecimiento de antagonistas y fuerzas masticatorias. El equilibrio del diente durante la fase eruptiva funcional está determinado por varios factores, incluyendo el crecimiento de dientes vecinos, el crecimiento de antagonistas y las fuerzas masticatorias. Estos factores influyen en la capacidad individual de crecimiento de cada diente y en su adaptación a las condiciones de la cavidad bucal.

29 C

C) El diente entra en contacto con su antagonista y comienza a realizar la función masticatoria. La fase eruptiva funcional se caracteriza por el momento en que el diente entra en contacto con su antagonista, alcanzando el plano de oclusión y comenzando a realizar la función masticatoria. Durante esta fase, el diente busca un acomodo oclusal sin erupción activa que lo haga crecer verticalmente. Aunque el desplazamiento vertical se detiene, el diente continúa adaptándose a las fuerzas masticatorias y al desgaste a lo largo de su vida.

30 B

B) El movimiento eruptivo continúa de manera lenta, pudiendo provocar la exposición de la raíz. En caso de pérdida del antagonista, el movimiento eruptivo del diente continúa de manera lenta. Este movimiento puede eventualmente provocar la exposición de la raíz, ya que la erupción activa continúa a lo largo de toda la vida del diente. La erupción pasiva, por otro lado, implica el descenso o migración del epitelio de unión dentogingival apicalmente, lo que puede dar lugar a una corona clínica mayor.

31

¿Qué caracteriza los movimientos de acomodación durante la fase eruptiva funcional?

A) Son movimientos de adaptación al crecimiento de los maxilares.
B) Son movimientos que detienen el crecimiento dental.
C) Son movimientos que provocan la reabsorción dental.
D) Todas las anteriores son falsas.

32

¿Cuál es el orden cronológico de erupción dental en la mandíbula?

A) Incisivos laterales y primeros molares.
B) Incisivos centrales y segundos molares.
C) Caninos y primeros molares.
D) Todas las anteriores son falsas.

33

¿Cuál es el orden cronológico de erupción dental en el maxilar?

A) Incisivos centrales y segundos molares.
B) Incisivos laterales, primeros molares y caninos.
C) Caninos y primeros molares.
D) Todas las anteriores son falsas.

34

¿Cuánto tiempo tarda en completarse la formación de la raíz en los dientes temporales y permanentes?

A) Seis meses después de la erupción en ambos tipos de dientes.
B) Tres años después de la erupción en los dientes temporales y un año después de la erupción en los dientes permanentes.
C) Un año después de la erupción en los dientes temporales y tres años después de la erupción en los dientes permanentes.
D) Seis meses después de la erupción en temporales, 12 meses en definitivos.

35

¿Cuáles son los cuatro movimientos esenciales durante la erupción dental?

A) Traslación, horizontal y de inclinación.
B) Reabsorción, detención del crecimiento, transformación y migración.
C) Expansión, contracción, elongación y compresión.
D) Traslación, axial o vertical, de rotación y de inclinación.

31
A

A) Son movimientos de adaptación al crecimiento de los maxilares. Los movimientos de acomodación durante la fase eruptiva funcional son movimientos de adaptación al crecimiento de los maxilares. Estos movimientos son más activos entre los 14 y 18 años y se consideran un reajuste de la posición alveolodentaria. Permiten que el diente se adapte a los cambios en la estructura ósea y mantenga su funcionalidad.

32
B

B) Incisivos centrales y segundos molares. En la mandíbula, los primeros dientes en erupcionar son los incisivos centrales y los segundos molares. Este orden cronológico es importante para el desarrollo adecuado de la dentición y la oclusión.

33
B

B) Incisivos laterales, primeros molares y caninos. En el maxilar, los primeros dientes en erupcionar son los incisivos laterales, seguidos por los primeros molares y los caninos. Este orden cronológico asegura una correcta alineación y funcionalidad de los dientes.

34
C

C) Un año después de la erupción en los dientes temporales y tres años después de la erupción en los dientes permanentes. La formación de la raíz en los dientes temporales se completa aproximadamente un año después de la erupción, mientras que en los dientes permanentes, este proceso tarda alrededor de tres años después de la erupción. Este tiempo adicional permite que las raíces se desarrollen completamente y proporcionen una base sólida para los dientes.

35
D

D) Traslación, axial o vertical, de rotación y de inclinación. Durante la erupción dental, el diente se traslada mediante cuatro movimientos esenciales: traslación (movimiento horizontal), axial o vertical (movimiento hacia el plano oclusal), de rotación (giro alrededor de su eje mayor) y de inclinación (giro alrededor del eje transversal). Estos movimientos permiten que el diente se posicione correctamente en la cavidad bucal.

36

¿Qué ocurre si un niño se retrasa en la erupción de los dientes temporales?

A) Los dientes permanentes detendrán su crecimiento.
B) Los dientes temporales se reabsorberán completamente.
C) Se retrasará también en la erupción de los dientes permanentes.
D) Todas las anteriores son falsas.

37

¿Cuál es el orden eruptivo general de los dientes temporales?

A) Incisivos centrales inferiores, incisivos centrales superiores, incisivos laterales superiores, incisivos laterales inferiores, primer molar inferior, primer molar superior, canino inferior, canino superior, segundo molar inferior, segundo molar superior.
B) Incisivos laterales inferiores, incisivos centrales superiores, caninos superiores, incisivos centrales inferiores, primer molar superior, primer molar inferior, canino inferior, segundo molar superior, segundo molar inferior.
C) Primer molar inferior, incisivos centrales superiores, caninos superiores, incisivos laterales inferiores, primer molar superior, incisivos centrales inferiores, canino inferior, segundo molar superior, segundo molar inferior.
D) No hay ningún orden, varía en cada niño.

38

¿Qué ocurre durante la fase intermedia de descanso de recambio a los 8-9 años?

A) Cohabitan dientes temporales y permanentes, formando una dentición mixta.
B) Los dientes permanentes se reabsorben completamente.
C) Los dientes temporales detienen su crecimiento.
D) Todas las anteriores son falsas.

39

¿A qué edad erupcionan los caninos permanentes superiores e inferiores?

A) Caninos superiores a los 11-12 años y caninos inferiores a los 9-10 años.
B) Caninos superiores a los 9-10 años y caninos inferiores a los 11-12 años.
C) Caninos superiores a los 10-11 años y caninos inferiores a los 8-9 años.
D) Todas las anteriores son falsas.

40

¿Qué ocurre con las raíces de los dientes temporales durante el recambio dental?

A) Se reabsorben.
B) Se reabsorben completamente y no tienen ningún efecto en los dientes permanentes.
C) Los minerales se utilizan para mineralizar los dientes permanentes.
D) A y C son correctas.

36
C

C) Se retrasará también en la erupción de los dientes permanentes. Si un niño se retrasa en la erupción de los dientes temporales, es probable que también se retrase en la erupción de los dientes permanentes. La cronología de la erupción dental sigue un patrón, y cualquier retraso en la erupción de los dientes temporales puede afectar el momento en que erupcionan los dientes permanentes.

37
A

A) Incisivos centrales inferiores, incisivos centrales superiores, incisivos laterales superiores, incisivos laterales inferiores, primer molar inferior, primer molar superior, canino inferior, canino superior, segundo molar inferior, segundo molar superior. Este orden asegura un desarrollo adecuado de la dentición y la oclusión. Si la secuencia de erupción dental no sigue el orden correcto, puede resultar en una mala alineación de los dientes y problemas de oclusión. Esto puede afectar la funcionalidad de la mordida y la estética dental, y puede requerir intervención ortodóntica para corregir la alineación de los dientes. Si la secuencia de erupción dental no sigue el orden correcto, puede resultar en una mala alineación de los dientes y problemas de oclusión. Esto puede afectar la funcionalidad de la mordida y la estética dental, y puede requerir intervención ortodóntica para corregir la alineación de los dientes.

38
A

A) Cohabitan dientes temporales y permanentes, formando una dentición mixta. Durante la fase intermedia de descanso de recambio, que ocurre entre los 8 y 9 años, cohabitan dientes temporales y permanentes en la boca del niño, formando una dentición mixta. Esta fase es un período de transición en el que los dientes permanentes comienzan a erupcionar mientras algunos dientes temporales aún están presentes

39
A

A) Caninos superiores a los 11-12 años y caninos inferiores a los 9-10 años. Los caninos permanentes superiores erupcionan entre los 11 y 12 años de edad, mientras que los caninos permanentes inferiores erupcionan entre los 9 y 10 años de edad. Estos dientes son importantes para la estabilidad y la función de la mordida.

40
D

D) A y C son correctas. Durante el recambio dental, las raíces de los dientes temporales se reabsorben y los minerales liberados durante este proceso se utilizan para mineralizar los dientes permanentes. Este proceso asegura que los dientes permanentes tengan una estructura fuerte y saludable.

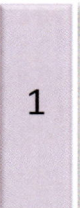

¿Qué es el periodonto?

1

A) Un tipo de tejido muscular.
B) Una unidad anatómica que protege y da soporte a la raíz dentaria.
C) Una parte del sistema digestivo.
D) Un tipo de hueso en el cuerpo humano.

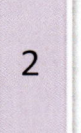

¿Cuál es la función principal del epitelio de unión en la encía libre?

2

A) Proporcionar color a la encía.
B) Aislar y sellar la entrada de bacterias y otros agentes externos.
C) Facilitar la masticación.
D) Todas son verdaderas.

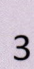

¿Qué diferencia a la encía adherida de la mucosa alveolar?

3

A) La encía adherida es de color rosa y presenta un punteado en piel de naranja.
B) La encía adherida es más móvil que la mucosa alveolar.
C) La encía adherida es más elástica que la mucosa alveolar.
D) La encía adherida no tiene fibras de colágena.

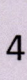

¿Cuál es una de las funciones del cemento radicular?

4

A) Proporcionar sensibilidad al diente.
B) Facilitar la masticación.
C) Insertar el ligamento periodontal.
D) Proteger el esmalte dental.

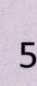

¿Qué caracteriza al hueso alveolar?

5

A) Es una parte del sistema nervioso.
B) Se desarrolla junto con la formación y erupción de los dientes.
C) No tiene capacidad de remodelación.
D) Es una estructura completamente inmóvil.

1B

B) Una unidad anatómica que protege y da soporte a la raíz dentaria. El periodonto es una unidad anatómica compuesta por todos aquellos tejidos y estructuras que protegen y dan soporte a la raíz dentaria. Está dividido en dos partes principales: el periodonto de protección y el periodonto de inserción. El periodonto de protección incluye la encía y la mucosa alveolar, que aíslan los tejidos del medio externo. El periodonto de inserción está compuesto por el hueso alveolar, el cemento radicular y el ligamento periodontal, que son esenciales para la fijación del diente en el hueso.

2B

B) Aislar y sellar la entrada de bacterias y otros agentes externos. El epitelio de unión es un tejido especializado que forma parte de la encía libre o marginal. Su función principal es actuar como una barrera protectora, aislando y sellando la entrada de bacterias y otros agentes externos hacia las estructuras que dan soporte al diente. Esto es crucial para mantener la salud periodontal, ya que previene infecciones y enfermedades que podrían afectar la estabilidad del diente.

3A

A) La encía adherida es de color rosa y presenta un punteado en piel de naranja. La encía adherida se extiende desde el surco gingival libre hasta la línea mucogingival. Es de color rosa y presenta un punteado característico en piel de naranja debido a las fibras de colágena insertadas en el periostio y el cemento radicular. A diferencia de la mucosa alveolar, la encía adherida es firme e inmóvil, lo que le permite disipar las fuerzas generadas por la tracción de la mucosa alveolar y las inserciones musculares, protegiendo así la unión dento-gingival.

4C

C) Insertar el ligamento periodontal. El cemento radicular es un tejido calcificado que rodea parte de la dentina y el diente. Una de sus funciones principales es la inserción del ligamento periodontal, que conecta el diente con el hueso alveolar. Además, el cemento radicular tiene la capacidad de reparar lesiones radiculares gracias a su capacidad de regeneración, lo que es posible debido a la presencia de células indiferenciadas.

5B

B) Se desarrolla junto con la formación y erupción de los dientes. El hueso alveolar es la parte de los maxilares que forma y sostiene los alveolos dentarios. Se desarrolla junto con la formación y erupción de los dientes y, tras la pérdida de estos, se reabsorbe de forma gradual. El hueso alveolar tiene una gran capacidad de remodelación en respuesta a las demandas funcionales, lo que permite el éxito en tratamientos ortodóncicos y la adaptación a cambios en la estructura dental.

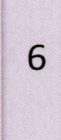

6

¿Qué caracteriza al cemento radicular en comparación con el hueso?

A) Está inervado y vascularizado.
B) No está inervado ni vascularizado.
C) Es más duro que el esmalte dental.
D) Es una parte del sistema nervioso.

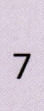

7

¿Qué tipo de fibras se encuentran en el cemento radicular?

A) Fibras musculares.
B) Fibras nerviosas.
C) Fibras de Sharpey.
D) Fibras elásticas.

8

¿Qué función tiene el ligamento periodontal?

A) Proporcionar color a la encía.
B) Unir el cemento con el hueso alveolar.
C) Facilitar la masticación.
D) Proteger el esmalte dental.

9

¿Qué es la unión amelocementaria?

A) La unión entre el esmalte y el cemento del diente.
B) La unión entre la encía y el diente.
C) La unión entre el hueso alveolar y el cemento radicular.
D) La unión entre el ligamento periodontal y el hueso alveolar.

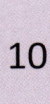

10

¿Dónde se origina el músculo temporal y cuál es su función principal?

A) En la mandíbula; su función es la protrusión mandibular.
B) En el arco zigomático; su función es la elevación mandibular.
C) En la fosa temporal del cráneo; su función es la elevación y posicionamiento mandibular.
D) En la apófisis pterigoides; su función es la medio protrusión mandibular.

6B **B) No está inervado ni vascularizado.** El cemento radicular es un tejido calcificado que rodea parte de la dentina y el diente. A diferencia del hueso, el cemento radicular no está inervado ni vascularizado. Sus funciones principales incluyen la inserción del ligamento periodontal y la reparación de lesiones radiculares gracias a su capacidad de regeneración.

7C **C) Fibras de Sharpey.** En el cemento radicular se encuentran las fibras de Sharpey, que son fibras de colágena del ligamento periodontal. Estas fibras se insertan en el cemento y en el hueso alveolar, proporcionando una conexión firme entre el diente y el hueso.

8B **B) Unir el cemento con el hueso alveolar.** El ligamento periodontal es un tejido conjuntivo que rodea la raíz del diente y lo une con el hueso alveolar. Está constituido por fibras principales y secundarias, que conectan de manera tridimensional, proporcionando una gran capacidad funcional a la inserción del diente. Además, el ligamento periodontal tiene funciones mecánicas, nutricionales, sensitivas y de remodelación.

9A **A) La unión entre el esmalte y el cemento del diente.** La unión amelocementaria es la unión entre el esmalte y el cemento del diente. Puede tener diferentes morfologías, como terminación borde a borde, con espacio (donde el cemento y el esmalte no llegan a contactar, exponiendo la dentina) o con solapamiento. Esta unión es importante para la integridad estructural del diente y su sensibilidad.

10 C **C) En la fosa temporal del cráneo; su función es la elevación y posicionamiento mandibular.** El músculo temporal tiene forma de abanico ancho y aplanado y está situado en la cara externa del cráneo, ocupando la fosa temporal. Se origina en la parte lateral del cráneo y se inserta en la apófisis coronoides de la mandíbula mediante un tendón resistente que pasa por debajo del arco cigomático. Sus funciones principales son la elevación y el posicionamiento de la mandíbula.

11

¿Cuál es la función del músculo masetero?

A) Elevación y protrusión mandibular.
B) Retracción mandibular.
C) Movimiento lateral de la mandíbula.
D) Apertura de la boca.

12

¿Qué tipo de vasos irrigan la encía?

A) Vasos intramusculares.
B) Vasos supra periósticos.
C) Vasos subepiteliales.
D) Vasos periapicales.

13

¿Cuál es la función principal del músculo temporal?

A) Protrusión mandibular.
B) Elevación y posicionamiento mandibular.
C) Movimiento lateral de la mandíbula.
D) Apertura de la boca.

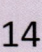

14

¿Qué nervio inerva los músculos de la masticación?

A) Nervio facial.
B) Nervio hipogloso.
C) Nervio mandibular.
D) Nervio glosofaríngeo.

15

¿Dónde se origina el músculo temporal y cuál es su función principal?

A) En la mandíbula; su función es la protrusión mandibular.
B) En el arco zigomático; su función es la elevación mandibular.
C) En la fosa temporal del cráneo; su función es la elevación y posicionamiento mandibular.
D) En la apófisis pterigoides; su función es la medio protrusión mandibular.

11
A

A) Elevación y protrusión mandibular. El músculo masetero está formado por una parte superficial y una profunda. La parte superficial se origina en el arco zigomático y se inserta en el ángulo de la mandíbula, mientras que la parte profunda también proviene del arco zigomático y se inserta en la superficie lateral de la rama ascendente de la mandíbula. Sus funciones principales son la elevación y la protrusión de la mandíbula.

12
B

B) Vasos supra periósticos. Los vasos supra periósticos son los encargados de irrigar la encía. Estos vasos se encuentran en la superficie del periostio y proporcionan un suministro adecuado de sangre a la encía, asegurando su salud y funcionalidad.

13
B

B) Elevación y posicionamiento mandibular. El músculo temporal tiene forma de abanico ancho y aplanado y está situado en la cara externa del cráneo, ocupando la fosa temporal. Se origina en la parte lateral del cráneo y se inserta en la apófisis coronoides de la mandíbula mediante un tendón resistente que pasa por debajo del arco cigomático. Sus funciones principales son la elevación y el posicionamiento de la mandíbula.

14
C

C) Nervio mandibular. Los músculos de la masticación están inervados por la tercera rama del trigémino, conocida como nervio mandibular (V par). Este nervio es responsable de la inervación motora de los músculos que permiten la elevación, protrusión y movimientos laterales de la mandíbula.

15
C

C) En la fosa temporal del cráneo; su función es la elevación y posicionamiento mandibular. El músculo temporal tiene forma de abanico ancho y aplanado y está situado en la cara externa del cráneo, ocupando la fosa temporal. Se origina en la parte lateral del cráneo y se inserta en la apófisis coronoides de la mandíbula mediante un tendón resistente que pasa por debajo del arco cigomático. Sus funciones principales son la elevación y el posicionamiento de la mandíbula.

16

¿Cuál es la función del músculo masetero?

A) Elevación y protrusión mandibular.
B) Retracción mandibular.
C) Movimiento lateral de la mandíbula.
D) Apertura de la boca.

17

¿Cuál de las siguientes afirmaciones sobre los músculos del gesto es correcta?

A) Están inervados por el nervio trigémino.
B) Solo actúan sobre la cavidad oral.
C) Sus contracciones permiten la movilidad de las extremidades.
D) Están implicados en la apertura y cierre de orificios faciales como los ojos, nariz, boca y oído externo.

18

¿Cuál es la función principal del músculo temporal?

A) Protrusión mandibular.
B) Apertura de la boca.
C) Movimiento lateral de la mandíbula.
D) Elevación y posicionamiento mandibular.

19

¿Cuál es la función principal de los músculos secundarios de la masticación?

A) Facilitar retrusión mandibular.
B) Proporcionar estabilidad a la mandíbula.
C) Contribuir a la apertura de la boca.
D) Elevar la lengua.

20

¿Cuál es la función principal de los músculos suprahioideos?

A) Elevar la mandíbula.
B) Descender la mandíbula y ayudar en la deglución.
C) Proporcionar estabilidad al cuello.
D) Facilitar la respiración.

16
A

A) Elevación y protrusión mandibular. El músculo masetero está formado por una parte superficial y una profunda. La parte superficial se origina en el arco zigomático y se inserta en el ángulo de la mandíbula, mientras que la parte profunda también proviene del arco zigomático y se inserta en la superficie lateral de la rama ascendente de la mandíbula. Sus funciones principales son la elevación y la protrusión de la mandíbula.

17
D

D) Están implicados en la apertura y cierre de orificios faciales como los ojos, nariz, boca y oído externo. Los músculos del gesto se localizan alrededor de los orificios faciales (fosas orbitarias, nasales, cavidad oral y oído externo). Su función principal es permitir distintos grados de apertura u oclusión de estos orificios mediante sus contracciones. Están inervados por el nervio facial (VII par craneal), lo que les permite participar en expresiones faciales como sonreír, fruncir el ceño o cerrar los ojos.

18
D

D) Elevación y posicionamiento mandibular. El músculo temporal tiene forma de abanico ancho y aplanado y está situado en la cara externa del cráneo, ocupando la fosa temporal. Se origina en la parte lateral del cráneo y se inserta en la apófisis coronoides de la mandíbula mediante un tendón resistente que pasa por debajo del arco cigomático. Sus funciones principales son la elevación y el posicionamiento de la mandíbula.

19
C

C) Contribuir a la apertura de la boca. Los músculos secundarios de la masticación, también conocidos como músculos depresores, tienen como función principal contribuir a la apertura de la boca. Se sitúan en la región anterior del cuello y actúan como una conexión contráctil entre la mandíbula y el tórax.

20
B

B) Descender la mandíbula y ayudar en la deglución. Los músculos suprahioideos son depresores directos cuya función principal es el descenso mandibular en colaboración con el pterigoideo externo. También ayudan en la deglución. Están inervados principalmente por el nervio facial, excepto el milohioideo y el vientre anterior del digástrico, que están inervados por la tercera rama del nervio trigémino, y el genihioideo, que está inervado por el nervio hipogloso.

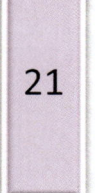

21

¿Cuál es la función principal del músculo estilohioideo?

A) Elevar el hioides y el suelo de la boca.
B) Descender la mandíbula.
C) Protruir la lengua.
D) Facilitar la respiración.

22

¿Qué músculo forma el suelo de la boca y participa en la deglución?

A) Músculo digástrico.
B) Músculo estilohioideo.
C) Músculo milohioideo.
D) Músculo genihioideo.

23

¿Qué músculo eleva el hioides y participa en la deglución?

A) Músculo digástrico.
B) Músculo estilohioideo.
C) Músculo milohioideo.
D) Músculo genihioideo.

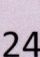

24

¿Qué músculo forma el suelo de la boca?

A) Músculo digástrico.
B) Músculo estilohioideo.
C) Músculo milohioideo.
D) Músculo genihioideo.

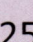

25

¿Qué músculos están involucrados en la deglución y la respiración?

A) Músculos suprahioideos.
B) Músculos infrahioideos.
C) Músculos cervicales.
D) Músculos masticatorios.

21
A

A) Elevar el hioides y el suelo de la boca. El músculo estilohioideo se inserta en la apófisis estiloides y se extiende hasta el asta mayor del hueso hioides. Su función principal es elevar el hueso hioides y el suelo de la boca, contribuyendo así a la deglución.

22
C

C) Músculo milohioideo. El músculo milohioideo va desde la línea milohioidea al hueso hioides y forma el suelo de la boca. Su función principal es elevar el hioides y la lengua, participando en la deglución. Si se fija al hioides, deprime y retruye la mandíbula, especialmente cuando actúa el músculo genihioideo.

23
A

A) Músculo digástrico. El músculo digástrico tiene dos vientres musculares. El vientre posterior se origina por dentro de la apófisis mastoides (temporal) y se dirige hacia el hueso hioides, para continuarse con el vientre muscular anterior, que se inserta en la fosita digástrica de la mandíbula. Sus funciones incluyen elevar el hioides, producir un descenso de la mandíbula y participar en la deglución.

24
C

C) Músculo milohioideo. El músculo milohioideo va desde la línea milohioidea al hueso hioides y forma el suelo de la boca. Su función principal es elevar el hioides y la lengua, participando en la deglución. Si se fija al hioides, deprime y retruye la mandíbula, especialmente cuando actúa el músculo genihioideo.

25
B

B) Músculos infrahioideos. Los músculos infrahioideos son depresores indirectos que se relacionan con los músculos suprahioideos a través del hueso hioides. Están involucrados en el funcionamiento mandibular, la deglución, las articulaciones de cabeza y cuello, y la respiración. Fijan y estabilizan el hueso hioides, y están inervados por ramas del asa del hipogloso.

26

¿Qué nervio inerva los músculos de la lengua?

A) Nervio facial.
B) Nervio hipogloso mayor.
C) Nervio glosofaríngeo.
D) Nervio trigémino.

27

¿Cuál es la función del músculo estilogloso?

A) Elevar el hioides.
B) Elevar la lengua.
C) Acortar la úvula.
D) Templar el velo del paladar.

28

¿Qué músculos forman los pilares faríngeos?

A) Estilogloso y hiogloso.
B) Palatogloso y palatofaringeo.
C) Largo superior e inferior de la lengua.
D) Vertical y transverso de la lengua.

29

¿Cuál es la función del músculo palatoestafilino?

A) Acortar la úvula.
B) Elevar el hioides.
C) Templar el velo del paladar.
D) Dilatar la trompa timpánica.

30

¿Qué músculo se encarga de tensar el velo del paladar y dilatar la trompa timpánica?

A) Palatoestafilino.
B) Periestafilino interno.
C) Periestafilino externo.
D) Palatogloso.

**26
B**

B) Nervio hipogloso mayor. Los músculos de la lengua están inervados por el nervio hipogloso mayor, también conocido como el XII par craneal. Este nervio es crucial para la motricidad de la lengua, permitiendo movimientos precisos y coordinados necesarios para funciones como la deglución, el habla y la manipulación de alimentos dentro de la boca. Sin la adecuada inervación del nervio hipogloso, la lengua no podría realizar estos movimientos esenciales.

**27
B**

B) Elevar la lengua. El músculo estilogloso se extiende desde la apófisis estiloides del hueso temporal hasta la lengua. Su función principal es elevar y retraer la lengua, lo cual es fundamental durante la deglución para mover el alimento hacia la faringe. Este movimiento asegura que el bolo alimenticio sea dirigido correctamente hacia el esófago, evitando la entrada de alimentos en la vía respiratoria.

**28
B**

B) Palatogloso y palatofaringeo. Los músculos palatogloso y palatofaringeo forman los pilares faríngeos, que son estructuras importantes en la deglución. El músculo palatogloso eleva la parte posterior de la lengua y estrecha el istmo de las fauces, mientras que el músculo palatofaringeo eleva la faringe y el paladar blando durante la deglución. Juntos, estos músculos ayudan a guiar el bolo alimenticio desde la cavidad oral hacia la faringe, asegurando un paso seguro y eficiente del alimento.

**29
A**

A) Acortar la úvula. El músculo palatoestafilino, también conocido como palatopalatino, está inervado por el nervio glosofaríngeo y el nervio vago. Su función principal es acortar la úvula, lo cual es crucial durante la deglución para evitar que los alimentos y líquidos entren en la cavidad nasal. Al acortar la úvula, este músculo ayuda a cerrar el paso entre la nasofaringe y la orofaringe, dirigiendo el bolo alimenticio hacia el esófago.

**30
C**

C) Periestafilino externo. El periestafilino externo, también conocido como tensor del velo del paladar, está inervado por la tercera rama del nervio trigémino (V par craneal). Su función principal es tensar el velo del paladar, lo cual es importante para separar la cavidad nasal de la cavidad oral durante la deglución. Además, este músculo dilata la trompa timpánica (trompa de Eustaquio), ayudando a equilibrar la presión en el oído medio, lo cual es esencial para la audición y el equilibrio.

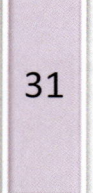

31

¿Cuál es la función principal de los músculos tensores de la laringe?

A) Dilatar la glotis.
B) Templar el velo del paladar.
C) Tensionar las cuerdas vocales.
D) Elevar la faringe.

32

¿Dónde se insertan los músculos constrictores de la faringe?

A) En el cartílago cricoides.
B) En el cartílago aritenoides.
C) En la apófisis estiloides.
D) En el hueso hioides y el cartílago tiroides.

33

¿Qué nervios inervan los músculos constrictores de la faringe?

A) Nervio facial y nervio hipogloso.
B) Nervio glosofaríngeo y nervio vago.
C) Nervio trigémino y nervio vago.
D) Nervio hipogloso y nervio trigémino.

34

¿Qué nervio inerva los músculos que intervienen en el gesto?

A) Nervio facial.
B) Nervio trigémino.
C) Nervio hipogloso.
D) Nervio glosofaríngeo.

35

¿Qué músculo estrecha las aberturas nasales y hace descender el ala de la nariz?

A) Músculo transverso.
B) Músculo mirtiforme.
C) Músculo elevador del ala de la nariz.
D) Músculo piramidal de la nariz.

31 C

C) Tensionar las cuerdas vocales. Los músculos tensores de la laringe, como el músculo cricotiroideo y el músculo vocal, tienen la función principal de tensionar las cuerdas vocales. El músculo cricotiroideo, al contraerse, tira del cartílago cricoides hacia arriba y hacia adelante, lo que estira y tensa las cuerdas vocales. Esta acción es crucial para la producción de sonidos agudos durante el habla. Por otro lado, el músculo vocal, que se encuentra dentro de las cuerdas vocales, ajusta la tensión fina de las cuerdas vocales, permitiendo una modulación precisa del tono y la calidad de la voz. Sin la adecuada tensión de las cuerdas vocales, no sería posible producir sonidos claros y variados.

32 D

D) En el hueso hioides y el cartílago tiroides. Los músculos constrictores de la faringe (superior, medio e inferior) se insertan en diferentes estructuras anatómicas. El constrictor superior se inserta en la cintilla pterigomaxilar, una banda fibrosa que se extiende desde el proceso pterigoideo del esfenoides hasta la mandíbula. El constrictor medio se inserta en el hueso hioides, un hueso en forma de U situado en la base de la lengua. El constrictor inferior se inserta en el cartílago tiroides y el cartílago cricoides de la laringe. Estos músculos se contraen secuencialmente durante la deglución, empujando el bolo alimenticio desde la cavidad oral hacia el esófago. La coordinación de estos músculos es esencial para una deglución eficiente y segura.

33 B

B) Nervio glosofaríngeo y nervio vago. Los músculos constrictores de la faringe están inervados por el nervio glosofaríngeo (IX par craneal) y el nervio vago (X par craneal). El constrictor superior está inervado principalmente por el nervio glosofaríngeo, mientras que el constrictor medio recibe inervación tanto del nervio glosofaríngeo como del nervio vago. El constrictor inferior está inervado principalmente por el nervio vago. Esta inervación permite la coordinación de la contracción de estos músculos durante la deglución, asegurando que el bolo alimenticio sea empujado de manera eficiente desde la faringe hacia el esófago.

34 A

A) Nervio facial. Los músculos que intervienen en el gesto están inervados por el nervio facial (VII par craneal). Este nervio es responsable de la motricidad de los músculos de la expresión facial, permitiendo movimientos como sonreír, fruncir el ceño y cerrar los ojos. El nervio facial también inerva las glándulas lagrimales y salivales, contribuyendo a la producción de lágrimas y saliva.

35 B

B) Músculo mirtiforme. El músculo mirtiforme, también conocido como depresor del septo o tabique nasal, es un pequeño músculo situado por debajo de las aperturas nasales. Se inserta en la fosa mirtiforme del maxilar superior y su función principal es estrechar las aberturas nasales y hacer descender el ala de la nariz. Esta acción contribuye a la regulación del flujo de aire a través de las fosas nasales.

36

¿Qué músculo tracciona la piel de la frente hacia la raíz nasal?

A) Músculo nasal.
B) Músculo mirtiforme.
C) Músculo piramidal de la nariz.
D) Músculo dilatador de las alas de la nariz.

37

¿Cuál es la función principal del músculo orbicular de los labios?

A) Elevar el labio superior.
B) Cerrar la boca y fruncir los labios.
C) Comprimir la mejilla.
D) Elevar el mentón.

38

¿Qué músculo eleva el labio superior?

A) Músculo elevador del labio superior.
B) Músculo buccinador.
C) Músculo cigomático mayor.
D) A y C son correctas, trabajan ambos músculos complementándose.

39

¿Cuál es la función del músculo buccinador?

A) Elevar la comisura labial.
B) Comprimir la mejilla y ayudar en la masticación.
C) Fruncir los labios.
D) Elevar el mentón.

40

¿Qué músculo tracciona hacia abajo y a los lados el labio inferior, expresando tristeza?

A) Músculo triangular de los labios.
B) Músculo cuadrado de la barba.
C) Músculo cigomático menor.
D) Músculo canino.

36
C

C) Músculo piramidal de la nariz. El músculo piramidal de la nariz, también conocido como músculo prócer, se localiza a ambos lados de la nariz. Su función principal es traccionar la piel de la frente hacia la raíz nasal, lo que contribuye a la formación de arrugas verticales en la parte superior de la nariz. Esta acción es común en expresiones de disgusto o concentración.

37
B

B) Cerrar la boca y fruncir los labios. El músculo orbicular de los labios rodea los labios y es crucial para varias funciones, incluyendo la deglución, el cierre de la boca, el fruncimiento y la proyección de los labios. Este músculo permite acciones como besar, silbar y hablar, y constituye la base muscular de los labios, proporcionando forma y movilidad.

38
A

A) Músculo elevador del labio superior. El músculo elevador del labio superior es un pequeño músculo en forma de cinta que se inserta en el maxilar superior, cerca del borde de la órbita, y se extiende hacia el labio superior. Su función principal es levantar el labio superior, lo cual es importante para expresiones faciales como la sorpresa o la sonrisa.

39
B

B) Comprimir la mejilla y ayudar en la masticación. El músculo buccinador es el músculo principal de la mejilla y se encuentra delante del masetero y detrás del orbicular de los labios. Su función principal es comprimir la mejilla, lo que ayuda a mantener el alimento entre los dientes durante la masticación. Además, este músculo permite expulsar el aire contenido en la boca, facilitando acciones como silbar y soplar.

40
B

B) Músculo cuadrado de la barba. El músculo cuadrado de la barba, también conocido como depresor del labio inferior, se sitúa por debajo y por dentro del músculo triangular de los labios. Este músculo tracciona hacia abajo y a los lados el labio inferior, creando una expresión de tristeza o desánimo.

41

¿Qué músculo es conocido como el músculo de la risa?

A) Músculo cigomático mayor.
B) Músculo cigomático menor.
C) Músculo risorio de Santorini.
D) Músculo canino.

42

¿Qué músculo interviene en la protrusión del labio inferior y eleva el mentón?

A) Músculo orbicular de los labios.
B) Músculo canino.
C) Músculo transverso del mentón.
D) Músculo borla del mentón.

43

¿Qué músculo eleva y lleva hacia dentro la comisura labial?

A) Músculo cigomático mayor.
B) Músculo cigomático menor.
C) Músculo canino.
D) Músculo risorio de Santorini.

44

¿Cuál es el nervio más grande de los pares craneales y qué funciones asegura?

A) Nervio facial; inerva los músculos faciales.
B) Nervio hipogloso; inerva los músculos de la lengua.
C) Nervio trigémino; asegura la inervación sensitiva de la cara y la mitad anterior de la cabeza.
D) Nervio glosofaríngeo; inerva la faringe y la lengua.

45

¿Qué ramas derivan del nervio trigémino?

A) Nervio petroso mayor, nervio estapedio y nervio de la cuerda del tímpano.
B) Nervio facial, nervio glosofaríngeo y nervio hipogloso.
C) Nervio oftálmico, nervio maxilar superior y nervio mandibular.
D) Nervio auriculotemporal, nervio lingual y nervio dentario inferior.

41
A

A) Músculo cigomático mayor. El músculo cigomático mayor se extiende desde el pómulo hasta la comisura de los labios y es conocido como el músculo de la risa. Su función principal es elevar la comisura de los labios y llevarla hacia afuera, creando una sonrisa. Este músculo es esencial para expresar alegría y felicidad.

42
D

D) Músculo borla del mentón. El músculo borla del mentón, también conocido como músculo mentoniano, se encuentra en la barba entre la parte superior de la sínfisis y la eminencia mentoniana. Este músculo interviene en la protrusión del labio inferior, creando la expresión conocida como "pucheros de los niños", y también eleva el mentón. Es importante para expresar tristeza o duda.

43
C

C) Músculo canino. El músculo canino, de forma cuadrada, se localiza sobre la fosa canina. Su función principal es elevar y llevar hacia dentro la comisura labial, contribuyendo a expresiones faciales como la sonrisa o la mueca de desdén.

44
C

C) Nervio trigémino; asegura la inervación sensitiva de la cara y la mitad anterior de la cabeza. El nervio trigémino (V par craneal) es el más grande de los pares craneales. Sus fibras sensitivas aseguran la inervación de los tegumentos de la totalidad de la cara y la mitad anterior de la cabeza, así como de las mucosas ocular (conjuntiva), nasal, sinusal y bucal, de los dientes y de una gran parte de la duramadre craneal. Además, el componente motor del nervio trigémino, conocido como nervio masticador, inerva los músculos masticadores.

45
C

C) Nervio oftálmico, nervio maxilar superior y nervio mandibular. El nervio trigémino se divide en tres ramas principales: el nervio oftálmico, que sale del cráneo por la fisura orbitaria superior y discurre por el techo de la órbita; el nervio maxilar superior, que inerva el territorio del maxilar superior y se divide en varias ramas, incluyendo los nervios dentarios superiores; y el nervio mandibular o maxilar inferior, que atraviesa el agujero oval y se divide en ramas que inervan la mandíbula y los dientes inferiores.

¿Qué nervio inerva todos los músculos extrínsecos de la lengua, excepto el palatogloso?

A) Nervio trigémino.
B) Nervio facial.
C) Nervio glosofaríngeo.
D) Nervio hipogloso.

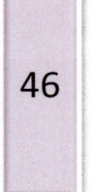

46

¿Qué nervio proporciona la inervación gustativa de los dos tercios anteriores de la lengua?

A) Nervio trigémino.
B) Nervio facial.
C) Nervio glosofaríngeo.
D) Nervio hipogloso.

47

¿Qué nervio inerva los músculos masticadores?

A) Nervio facial.
B) Nervio trigémino.
C) Nervio glosofaríngeo.
D) Nervio hipogloso.

48

¿Qué ramas del nervio maxilar superior inervan los dientes superiores?

A) Nervios infraorbitario, orbitaria y esfenopalatina.
B) Nervios dentarios superiores anterior, medio y posterior.
C) Nervios auriculotemporal, lingual y dentario inferior.
D) Nervios temporal profundo medio y temporobucal.

49

¿Qué nervio inerva el músculo estilofaríngeo?

A) Nervio trigémino.
B) Nervio facial.
C) Nervio glosofaríngeo.
D) Nervio hipogloso.

50

46 D

D) Nervio hipogloso. El nervio hipogloso (XII par craneal) sale del bulbo raquídeo y abandona el cráneo a través del agujero condíleo anterior. Este nervio es motor y termina en muchas fibras que inervan todos los músculos extrínsecos de la lengua, excepto el palatogloso, que está inervado por el nervio vago (X par craneal). El nervio hipogloso es esencial para la motricidad de la lengua, permitiendo movimientos precisos y coordinados necesarios para el habla y la deglución.

47 B

B) Nervio facial. El nervio facial (VII par craneal) tiene un componente sensitivo conocido como el intermediario de Wrisberg, que proporciona la inervación gustativa de los dos tercios anteriores de la lengua. Este componente sensitivo también inerva el conducto auditivo externo (Zona de Ramsay Hunt) y está provisto de fibras neurovegetativas que rigen las secreciones muconasales, lagrimal y salival.

48 B

B) Nervio trigémino. El nervio trigémino (V par craneal) tiene un componente motor conocido como nervio masticador, que inerva los músculos masticadores. Estos músculos son responsables de los movimientos de la mandíbula necesarios para la masticación, como la elevación, protrusión y retracción de la mandíbula. El nervio trigémino también tiene fibras sensitivas que aseguran la inervación de la cara y la mitad anterior de la cabeza.

49 B

B) Nervios dentarios superiores anterior, medio y posterior. El nervio maxilar superior, una de las ramas del nervio trigémino, se divide en varias ramas que inervan el territorio del maxilar superior. Entre estas ramas se encuentran los nervios dentarios superiores anterior (que inerva los incisivos y caninos), medio (que inerva los premolares) y posterior (que inerva los molares). Estas ramas aseguran la inervación sensitiva de los dientes superiores.

50 C

C) Nervio glosofaríngeo. El nervio glosofaríngeo (IX par craneal) inerva el músculo estilofaríngeo, que se origina en la base de la apófisis estiloides y se inserta en la porción posterior del cartílago tiroides. Este músculo eleva la faringe y la laringe durante la deglución, ayudando a dirigir el bolo alimenticio hacia el esófago y a proteger las vías respiratorias.

51

¿Qué arteria irriga la base de la lengua, la epiglotis, la glándula sublingual y la cavidad bucal?

A) Arteria facial.
B) Arteria lingual.
C) Arteria faríngea ascendente.
D) Arteria temporal superficial.

52

¿Qué arteria irriga los dientes y encías del maxilar inferior?

A) Arteria alveolar inferior.
B) Arteria alveolar superior posterior.
C) Arteria infraorbitaria.
D) Arteria palatina descendente.

53

¿De dónde proceden las arterias de la zona maxilar?

A) De las arterias subclavias.
B) De las arterias carótidas internas.
C) De las arterias carótidas externas.
D) De las arterias vertebrales.

54

De los pares craneales ¿cuál es el trigémino?

A) El VI.
B) El X.
C) El IV.
D) Ninguna es correcta.

55

¿Cuál es el VII par craneal?

A) El nervio facial
B) El nervio vago.
C) El nervio hipogloso.
D) El nervio vestibulococlear .

51 B

B) Arteria lingual. La arteria lingual penetra en la lengua detrás del asta mayor del hioides y emite varias ramas, incluyendo la arteria supra hioidea, la arteria sublingual, las arterias dorsales de la lengua y la arteria profunda de la lengua. Estas ramas irrigan la base de la lengua, la epiglotis, la glándula sublingual y la cavidad bucal (suelo bucal).

52 A

A) Arteria alveolar inferior. La arteria alveolar inferior es una rama de la arteria maxilar y se encarga de irrigar los dientes y encías del maxilar inferior. Esta arteria termina en la arteria mentoniana, que también contribuye al suministro sanguíneo de los dientes y encías inferiores.

53 C

C) De las arterias carótidas externas. Las arterias de la zona maxilar proceden de las arterias carótidas externas, que son ramas de las arterias carótidas primitivas o comunes. Estas, a su vez, proceden de la arteria aorta. La arteria aorta sale del ventrículo izquierdo del corazón y se dirige hacia el cuello, donde se incurva formando el cayado de la aorta. Desde allí, las arterias carótidas externas se ramifican para irrigar la zona maxilar.

54 D

D) Ninguna es correcta. El nervio trigémino (V par craneal) es un nervio mixto que se origina del tronco encefálico. Para ser más específicos es un nervio eferente visceral especial (EVE) y aferente somático general (ASG). Es el principal nervio sensitivo de la cara. Además, proporciona la inervación motora a los músculos de la cabeza derivados del primer arco faríngeo, de los cuales el grupo que destaca son los músculos de la masticación.

55 A

A) El nervio facial. Nervio craneal mixto, contiene tanto fibras sensitivas como motoras, presente en mamíferos incluyendo humanos en el cual forma el séptimo par craneal o *VII par*. Emite dos fibras, una que corre por el lado derecho de la cara y el contralateral por la izquierda. Parte del tallo cerebral, justo entre el puente troncoencefálico y el bulbo raquídeo y controla los músculos de expresión facial, así como el sabor en los dos tercios anteriores de la lengua. También suple inervación preganglionar parasimpática a varios ganglios nerviosos de la cabeza y el cuello.

TOMO II: INDICE SEGUNDO MÓDULO

ALTERACIONES ODONTOLÓGICAS

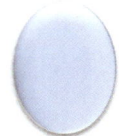

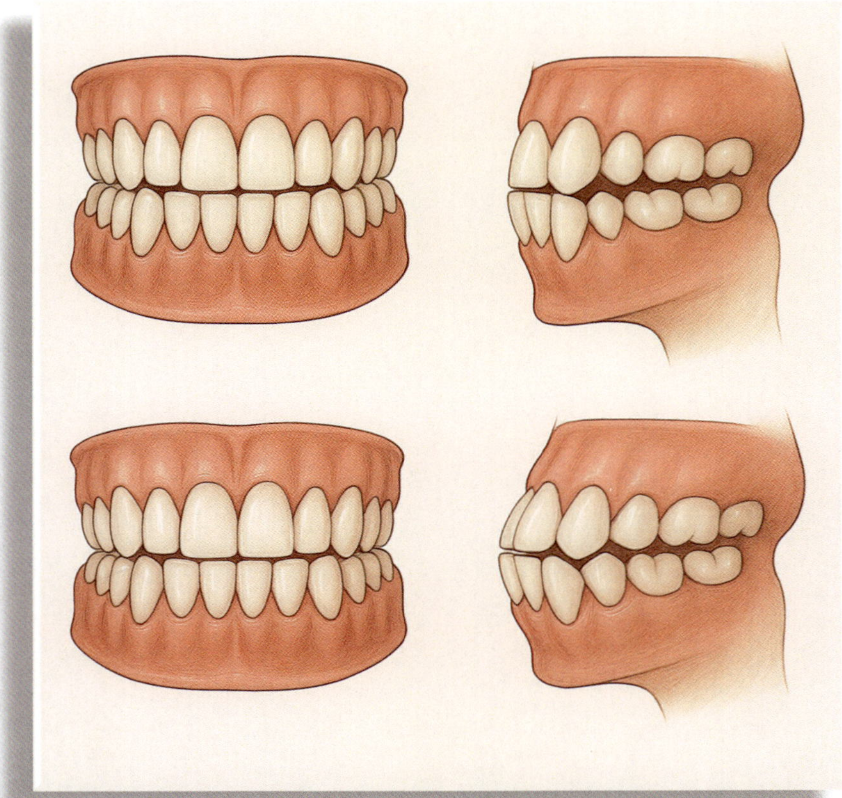

1

¿Cuáles son los factores etiopatogénicos implicados en las alteraciones del desarrollo dentario?

A) Genéticos.
B) Ambientales.
C) Nutricionales.
D) A y B son correctas.

2

¿Qué es la anodoncia?

A) Ausencia total congénita de todos los dientes.
B) Disminución en el número de dientes.
C) Exceso en el número de dientes.
D) A y B son falsas.

3

¿Cuál es la etiología de la oligodoncia?

A) Desconocida, pero con tendencia familiar.
B) Asociada a síndromes como el Síndrome de Down.
C) Asociada a la displasia ectodérmica hereditaria.
D) Todas son correctas.

4

¿Qué es un mesiodent?

A) Un diente pequeño con corona en forma de cono y raíz corta situado entre los incisivos centrales superiores.
B) Un diente situado hacia vestibular entre el primero y segundo molar.
C) Un diente situado distal al tercer molar.
D) A y B son falsas.

5

¿Qué es la hipodoncia?

A) Ausencia total congénita de todos los dientes.
B) Disminución en el número de dientes, hasta cinco dientes ausentes.
C) Exceso en el número de dientes.
D) Diente más pequeño de lo normal.

1D

D) A y B son correctas. Los factores etiopatogénicos implicados en las alteraciones del desarrollo dentario son básicamente dos: genéticos y ambientales. Los factores genéticos incluyen mutaciones en genes específicos que afectan el desarrollo de los dientes, mientras que los factores ambientales pueden incluir influencias externas como la nutrición, enfermedades maternas durante el embarazo, exposición a radiaciones, entre otros.

2A

A) Ausencia total congénita de todos los dientes. La anodoncia es una condición rara que se caracteriza por la ausencia total congénita de todos los dientes. Esta anomalía puede afectar ambas denticiones (primaria y permanente) y suele estar asociada con trastornos más generalizados, como la displasia ectodérmica hereditaria. La anodoncia puede ser verdadera, donde están ausentes todos los dientes, o falsa, donde la ausencia clínica de todos los dientes es resultado de su extracción.

3D

D) Todas son correctas. La oligodoncia, también conocida como agenesia dentaria, es la disminución en el número de dientes. La etiología de esta condición es desconocida en muchos casos, pero se ha observado una tendencia familiar. Además, la oligodoncia está asociada con varios síndromes y patologías, como el Síndrome de Down, la displasia ectodérmica hereditaria y la hendidura labio-palatina. La ausencia de dientes primarios puede llevar a la ausencia de dientes permanentes, aunque la presencia de dientes primarios no garantiza la presencia de dientes permanentes.

4A

A) Un diente pequeño con corona en forma de cono y raíz corta situado entre los incisivos centrales superiores. Un mesiodent es un tipo de diente supernumerario que se caracteriza por ser pequeño, tener una corona en forma de cono y una raíz corta. Se encuentra situado entre los incisivos centrales superiores y puede presentarse de forma aislada o en pares, erupcionado o impactado, y en ocasiones invertido. Es el diente rudimentario más común y puede causar problemas de alineación dental si no se trata adecuadamente.

5B

B) Disminución en el número de dientes, hasta cinco dientes ausentes. La hipodoncia es una forma de oligodoncia que se refiere a la disminución en el número de dientes, específicamente cuando faltan hasta cinco dientes. Esta condición puede afectar tanto a la dentición primaria como a la permanente.

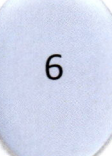

6

¿Cuáles son los dientes que con mayor frecuencia no aparecen en la boca en casos de oligodoncia?

A) Incisivos laterales superiores.
B) Segundos premolares superiores e inferiores.
C) Terceros molares.
D) Todas son correctas.

7

¿Qué es un diente supernumerario?

A) Un diente con forma anormal.
B) Un diente que falta en la dentición.
C) Un diente que excede el número normal de dientes en boca.
D) Ninguna es correcta.

8

¿Cuál es el tratamiento recomendado para los dientes supernumerarios que han erupcionado?

A) Extracción.
B) Uso de aparatos ortodónticos.
C) Observación y monitoreo.
D) Ninguna es correcta.

9

¿Cuál es la definición de anomalía dentaria?

A) Desviación de la normalidad dentaria provocada por una alteración en el desarrollo. embriológico del diente
B) Ausencia total congénita de todos los dientes.
C) Disminución en el número de dientes.
D) A y B son verdaderas.

10

¿Qué es la displasia dentaria?

A) Alteración del desarrollo de un tejido dentario específico.
B) Ausencia total congénita de todos los dientes.
C) Exceso en el número de dientes.
D) Todas son verdaderas.

6D

D) Todas son correctas. En casos de oligodoncia, los dientes que con mayor frecuencia no aparecen en la boca son los incisivos laterales superiores, los segundos premolares superiores e inferiores, y los terceros molares. Esta condición puede afectar tanto a la dentición primaria como a la permanente.

7C

C) Un diente que excede el número normal de dientes en boca. En la dentición primaria, más de 20 dientes se consideran supernumerarios, y en la dentición permanente, más de 32 dientes. Estos dientes pueden causar problemas de alineación y erupción dental.

8A

A) Extracción. Los dientes supernumerarios que han erupcionado son afuncionales y deben ser extraídos. El volumen adicional que presentan en el arco puede causar malposiciones de los dientes adyacentes o impedir su erupción. Los dientes impactados también pueden interferir con la posición común de los demás dientes y desarrollar quistes dentígeros, por lo que se recomienda la extracción quirúrgica lo antes posible.

9A

A) Desviación de la normalidad dentaria provocada por una alteración en el desarrollo embriológico del diente. Esta anomalía puede afectar la forma, el número, el tamaño, la estructura interna, el color, la posición en la arcada, entre otros aspectos de la normalidad dentaria.

10 A

A) Alteración del desarrollo de un tejido dentario específico. Este término se utiliza para describir casos en los que se altera el desarrollo de un tejido dental particular, como el esmalte o la dentina.

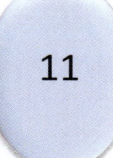

11

¿Cuál es la diferencia entre anodoncia verdadera y anodoncia falsa?

A) La anodoncia verdadera es la ausencia total de todos los dientes, mientras que la anodoncia falsa es la ausencia clínica de todos los dientes como resultado de su extracción.
B) La anodoncia verdadera es la disminución en el número de dientes, mientras que la anodoncia falsa es el exceso en el número de dientes.
C) La anodoncia verdadera es la ausencia de dientes primarios, mientras que la anodoncia falsa es la ausencia de dientes permanentes.
D) Solo la A es falsa.

12

¿Qué es un paramolar?

A) Un diente pequeño con corona en forma de cono y raíz corta situado entre los incisivos centrales superiores.
B) Un diente extra situado hacia vestibular o palatino (lingual) de uno de los molares o entre el segundo y tercer molar.
C) Un diente situado distal al tercer molar.
D) Un diente al lado del canino superior en distal.

13

¿Cuáles son los tipos de anodoncia?

A) Anodoncia Verdadera y Anodoncia Falsa
B) Anodoncia Primaria y Anodoncia Secundaria
C) Anodoncia Completa y Anodoncia Parcial
D) Solo hay un tipo de anodoncia.

14

¿Cuál es la etiología de los dientes supernumerarios?

A) Deficiencia nutricional.
B) Infección durante el desarrollo dental.
C) Desorden hereditario multifactorial.
D) Ninguna es correcta.

15

¿Qué es un mesiodent?

A) Un diente pequeño con corona en forma de cono y raíz corta situado entre los incisivos centrales superiores
B) Un diente situado hacia vestibular entre el primero y segundo molar
C) Un diente situado distal al tercer molar
D) A y B son correctas.

11

A

A) La anodoncia verdadera es la ausencia total de todos los dientes, mientras que la anodoncia falsa es la ausencia clínica de todos los dientes como resultado de su extracción. Mientras que la anodoncia falsa se refiere a la ausencia clínica de todos los dientes como resultado de su extracción.

12

B

B) Un diente extra situado hacia vestibular o palatino (lingual) de uno de los molares o entre el segundo y tercer molar. Un **paramolar** es un molar supernumerario generalmente pequeño y de forma rudimentaria ubicado hacia vestibular o palatino (lingual) de las molares normales. Si el diente está ubicado correctamente en el arco y se encuentra hacia distal del tercer molar recibe el nombre de cuarto molar o distomolar. Los paramolares no ocurren frecuentemente y son difíciles de encontrar, se sitúan con más frecuencia en el maxilar que en la mandíbula.

13

A

A) Anodoncia Verdadera y Anodoncia Falsa. Existen dos tipos de anodoncia: la anodoncia verdadera, donde están ausentes todos los dientes, y la anodoncia falsa, que es la ausencia clínica de todos los dientes como resultado de su extracción.

14

C

C) Desorden hereditario multifactorial. La etiología de los dientes supernumerarios es un desorden hereditario multifactorial que origina hiperactividad de la lámina dental, lo que resulta en la formación de dientes adicionales.

15

A

A) Un diente pequeño con corona en forma de cono y raíz corta situado entre los incisivos centrales superiores. Es el diente rudimentario más común y puede presentarse aislado o en pares, erupcionado o impactado, y en ocasiones invertido.

16

¿Qué son los dientes pretemporales?

A) Dientes que erupcionan antes de los dientes primarios.
B) Dientes que erupcionan después de los dientes permanentes.
C) Dientes que erupcionan junto con los dientes primarios.
D) Ninguna es correcta.

17

¿Cuál es la etiología de los dientes pretemporales?

A) Surgen por una yema accesoria de la lámina dental de la yema dental del diente temporal.
B) Representan un quiste de la lámina dental del recién nacido.
C) Deficiencia nutricional.
D) A y B son correctas.

18

¿Qué son los dientes post-permanentes?

A) Dientes que erupcionan antes de los dientes primarios.
B) Dientes que erupcionan después de la pérdida total de un diente permanente.
C) Dientes que erupcionan junto con los dientes primarios.
D) Dientes que salen a los 2 años de edad del niño.

19

¿Qué es una cúspide espolonada?

A) Una cúspide en forma de garra que se proyecta hacia lingual desde el área del cíngulo de los incisivos permanentes superiores.
B) Una cúspide accesoria en la cara palatina de los primeros molares permanentes.
C) Una cúspide en forma de cuña en los dientes laterales.
D) Ninguna es correcta.

20

¿Qué son los dientes de Hutchinson?

A) Dientes con forma de destornillador en niños con sífilis congénita.
B) Dientes con cúspides accesorias en la cara palatina.
C) Dientes con forma de cuña debido a superficies convergentes.
D) Todas son verdaderas.

16

A

A) Dientes que erupcionan antes de los dientes primarios. Los dientes pretemporales son considerados dientes supernumerarios que erupcionan antes de los dientes primarios. Son estructuras epiteliales cornificadas, sin raíces, de color blanco que se queratinizan

17

D

D) A y B son correctas. La etiología de los dientes pretemporales incluye que surgen por una yema accesoria de la lámina dental de la yema dental del diente temporal o de una lámina dental accesoria. Otros autores consideran que representan un quiste de la lámina dental del recién nacido que se proyecta por arriba del reborde.

18

B

B) Dientes que erupcionan después de la pérdida total de un diente permanente. Los dientes post-permanentes son dientes que raramente erupcionan después de la pérdida total de un diente permanente. En la mayoría de los casos, son dientes retenidos que erupcionan después de colocar una prótesis.

19

A

A) Una cúspide en forma de garra que se proyecta hacia lingual desde el área del cíngulo de los incisivos permanentes superiores. La cúspide espolonada es una cúspide en forma de garra que se proyecta hacia lingual desde el área del cíngulo de los incisivos permanentes superiores. Se compone de esmalte y dentina normal y contiene cierta cantidad de tejido pulpar.

20

A

A) Dientes con forma de destornillador en niños con sífilis congénita. Los dientes de Hutchinson son una manifestación dental de la sífilis congénita. Estos dientes, generalmente los incisivos centrales superiores, tienen una forma característica de destornillador, con dos puntas en las porciones mesial y distal del borde incisal y una escotadura en el centro. Esta alteración se debe a la infección por sífilis durante el desarrollo dental del feto y puede afectar tanto a los dientes primarios como a los permanentes.

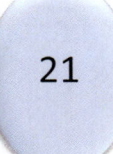

21

¿Cuál es la etiología de los dientes cónicos?

A) Alimentación rica en azúcares.
B) Deficiencia nutricional.
C) Infección durante el desarrollo dental.
D) Alteración hereditaria dominante.

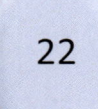

22

¿Qué es la microdoncia?

A) Dientes de tamaño más pequeño de lo normal.
B) Dientes de tamaño más grande de lo normal.
C) Dientes con forma de cuña.
D) Dientes supernumerarios por distal del tercer molar.

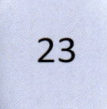

23

¿Qué es la macrodoncia?

A) Dientes de tamaño más grande de lo normal.
B) Dientes de tamaño más pequeño de lo normal.
C) Dientes con forma de cuña.
D) Molar con 3 cúspides.

24

¿Cuáles son los tipos de microdoncia?

A) Microdoncia Generalizada Relativa, Microdoncia Parcial y Microdoncia Unilateral.
B) Microdoncia Generalizada Verdadera, Microdoncia Parcial y Microdoncia Unilateral.
C) Microdoncia Generalizada Verdadera, Microdoncia Generalizada Relativa y Microdoncia Unidental.
D) Ninguna es correcta.

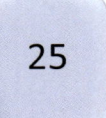

25

¿Qué es el Dens in Dente?

A) Una cúspide accesoria en la cara palatina de los primeros molares permanentes.
B) Una marcada invaginación del esmalte al interior de la papila dental, dando el aspecto de un diente dentro del otro.
C) Una cúspide en forma de garra en los incisivos permanentes superiores.
D) Todas son correctas.

21

D

D) Alteración hereditaria dominante. Los dientes cónicos tienen una forma de cuña porque las superficies distal y mesial, en lugar de ser paralelas o divergentes, convergen hacia incisal. La raíz de estos dientes tiende a ser más corta de lo normal. Esta alteración se observa con mayor frecuencia en los dientes laterales y se considera una alteración hereditaria dominante. El tratamiento recomendado incluye la reconstrucción con resinas y coronas para evitar alteraciones del periodonto y mejorar la estética.

22

A

A) Dientes de tamaño más pequeño de lo normal. La microdoncia se refiere a dientes de tamaño más pequeño de lo normal. Existen tres tipos de microdoncia: generalizada verdadera, generalizada relativa y unidental.

23

A

A) Dientes de tamaño más grande de lo normal. La macrodoncia se refiere a dientes de tamaño más grande de lo normal. Existen tres tipos de macrodoncia: generalizada verdadera, generalizada relativa y unidental.

24

C

C) Microdoncia Generalizada Verdadera, Microdoncia Generalizada Relativa y Microdoncia Unidental. La microdoncia se refiere a dientes de tamaño más pequeño de lo normal y se clasifica en tres tipos: Microdoncia Generalizada Verdadera: Todos los dientes son más pequeños de lo normal, están bien formados pero son de tamaño reducido. Microdoncia Generalizada Relativa: Existen dientes de tamaño normal o relativamente más pequeños en maxilares relativamente mayores, lo que produce la ilusión de una microdoncia verdadera. Microdoncia Unidental: Solo un diente es de tamaño menor de lo normal, siendo bastante común en los incisivos laterales superiores y los terceros molares superiores. Los dientes supernumerarios también suelen ser más pequeños.

25

B

B) Una marcada invaginación del esmalte al interior de la papila dental, dando el aspecto de un diente dentro del otro. El dens invaginatus, o dens in dente se traduce como "diente dentro de un diente", es una anomalía dental. Esta afección es una marcada invaginación del esmalte al interior de la papila dental, lo que da el aspecto de un diente dentro del otro. Esto crea lo que parece un diente pequeño dentro de un diente existente. Esta condición forma un canal o luz en el diente rodeado de esmalte en el centro y dentina alrededor. El esmalte suele ser defectuoso y la dentina de mala calidad o incluso faltar. Afecta a ambas denticiones y los dientes que con mayor frecuencia se ven afectados son los incisivos laterales superiores.

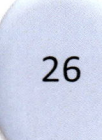

¿Qué es la geminación?

A) La división de un germen dentario en dos para formar dos coronas parcialmente o completamente separadas.
B) La unión de dos gérmenes dentales continuos.
C) Una marcada invaginación del esmalte al interior de la papila dental.
D) B y C son correctas.

¿Qué es la fusión dental?

A) Una marcada invaginación del esmalte al interior de la papila dental.
B) La división de un germen dentario en dos para formar dos coronas parcialmente o completamente separadas.
C) La unión de dos gérmenes dentales continuos.
D) Todas son correctas.

¿Qué es la dilaceración?

A) La unión de dos gérmenes dentales continuos.
B) Una angulación o curvatura pronunciada en la raíz o corona de un diente   formado.
C) La división de un germen dentario en dos para formar dos coronas parcialmente o completamente separadas.
D) Solo C es falsa.

¿Qué es el taurodontismo?

A) Las cámaras pulpares de estos dientes son extremadamente grandes y se extienden al interior de la zona radicular.
B) Una angulación o curvatura pronunciada en la raíz o corona de un diente formado.
C) La unión de dos gérmenes dentales continuos.
D) Ninguna es correcta.

¿Qué es la hipoplasia del esmalte?

A) Un defecto cuantitativo de la formación de esmalte, que se refiere a una disminución de la cantidad de esmalte formado.
B) Un defecto cualitativo de la formación de esmalte, que se refiere a una disminución de la calidad de la calcificación.
C) Una angulación o curvatura pronunciada en la raíz o corona de un diente formado.
D) Ninguna es correcta.

26

A

A) La división de un germen dentario en dos para formar dos coronas parcialmente o completamente separadas. La geminación se produce cuando el germen dentario se divide en dos o intenta hacerlo para formar dos coronas parcialmente o completamente separadas. Es una estructura dental única con dos coronas que tiene una sola raíz y un solo conducto radicular. Esta condición se presenta con mayor incidencia en ambas denticiones en los dientes anteriores tanto superiores como inferiores y puede estar acompañada de aplasia del diente sucesor y retraso de la erupción del diente permanente. La geminación tiene una incidencia igual en ambos sexos y existe una tendencia hereditaria.

27

C

C) La unión de dos gérmenes dentales continuos. La fusión dental es la unión de dos gérmenes dentales continuos. La unión puede ser completa, donde el diente se encuentra unido en su totalidad, o incompleta, donde los dientes están unidos solo por la corona o por la raíz. Si la unión se da antes de la calcificación de los gérmenes dentales, implica todos los componentes (esmalte, dentina, cemento y pulpa). La corona única puede tener dos raíces o una raíz acanalada, pero generalmente con dos conductos radiculares.

28

B

B) Una angulación o curvatura pronunciada en la raíz o corona de un diente formado. La dilaceración se refiere a una angulación o curvatura pronunciada en la raíz o corona de un diente formado. Esta curvatura puede producirse en cualquier punto a lo largo del diente y puede complicar procedimientos dentales como la extracción y el tratamiento ortodóntico.

29

A

A) Las cámaras pulpares de estos dientes son extremadamente grandes y se extienden al interior de la zona radicular. El taurodontismo es una condición en la que las cámaras pulpares de los dientes son extremadamente grandes y se extienden al interior de la zona radicular. Estos dientes carecen de constricción cervical a nivel del límite amelodentinario, y la bifurcación se encuentra a pocos milímetros del ápice, siendo las raíces excesivamente cortas. Esta condición aparece en ambas denticiones, siendo más común en la dentición permanente, especialmente en los molares.

30

A

A) Un defecto cuantitativo de la formación de esmalte, que se refiere a una disminución de la cantidad de esmalte formado. La hipoplasia del esmalte es un defecto cuantitativo de la formación de esmalte, lo que significa que hay una disminución en la cantidad de esmalte formado, no en la calidad de la calcificación. Puede presentarse de manera leve, como picaduras en la superficie del esmalte, o de manera acentuada, como una línea horizontal que atraviesa el esmalte de la corona.

31

¿Qué es la dentinogénesis imperfecta?

A) Una alteración hereditaria de la dentina que involucra un defecto en la predentina, dando origen a una dentina amorfa, desorganizada y atubular.
B) Un defecto cuantitativo de la formación de esmalte.
C) Una angulación o curvatura pronunciada en la raíz o corona de un diente formado.
D) un molar con una cara oclusal de surcos muy pronunciados.

32

¿Cuáles son las características clínicas de la dentinogénesis imperfecta?

A) El color de los dientes varía desde gris hasta violeta-pardo o café-amarillento.
B) Presencia de dentina blanda y translucidez característica.
C) Pérdida temprana del esmalte debido a su fractura y fácil remoción.
D) Todas son correctas.

33

¿Qué son los dientes en cáscara?

A) Un trastorno de la dentina donde el esmalte es normal pero la dentina es muy delgada, las cámaras pulpares son enormes y las raíces sumamente cortas.
B) Un defecto cuantitativo de la formación de esmalte.
C) Una angulación o curvatura pronunciada en la raíz o corona de un diente formado.
D) Dientes muy blancos.

34

¿Cuáles son las características clínicas de los dientes en cáscara?

A) Color, aspecto y forma normales.
B) Color amarillento y forma irregular.
C) Color grisáceo y forma bulbosa.
D) Todas son correctas.

35

¿Cómo afecta la tetraciclina el color dental?

A) Afecta al comienzo del tratamiento a los pocos días desaparecen las manchas.
B) Tetraciclina causa manchas blancas en dientes debido a desmineralización del esmalte.
C) Tetraciclina provoca manchas negras en dientes debido a la acumulación de bacterias.
D) Administración de tetraciclina a mujeres embarazadas y niños puede causar pigmentación de los dientes, resultando en bandas difusas de color gris pardusco o amarillo.

31

A

A) Una alteración hereditaria de la dentina que involucra un defecto en la predentina, dando origen a una dentina amorfa, desorganizada y atubular. La dentinogénesis imperfecta, también conocida como dentina opalescente hereditaria, es una alteración hereditaria de la dentina que involucra un defecto en la predentina, lo que da origen a una dentina amorfa, desorganizada y atubular. Esta condición afecta a ambas denticiones y puede causar problemas significativos en la estructura y función dental.

32

D

D) Todas son correctas. Las características clínicas de la dentinogénesis imperfecta incluyen: - El color de los dientes varía desde gris hasta violeta-pardo o café-amarillento - Presencia de dentina blanda, lo que proporciona poco soporte -Translucidez característica de los dientes - Pérdida temprana del esmalte debido a su fractura y fácil remoción, lo que expone la dentina que sufre desgaste funcional pero no es propensa a sufrir caries - En los tipos I y II, las coronas son bulbosas con la unión cemento-esmalte estrangulada y raíces delgadas. Al avanzar la edad, se produce la obliteración de las cámaras pulpares y conductos radiculares - En el tipo III, hay presencia de cámaras pulpares grandes rodeadas de una fina capa de dentina y múltiples exposiciones pulpares.

33

A

A) Un trastorno de la dentina donde el esmalte es normal pero la dentina es muy delgada, las cámaras pulpares son enormes y las raíces sumamente cortas. Los dientes en cáscara son un trastorno de la dentina en el que el esmalte es normal, pero la dentina es muy delgada, las cámaras pulpares son enormes y las raíces son sumamente cortas. Algunos autores clasifican a los dientes en cáscara como una forma de dentinogénesis imperfecta, mientras que otros los consideran una anomalía independiente. La principal diferencia con la dentinogénesis imperfecta es el tamaño anormal de las cámaras pulpares en los dientes en cáscara y el carácter hereditario de la dentinogénesis imperfecta.

34

A

A) Color, aspecto y forma normales. Los dientes en cáscara tienen un color, aspecto y forma normales. Sin embargo, radiográficamente, aparecen como conchas de esmalte y dentina que rodean las cámaras pulpares amplias.

35

D

D) La administración de tetraciclina a mujeres embarazadas y niños puede causar pigmentación de los dientes, resultando en bandas difusas de color gris pardusco o amarillo. Estas pigmentaciones dependen de la dosis, la cantidad administrada y el tipo de tetraciclina. Los dientes afectados presentan bandas difusas de color gris pardusco o amarillo, y la dentina se pigmenta con mayor intensidad que el esmalte. Las pigmentaciones son más pronunciadas en los dientes temporales, y el riesgo de coloración es muy pequeño después de la vigésima quinta semana de gestación.

36

¿Qué es el "black stain" y cómo se presenta clínicamente?

A) Pigmentaciones producidas por té o café, que se observan como un aro de color marrón que rodea toda el corona de la mayoría de los molares.
B) Manchas negras causadas por la acumulación de placa bacteriana.
C) Pigmentaciones producidas por sulfuro ferroso insoluble, que se observan como un aro de color marrón que rodea todo el borde gingival de la mayoría de los dientes.
D) Ninguna es correcta.

37

¿Cuál es una de las causas de las pigmentaciones del esmalte y la dentina?

A) Exposición al sol.
B) Colorantes que penetran en el diente durante su formación.
C) Falta de higiene dental.
D) Consumo de frutos secos.

38

¿Qué tipo de tinción se produce por el uso regular de enjuagues de clorhexidina?

A) Tinciones verdes.
B) Tinciones naranjas.
C) Tinciones amarillas.
D) Tinciones negras.

39

¿Cuál es una característica de la fluorosis dental leve?

A) Superficie del esmalte lisa con manchas blanquecinas.
B) Manchas blancas en bandas o líneas.
C) Grados variables de fosas de color marrón.
D) Esmalte blando y débil.

40

¿Qué grado de fluorosis dental se caracteriza por la formación de fosas y pigmentaciones parduscas?

A) Leve.
B) Moderada.
C) Severa.
D) Grave.

36

C

C) Pigmentaciones producidas por sulfuro ferroso insoluble, que se observan como un aro de color marrón que rodea todo el borde gingival de la mayoría de los dientes. El "black stain" son pigmentaciones producidas por sulfuro ferroso insoluble. Se observa en pacientes que están siendo medicados con suspensiones de hierro elemental. Clínicamente, se presenta como un aro de color marrón que rodea todo el borde gingival de la mayoría de los dientes.

37

B

B) Colorantes que penetran en el diente durante su formación. El texto menciona que las pigmentaciones del esmalte y la dentina son causadas por colorantes que penetran en el diente durante su formación y después de la erupción.

38

D

D) Tinciones negras. El uso regular de enjuagues de clorhexidina para controlar la placa bacteriana en pacientes periodontales provoca la aparición de manchas de color negro en la superficie de los dientes debido a una reacción de oxidación con los componentes salivares.

39

A

A) Superficie del esmalte lisa con manchas blanquecinas. La fluorosis dental leve se caracteriza por una superficie del esmalte lisa con manchas blanquecinas. Esta es la forma más leve de fluorosis y no presenta alteraciones más severas como fosas o pigmentaciones parduscas.

40

D

D) Grave. La fluorosis dental grave se caracteriza por la formación de fosas y pigmentaciones parduscas. En este grado, el esmalte es blando y débil, lo que lleva a un desgaste excesivo y ruptura de la superficie incisal u oclusal.

41

¿Qué tipo de dientes se observan en los recién nacidos y se denominan dientes natales?

A) Dientes que erupcionan después de los treinta días de nacido.
B) Dientes que erupcionan antes del nacimiento.
C) Dientes que erupcionan en los primeros treinta días de nacido.
D) Dientes que erupcionan después del primer año.

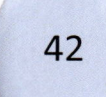

42

¿Cuál de los siguientes NO es un factor local que puede causar erupción tardía?

A) Falta de espacio.
B) Quistes dentígeros.
C) Trastornos endocrinos.
D) Dientes supernumerarios.

43

¿Qué diferencia hay entre dientes incluidos y dientes retenidos según Shafer?

A) Dientes incluidos no erupcionan por falta de fuerza eruptiva o por una barrera física, mientras que los dientes retenidos son aquellos dientes primarios que no se exfolian en el tiempo de recambio normal.
B) Dientes incluidos erupcionan normalmente, mientras que los dientes retenidos no erupcionan.
C) Dientes incluidos son dientes permanentes, mientras que los dientes retenidos son dientes temporales.
D) No hay diferencia entre dientes incluidos y dientes retenidos.

¿Qué es la concrescencia dental?

44

A) Fusión de las coronas de dos dientes.
B) Fusión de las raíces de uno o más dientes por el cemento.
C) Separación de las raíces de dos dientes.
D) Formación de caries entre dos dientes.

45

¿Qué tipo de tinción se asocia con la presencia de bacterias y hongos en la cavidad oral, especialmente en niños y adolescentes?

A) Tinciones verdes.
B) Tinciones naranjas.
C) Tinciones negras.
D) Tinciones marrones.

41

B

B) Dientes que erupcionan antes del nacimiento. Los dientes natales son aquellos que se observan en los recién nacidos y que erupcionan antes del nacimiento. Se diferencian de los dientes neonatales, que erupcionan en los primeros treinta días de nacido.

42

C

C) Trastornos endocrinos. Los trastornos endocrinos son un factor general que puede causar erupción tardía, mientras que la falta de espacio, los quistes dentígeros y los dientes supernumerarios son factores locales.

43

A

A) Los dientes incluidos no erupcionan por falta de fuerza eruptiva o por una barrera física, mientras que los dientes retenidos son aquellos dientes primarios que no se exfolian en el tiempo de recambio normal. Según Shafer, los dientes incluidos son aquellos que no erupcionan debido a una falta de fuerza eruptiva o la presencia de una barrera física que impide su salida. Por otro lado, los dientes retenidos son aquellos dientes primarios que no se exfolian (caen) en el tiempo de recambio normal, lo que puede interferir con la erupción de los dientes permanentes.

44

B

B) Fusión de las raíces de uno o más dientes por el cemento. La concrescencia dental ocurre cuando las raíces de uno o más dientes se fusionan por el cemento después de la formación de la corona. Esta condición puede originarse por lesiones traumáticas o apiñamientos dentales.

45

A

A) Tinciones verdes. El texto menciona que los depósitos verdes aparecen sobre todo en niños y adolescentes con mala higiene. El pigmento verde es la fenacina, producida por bacterias (bacilo piociánico) y hongos de la cavidad oral.

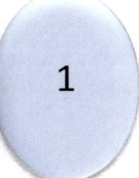

¿Qué es la oclusión en odontología?

A) La relación entre los dientes maxilares y mandibulares en una posición estática.
B) La relación entre los dientes maxilares y mandibulares en una posición funcional.
C) La alineación de los dientes superiores e inferiores.
D) Todas las anteriores.

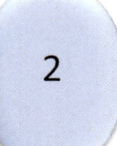

¿Cuál es el concepto de oclusión balanceada?

A) Contactos unilaterales en todas las excursiones de la mandíbula.
B) Contactos bilaterales en todas las excursiones de la mandíbula.
C) Contactos en la posición de máxima intercuspidación.
D) Contactos en la posición de relación céntrica.

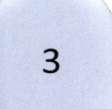

¿Qué posición de oclusión se caracteriza por el mayor número de contactos dentarios?

A) Oclusión céntrica (OC).
B) Posición de relación céntrica (RC).
C) Máxima intercuspidación (MI).
D) Oclusión ideal.

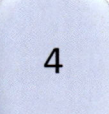

¿Qué factores condicionan la oclusión?

A) Factores dentarios.
B) Factores paradentarios.
C) Factores generales.
D) Todas las anteriores.

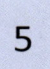

¿Qué es la posición de relación céntrica (RC)?

A) Posición de los cóndilos mandibulares en la cavidad glenoidea, en su posición más centrada, superior y posterior.
B) Posición de los cóndilos mandibulares en la cavidad glenoidea, en su posición más anterior.
C) Posición de los cóndilos mandibulares en la cavidad glenoidea, en su posición más inferior.
D) Posición de los cóndilos mandibulares en la cavidad glenoidea, en su posición más lateral.

1D

D) Todas las anteriores. La oclusión en odontología se refiere tanto a la relación estática como funcional entre los dientes maxilares y mandibulares. También incluye la alineación de los dientes superiores e inferiores y cómo encajan entre sí. Es un concepto amplio que abarca diferentes aspectos de la relación y el ajuste de los dientes.

2B

B) Contactos bilaterales en todas las excursiones de la mandíbula. La oclusión balanceada se refiere a la existencia de contactos bilaterales en todas las excursiones de la mandíbula para evitar el desplazamiento de las dentaduras completas. Este concepto se desarrolló para proporcionar estabilidad a las dentaduras completas durante los movimientos mandibulares.

3C

C) Máxima intercuspidación (MI). La máxima intercuspidación (MI) es la posición en la que se establece el mayor número de contactos dentarios. Es una posición clave en la odontología porque asegura un contacto óptimo entre los dientes superiores e inferiores.

4D

D) Todas las anteriores. La oclusión está condicionada por factores dentarios (planos inclinados, ejes dentales, relaciones interproximales), paradentarios (tejidos blandos, músculos masticatorios, ATM) y generales (presión atmosférica en deglución, respiración, presiones en la cavidad oral y fosas nasales, factores metabólicos). Todos estos factores influyen en cómo los dientes se alinean y ajustan entre sí.

5A

A) La posición de los cóndilos mandibulares en la cavidad glenoidea, en su posición más centrada, superior y posterior. La posición de relación céntrica (RC) es la posición de los cóndilos mandibulares dentro de la cavidad glenoidea, en su posición más centrada, superior y posterior. En esta posición, la musculatura está relajada y no existe contacto dentario antagonista. Es una posición equilibrada y se utiliza como referencia en tratamientos restauradores y rehabilitadores.

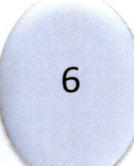

¿Qué articulaciones intervienen en la oclusión?

A) La articulación temporomandibular (ATM).
B) La articulación alveolodentaria.
C) La articulación oclusal.
D) Todas las anteriores.

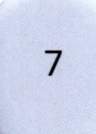

¿Cuál es la oclusión ideal?

A) Cuando la máxima intercuspidación coincide con la oclusión céntrica.
B) Cuando la máxima intercuspidación coincide con la posición de relación céntrica.
C) Cuando la oclusión céntrica coincide con la posición de relación céntrica.
D) Cuando la máxima intercuspidación coincide con la posición de relación céntrica y la oclusión céntrica.

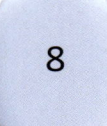

¿Qué es la atrición?

A) Desgaste de la raíces de los dientes.
B) Desgaste normal de los dientes al hablar.
C) El movimiento de la lengua hacia palatino.
D) Ninguna es correcta.

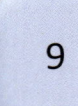

¿Qué es la abrasión?

A) Desgaste normal de las caras oclusales de los dientes.
B) Desgaste anormal de las caras oclusales de los dientes.
C) Desgaste de las caras proximales de los dientes.
D) Migración mesial de los dientes.

¿Qué es el overjet?

A) La distancia entre las líneas horizontales que pasan por los bordes incisivos.
B) La distancia entre las líneas verticales que pasan por los bordes de los dientes.
C) La distancia entre las cúspides vestibulares y linguales.
D) La distancia entre los surcos y las fosas de las caras oclusales.

6D — **D) Todas las anteriores.** Para establecer la oclusión intervienen tres articulaciones: la oclusal, la alveolodentaria y la ATM. La ATM es la que realiza la oclusión moviendo la mandíbula mediante los músculos masticadores elevadores de la mandíbula.

7A — **A) Cuando la máxima intercuspidación coincide con la oclusión céntrica.** La oclusión ideal es aquella en la que la máxima intercuspidación coincide con la oclusión céntrica. Es la menos frecuente y se considera la posición óptima para la función masticatoria.

8D — **D) Ninguna es correcta.** La atrición dental es un fenómeno natural que se produce a lo largo de la vida debido al desgaste de las superficies dentales por la fricción y el contacto repetido durante la masticación y otros movimientos de la boca. Este proceso puede ser gradual y, en la mayoría de los casos, es parte del envejecimiento normal. También puede ocurrir de manera más acelerada debido a factores como el bruxismo, una condición en la que se aprietan o rechinan los dientes de forma involuntaria, o ciertos hábitos alimenticios, como masticar alimentos duros con frecuencia. La atrición dental puede afectar a cualquier diente y puede causar sensibilidad dental, pérdida de la estructura dental y cambios en la apariencia de la sonrisa.

9B — **B) Desgaste anormal de las caras oclusales de los dientes.** La abrasión es el desgaste anormal de las caras oclusales de los dientes. La abrasión dental es una forma de pérdida de tejido dental que ocurre debido a la fricción mecánica entre los dientes y objetos externos, como cepillos de dientes, palillos, objetos metálicos u otros elementos abrasivos. Esta fricción repetida y excesiva puede llevar a la erosión gradual del esmalte dental y, en casos más graves, puede exponer la dentina subyacente, lo que puede causar sensibilidad dental y aumentar el riesgo de caries.

10 A — **A) La distancia entre las líneas horizontales que pasan por los bordes incisivos.** El overjet es la distancia que hay entre las líneas horizontales que pasan por los bordes incisivos. Es de 2-3 mm y se refiere al resalte horizontal de los dientes superiores sobre los inferiores.

11

¿Qué es el overbite?

A) La distancia entre las líneas horizontales que pasan por los bordes incisivos.
B) La distancia entre las líneas verticales que pasan por los bordes de los dientes.
C) La distancia entre las cúspides vestibulares y linguales.
D) La distancia entre los surcos y las fosas de las caras oclusales.

12

¿Qué determina el overjet y el overbite en la oclusión céntrica?

A) La posición de los contactos entre los bordes incisales.
B) La posición de los contactos entre las cúspides vestibulares.
C) La posición de los contactos entre las cúspides linguales.
D) La posición de los contactos entre las fosas centrales.

13

¿Qué es la Curva de Compensación de Spee?

A) La curva formada por las cúspides vestibulares de los dientes superiores.
B) La curva formada por las cúspides linguales de los dientes inferiores.
C) La curva formada por la mayor extrusión de los premolares superiores y el hundimiento de los inferiores.
D) La curva formada por los bordes incisales de los dientes.

¿Qué es la máxima intercuspidación (MI)?

14

A) La posición en la que los cóndilos mandibulares se encuentran en la posición más superior.
B) La posición en la que hay máximos contactos entre todos los dientes de ambas arcadas.
C) La posición en la que los bordes incisales de los dientes superiores coinciden con los inferiores.
D) La posición en la que las cúspides vestibulares de los dientes superiores coinciden con las cúspides linguales de los dientes inferiores.

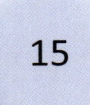

15

¿Qué forma presentan las arcadas vistas desde las caras oclusales en la oclusión céntrica?

A) Forma de V.
B) Forma de U.
C) Forma de S.
D) Forma de O.

11

B

B) La distancia entre las líneas verticales que pasan por los bordes de los dientes. El overbite es la distancia entre las líneas verticales que pasan por los bordes de los dientes. Es un tercio de la corona y se refiere a la sobremordida vertical de los dientes superiores sobre los inferiores.

12

A

A) La posición de los contactos entre los bordes incisales. En la oclusión céntrica, la posición de los contactos entre los bordes incisales determina el overjet (resalte horizontal) y el overbite (sobremordida vertical).

13

C

C) La curva formada por la mayor extrusión de los premolares superiores y el hundimiento de los inferiores. La Curva de Compensación de Spee es la curva formada por la mayor extrusión de los premolares superiores y el hundimiento de los inferiores. Esta curva ayuda a mantener la eficiencia masticatoria y la estabilidad de la oclusión.

14

B

B) La posición en la que hay máximos contactos entre todos los dientes de ambas arcadas. La máxima intercuspidación (MI) es la posición en la que hay máximos contactos entre todos los dientes de ambas arcadas. Es una posición clave para la estabilidad y la función masticatoria.

15

B

B) Forma de U. Las arcadas vistas desde las caras oclusales presentan una forma de U. Los bordes incisales y las cúspides vestibulares forman una curva, y las cúspides linguales forman otra curva casi paralela a la curva de las cúspides vestibulares.

16

¿Qué es la posición fisiológica más retruida y no forzada de la mandíbula?

A) Máxima intercuspidación (MI).
B) Oclusión céntrica (OC).
C) Posición de relación céntrica (RC).
D) Oclusión ideal.

17

¿Qué es la normoclusión?

A) Oclusión ideal en máxima intercuspidación en relación céntrica condilar y en equilibrio con el sistema estomatognático.
B) Oclusión en la que la máxima intercuspidación coincide con la oclusión céntrica.
C) Oclusión en la que los cóndilos se encuentran en una posición no forzada más superior, anterior y medial.
D) Todas las anteriores.

18

¿Con qué clase de Angle se corresponde la normoclusión?

A) Clase 2.
B) Clase 3.
C) Clase 1.
D) Clase 4.

19

¿Qué son los "espacios de primates"?

A) Espacios interdentales localizados en mesial de los caninos superiores y en distal de los inferiores.
B) Espacios interdentales localizados en distal de los caninos superiores y en mesial de los inferiores.
C) Espacios interdentales localizados en mesial de los incisivos superiores y en distal de los molares inferiores.
D) Espacios interdentales localizados en distal de los incisivos superiores y en mesial de los molares inferiores.

20

¿Qué es la dentición mixta?

A) La coexistencia de dientes temporales y premolares permanentes en la boca.
B) La coexistencia de dientes temporales y molares permanentes en la boca.
C) La coexistencia de dientes temporales y caninos permanentes en la boca.
D) La coexistencia de dientes temporales y permanentes en la boca.

16

C

C) Posición de relación céntrica (RC). La posición fisiológica más retruida y no forzada de la mandíbula, en la que los cóndilos ocupan una posición alta y simétrica en las cavidades glenoideas, se conoce como posición de relación céntrica (RC). Es la posición en la que se debe iniciar cualquier rehabilitación oral.

17

A

A) La oclusión ideal en máxima intercuspidación en relación céntrica condilar y en equilibrio con el sistema estomatognático. La normoclusión es la oclusión ideal en máxima intercuspidación en relación céntrica condilar y en equilibrio con el sistema estomatognático. Es el tipo de máxima intercuspidación que se considera normal.

18

C

C) Clase 1. La normoclusión se corresponde con la clase 1 de Angle, es decir, cuando la cúspide mesiovestibular del primer molar permanente superior articula en el surco vestibular que separa las dos primeras cúspides vestibulares del primer molar permanente inferior.

19

A

A) Espacios interdentales localizados en mesial de los caninos superiores y en distal de los inferiores. Los "espacios de primates" son los espacios interdentales localizados en mesial de los caninos superiores y en distal de los inferiores. Estos espacios son fisiológicos y permiten el correcto alineamiento de los dientes permanentes.

20

D

D) La coexistencia de dientes temporales y permanentes en la boca. La dentición mixta es el período en el que coexisten dientes temporales y permanentes en la boca. Este período ocurre entre los 6 y 12 años de edad.

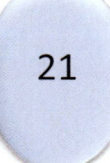

21

¿Qué caracteriza la oclusión de clase I molar?

A) Cúspide mesiovestibular del primer molar superior ocluye sobre el surco mesiovestibular del primer molar inferior.
B) Cúspide mesiovestibular del primer molar superior está adelantada con respecto al surco mesiovestibular del primer molar inferior.
C) Cúspide mesiovestibular del primer molar superior está retrasada con respecto al surco mesiovestibular del primer molar inferior.
D) Cúspide distovestibular del primer molar superior ocluye sobre el surco mesiovestibular del primer molar inferior.

22

¿Qué ocurre en la segunda fase de la oclusión definitiva?

A) Erupcionan los primeros molares definitivos.
B) Erupcionan los incisivos centrales e inferiores.
C) Erupcionan los premolares.
D) Erupcionan los caninos definitivos.

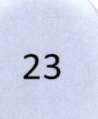

23

¿Qué caracteriza la clase I canina en la oclusión de los caninos definitivos?

A) La cúspide del canino superior ocluye por delante del espacio interproximal entre el canino y el primer premolar inferior.
B) La cúspide del canino superior ocluye entre el canino y el primer premolar inferior.
C) La cúspide del canino superior ocluye por detrás del espacio interproximal entre el canino y el primer premolar inferior.
D) La cúspide del canino superior ocluye sobre el canino inferior.

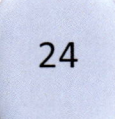

24

¿Qué es el bruxismo?

A) El desgaste de las coronas por abrasión.
B) El desgaste de las coronas por erosión.
C) El desgaste patológico de las coronas por rechinamiento.
D) Ninguna es correcta.

25

¿Qué ocurre en la tercera fase de la oclusión definitiva?

A) Erupcionan los primeros molares definitivos.
B) Erupcionan los incisivos centrales e inferiores.
C) Erupcionan los premolares.
D) Erupcionan los caninos definitivos.

21

A

A) La cúspide mesiovestibular del primer molar superior ocluye sobre el surco mesiovestibular del primer molar inferior. La oclusión de clase I molar se caracteriza porque la cúspide mesiovestibular del primer molar superior ocluye sobre el surco mesiovestibular del primer molar inferior.

22

B

B) Erupcionan los incisivos centrales e inferiores. La segunda fase de la oclusión definitiva corresponde a la oclusión incisiva. Los incisivos centrales inferiores son los primeros en hacer erupción, seguidos por los incisivos centrales superiores, los incisivos laterales inferiores y, por último, los incisivos laterales superiores.

23

B

B) La cúspide del canino superior ocluye entre el canino y el primer premolar inferior. La clase I canina es la oclusión ideal del canino y se produce cuando la cúspide del canino superior ocluye entre el canino y el primer premolar inferior.

24

C

C) El desgaste patológico de las coronas por rechinamiento. El bruxismo es el desgaste patológico de las coronas por rechinamiento. Este desgaste es diferente del desgaste normal por atrición, que es compensado por un mecanismo de erupción continua. El bruxismo es un hábito involuntario de apretar o rechinar los dientes superiores con los inferiores sin propósito funcional. El bruxismo afecta tanto a niños como adultos, pudiendo producirse por el día o por la noche. Por las noches el bruxismo se manifiesta, pero el problema es que la persona no es consciente y es más difícil de controlar. El bruxismo afecta a un 10-20% de la población, pudiendo producirle dolores de cabeza, dolor en músculos de la mandíbula, oído y cuello, y desgaste en las piezas dentales.

25

C

C) Erupcionan los premolares. En la tercera fase de la oclusión definitiva, erupcionan los premolares delante de los molares. Al ser de menor tamaño que los molares temporales que sustituyen, quedan unos espacios de deriva que son aprovechados por los dientes para moverse y alojarse definitivamente en las arcadas dentarias.

26

¿Qué es la guía canina?

A) La guía de los movimientos verticales de la mandíbula.
B) La guía de los movimientos laterales de la mandíbula.
C) La guía de los movimientos anteroposteriores de la mandíbula.
D) La guía de los movimientos rotacionales de la mandíbula.

27

¿Qué es una maloclusión?

A) Cualquier desviación de los dientes de su oclusión ideal.
B) La relación inarmónica de los huesos de la base del cráneo.
C) La relación anómala de una arcada con otra.
D) Todas las anteriores.

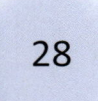

28

¿Qué tipos de maloclusiones existen?

A) Maloclusiones dentales.
B) Maloclusiones esqueléticas.
C) Maloclusiones dento-esqueléticas.
D) Todas las anteriores.

29

¿Qué es el apiñamiento dental?

A) Cuando los dientes no caben y se amontonan.
B) Cuando hay espacios entre los dientes.
C) Cuando los caninos erupcionan fuera de la arcada.
D) Cuando los dientes ocluyen al revés.

30

¿Qué es un diastema?

A) Un espacio entre los dientes.
B) Un diente supernumerario.
C) Un diente fuera de la arcada.
D) Un diente mal posicionado.

26

B

B) La guía de los movimientos laterales de la mandíbula. La guía canina es muy importante porque son la guía de los movimientos laterales de la mandíbula. La guía canina se define según la nomenclatura de la Sociedad Alemana para el Diagnóstico y Tratamiento Funcional (DGFDT) como la oclusión dinámica entre los caninos superiores e inferiores[1]. Esto significa que durante los movimientos de lateralidad los caninos se tocan y se deslizan unos sobre otros con más o menos fuerza.

27

D

D) Todas las anteriores. Una maloclusión es cualquier desviación de los dientes de su oclusión ideal, que es un estado teórico definido por Angle. Puede variar en intensidad y gravedad, desde una única rotación o mal posición de un solo diente hasta el apiñamiento de todos los dientes o incluso una relación anómala de una arcada con otra. También incluye la relación inarmónica de los huesos de la base del cráneo, ya sea por alteración del hueso basal o del hueso alveolar, tanto mandibular como maxilar. Las maloclusiones pueden afectar todas las estructuras del aparato estomatognático y pueden tener un impacto negativo en la salud oral, la apariencia, la comodidad y la función de la persona.

28

D

D) Todas las anteriores. Existen varios tipos de maloclusiones:

Maloclusiones dentales: Problemas exclusivamente dentales, como la mal posición de los dientes.
Maloclusiones esqueléticas: Afectación de las bases óseas, ya sea el maxilar superior o la mandíbula, que repercute en la oclusión dentaria.
Maloclusiones dento-esqueléticas: Alteraciones tanto dentales como óseas.
Maloclusiones funcionales: Problemas de interferencias oclusales.
Maloclusiones musculares: Desequilibrio muscular que causa la maloclusión dentaria.

29

A

A) Cuando los dientes no caben y se amontonan. El apiñamiento dental ocurre cuando los dientes no caben en el espacio disponible y se amontonan. Esto puede deberse a una discrepancia entre la masa dentaria y la masa ósea, que puede ser causada por un defecto de crecimiento de los maxilares (anomalía ósea) o por la presencia de dientes supernumerarios y macrodoncia (anomalía dentaria). Los apiñamientos suelen ser hereditarios.

30

A

A) Un espacio entre los dientes. Un diastema es un espacio entre los dientes. Las causas pueden ser un exceso de crecimiento de los maxilares (anomalía ósea) o la existencia de microdoncia o agenesia (anomalías dentarias). Los diastemas son lo contrario del apiñamiento y pueden ser fisiológicos o patológicos.

31

¿Qué es una mordida abierta anterior?

A) Hay contacto posterior en máxima intercuspidación y no hay contacto anterior.
B) Hay contacto anterior y no lo hay posterior.
C) Las cúspides palatinas superiores ocluyen por fuera de las vestibulares inferiores.
D) Los bordes incisales superiores se apoyan en la cara lingual de los inferiores.

32

¿Qué es una mordida cruzada anterior?

A) Hay contacto posterior en máxima intercuspidación y no hay contacto anterior.
B) Hay contacto anterior y no lo hay posterior.
C) Las cúspides palatinas superiores ocluyen por fuera de las vestibulares inferiores.
D) Los bordes incisales superiores se apoyan en la cara lingual de los inferiores.

33

¿Qué es una mordida en tijera?

A) Hay contacto posterior en máxima intercuspidación y no hay contacto anterior.
B) Hay contacto anterior y no lo hay posterior.
C) Las cúspides palatinas superiores ocluyen por fuera de las vestibulares inferiores.
D) Los bordes incisales superiores se apoyan en la cara lingual de los inferiores.

34

¿Qué es una mordida borde a borde?

A) Hay contacto posterior en máxima intercuspidación y no hay contacto anterior.
B) Hay contacto anterior y no lo hay posterior.
C) Las cúspides palatinas superiores ocluyen por fuera de las vestibulares inferiores.
D) Hay contacto de los bordes incisales superiores e inferiores sin resalte u overjet.

35

¿Qué es la clasificación de Angle?

A) Un sistema para clasificar las maloclusiones basado en la relación anteroposterior de las arcadas dentarias.
B) Un sistema para clasificar las maloclusiones basado en la relación transversal de las arcadas dentarias.
C) Un sistema para clasificar las maloclusiones basado en la relación vertical de las arcadas dentarias.
D) Un sistema para clasificar las maloclusiones basado en la relación neuromuscular de las arcadas dentarias.

31

A

A) Hay contacto posterior en máxima intercuspidación y no hay contacto anterior. Una mordida abierta anterior ocurre cuando hay contacto posterior en máxima intercuspidación y no hay contacto anterior. Esto puede deberse a hábitos como la succión de lengua y dedos, respiradores por boca o defectos esqueléticos. La falta de contacto anterior puede afectar la función masticatoria y la estética dental.

32

D

D) Los bordes incisales superiores se apoyan en la cara lingual de los inferiores. Una mordida cruzada anterior ocurre cuando las piezas anteriores ocluyen en máxima intercuspidación al revés, es decir, los bordes incisales superiores se apoyan en la cara lingual de los inferiores. Puede haber un componente esquelético, dental o una mezcla de ambos. Se puede encontrar en las maloclusiones clase II y clase III.

33

C

C) Las cúspides palatinas superiores ocluyen por fuera de las vestibulares inferiores. Una mordida en tijera ocurre cuando las cúspides palatinas superiores de una hemiarcada ocluyen por fuera de las vestibulares inferiores. Cuando es bilateral se llama síndrome de Brodie. Su origen suele ser mandibular, por inclinación de los dientes posteriores inferiores hacia lingual o por asimetría de la mandíbula.

34

D

D) Hay contacto de los bordes incisales superiores e inferiores sin resalte u overjet. Una mordida borde a borde es una maloclusión caracterizada por la ausencia de resalte u overjet en la que hay contacto de los bordes incisales superiores e inferiores. Esta condición puede afectar la función masticatoria y la estética dental.

35

A

A) Un sistema para clasificar las maloclusiones basado en la relación anteroposterior de las arcadas dentarias. La clasificación de Angle es un sistema aceptado universalmente para clasificar las maloclusiones basado en la relación anteroposterior de las arcadas dentarias superior e inferior. Fue desarrollado por Edward Angle en 1899 y se centra en la posición de los primeros molares permanentes. Este sistema es ampliamente utilizado porque proporciona una caracterización clara de las anomalías oclusales y la falta de armonía facial en términos del plano sagital. Sin embargo, no tiene en cuenta las relaciones transversales o verticales ni la localización genuina de la anomalía en la dentición, el marco a facial en términos del plano sagital. Sin embargo, no tiene en cuenta las relaciones ersales o verticales ni la localización genuina de la anomalía en la dentición, el marco el sistema neuromuscular.

36

¿Qué limitaciones tiene la clasificación de Angle?

A) No tiene en cuenta las relaciones transversales.
B) No tiene en cuenta las relaciones verticales.
C) No tiene en cuenta la localización genuina de la anomalía en la dentición, marco óseo o el sistema neuromuscular.
D) Todas las anteriores.

37

¿Qué caracteriza a una maloclusión Clase II según Angle?

A) La cúspide mesiovestibular del primer molar superior está en el mismo plano que el surco vestibular del primer molar inferior.
B) La cúspide mesiovestibular del primer molar superior está adelantada con respecto al surco mesiovestibular del primer molar inferior.
C) La cúspide mesiovestibular del primer molar superior está retrasada con respecto al surco mesiovestibular del primer molar inferior.
D) La cúspide distovestibular del primer molar superior está en el mismo plano que el surco vestibular del primer molar inferior.

38

¿Qué caracteriza a una maloclusión Clase III según Angle?

A) La cúspide mesiovestibular del primer molar superior está en el mismo plano que el surco vestibular del primer molar inferior.
B) La cúspide mesiovestibular del primer molar superior está adelantada con respecto al surco mesiovestibular del primer molar inferior.
C) La cúspide mesiovestibular del primer molar superior está retrasada con respecto al surco mesiovestibular del primer molar inferior.
D) La cúspide distovestibular del primer molar superior está en el mismo plano que el surco vestibular del primer molar inferior.

39

¿Qué perfil facial es común en pacientes con maloclusión Clase III?

A) Convexo.
B) Recto.
C) Cóncavo.
D) Asimétrico.

40

¿Qué es el prognatismo mandibular?

A) Una mandíbula pequeña en relación con el maxilar superior.
B) Una mandíbula grande o adelantada en relación con el maxilar superior.
C) Una relación normal entre la mandíbula y el maxilar superior.
D) Una relación transversal anormal entre la mandíbula y el maxilar superior.

36

D

D) Todas las anteriores. La clasificación de Angle tiene varias limitaciones. No considera las relaciones transversales (cómo los dientes se alinean de lado a lado) ni las relaciones verticales (cómo los dientes se alinean de arriba a abajo). Además, no identifica la localización exacta de la anomalía, ya sea en la dentición, el marco óseo o el sistema neuromuscular. Estas limitaciones han sido criticadas, pero el sistema sigue siendo ampliamente utilizado debido a su simplicidad y claridad en la descripción de las maloclusiones en el plano sagital.

37

B

B) La cúspide mesiovestibular del primer molar superior está adelantada con respecto al surco mesiovestibular del primer molar inferior. Una maloclusión Clase II según Angle se caracteriza por una relación sagital anormal de los primeros molares, donde la cúspide mesiovestibular del primer molar superior está adelantada con respecto al surco mesiovestibular del primer molar inferior. Esta maloclusión es de tipo esquelético y suele estar asociada con un perfil facial convexo y retrognático. Los pacientes con Clase II a menudo presentan un resalte horizontal anormalmente grande de los incisivos maxilares respecto a los mandibulares y pueden tener más crepitación articular debido a la necesidad frecuente de mayor protusión de la mandíbula para morder y pronunciar correctamente.

38

C

C) La cúspide mesiovestibular del primer molar superior está retrasada con respecto al surco mesiovestibular del primer molar inferior. Una maloclusión Clase III según Angle se caracteriza por una relación sagital anormal de los primeros molares, donde la cúspide mesiovestibular del primer molar superior está retrasada con respecto al surco mesiovestibular del primer molar inferior. Esta maloclusión es de tipo esquelético y suele estar asociada con un perfil facial prognático. Los pacientes con Clase III pueden tener una mandíbula relativamente grande en relación con el maxilar superior.

39

C

C) Cóncavo. Los pacientes con maloclusión Clase III suelen tener un perfil facial cóncavo debido a la prominencia de la mandíbula y el mentón. Esta característica se debe a la relación anormal entre la mandíbula y el maxilar, donde la mandíbula está adelantada o el maxilar está retruido.

40

B

B) Una mandíbula grande o adelantada en relación con el maxilar superior. El prognatismo mandibular es una condición en la que la mandíbula es grande o está adelantada en relación con el maxilar superior. Esta condición se asocia con la maloclusión Clase III y puede resultar en un perfil facial cóncavo y una relación incisiva invertida.

41

¿En qué planos se basa la clasificación de Lisher?

A) Plano anteroposterior o sagital.
B) Plano oclusal u horizontal.
C) Curva de arcada.
D) Todas las anteriores.

42

¿Qué es el macrognatismo según la FDI?

A) Aumento del tamaño de los maxilares.
B) Disminución del tamaño de los maxilares.
C) Adelantado respecto de la base del cráneo.
D) Retrasados respecto de la base del cráneo.

43

¿Cuál es el objetivo principal del primer nivel de prevención?

A) Detectar enfermedades específicas.
B) Promover la salud general de la población.
C) Tratar enfermedades metabólicas.
D) Ninguna de las anteriores.

44

¿Qué medida se considera más eficaz para evitar maloclusiones en la etapa después del nacimiento?

A) Uso de tetinas artificiales.
B) Lactancia materna.
C) Ejercicio físico.
D) Ninguna de las anteriores.

45

¿Qué se recomienda para tratar la deglución atípica infantil?

A) Uso de antibióticos.
B) Ejercicios de mioterapia funcional.
C) Dieta equilibrada.
D) Ninguna de las anteriores.

135

41

D

D) Todas las anteriores. La clasificación de Lisher se basa en tres planos: el plano anteroposterior o sagital, el plano oclusal u horizontal y la curva de arcada. Estos planos ayudan a describir las diferentes malposiciones dentarias y óseas.

42

A

A) Aumento del tamaño de los maxilares. Según la FDI, el macrognatismo se refiere al aumento del tamaño de los maxilares. Esto significa que los huesos maxilares son más grandes de lo normal, lo que puede afectar la alineación y la oclusión de los dientes.

43

B

B) Promover la salud general de la población. El primer nivel de prevención se enfoca en la promoción de la salud, que es un nivel inespecífico. Esto incluye medidas destinadas a mejorar la salud de la población en general, como la educación sanitaria, la promoción de una dieta equilibrada y la prevención de factores de riesgo durante el embarazo y el parto. Estas acciones no están dirigidas a una enfermedad específica, sino a mejorar el bienestar general y prevenir problemas de salud antes de que se presenten.

44

B

B) Lactancia materna. La lactancia materna se destaca como una de las medidas más eficaces para evitar maloclusiones después del nacimiento. Esto se debe a que la lactancia materna no solo proporciona beneficios nutricionales y de salud general, sino que también favorece el desarrollo armónico de la musculatura perioral y de la mandíbula. La succión durante la lactancia materna ayuda a desarrollar correctamente los músculos y estructuras faciales, lo que no ocurre con la lactancia artificial, que puede llevar a una deglución atípica y problemas de maloclusión.

45

B

B) Ejercicios de mioterapia funcional. Para tratar la deglución atípica infantil, se recomienda enseñar al niño a deglutir correctamente mediante ejercicios de mioterapia funcional. Estos ejercicios, que pueden incluir el uso de gomas situadas en la punta de la lengua, ayudan a corregir la posición de la lengua durante la deglución. También se pueden utilizar placas palatinas con señales para indicar al niño dónde debe posicionar la lengua. **Deglución atípica**: Patrón de deglución anormal en el que la lengua se interpone entre los dientes durante la deglución, lo que puede causar problemas dentales y de mordida.

46

¿Qué se debe hacer para tratar la onicofagia (hábito de morderse las uñas)?

A) Uso de protectores bucales.
B) Ejercicio físico regular.
C) Técnicas psicológicas.
D) Ninguna de las anteriores.

47

¿Cuál es el objetivo principal del tercer nivel de prevención?

A) Promover la salud general de la población.
B) Diagnosticar y tratar precozmente las anomalías que causan maloclusión.
C) Prevenir enfermedades infecciosas.
D) Ninguna de las anteriores.

48

¿Qué se recomienda para tratar la compresión del maxilar superior en pacientes sin erupción de los primeros molares?

A) Aparato fijo tipo Quadhelix.
B) Uso de protectores bucales.
C) Supervisión paterna constante.
D) Ninguna de las anteriores.

49

¿Qué se debe hacer para tratar la hipotonicidad labial y mentoniana?

A) Uso de aparatos funcionales como Frankel o Bionator.
B) Uso de cremas.
C) Poner hielo alternativamente 2 veces al dia.
D) Ninguna de las anteriores.

50

¿Cuál es el objetivo principal del cuarto y quinto nivel de prevención?

A) Promover la salud general de la población.
B) Limitar el grado de incapacidad producida por la enfermedad.
C) Prevenir enfermedades infecciosas.
D) Ninguna de las anteriores.

46

C

C) Técnicas psicológicas. Para tratar la onicofagia, se recomienda utilizar técnicas psicológicas. Estas técnicas pueden incluir la concienciación del paciente sobre el problema, la terapia de comportamiento y el uso de sistemas de recompensa. El objetivo es ayudar al paciente a superar el hábito de morderse las uñas mediante el apoyo psicológico y el cambio de comportamiento. **Onicofagia**: Hábito de morderse las uñas, que puede causar daño a las uñas y a la piel circundante, así como problemas dentales.

47

B

B) Diagnosticar y tratar precozmente las anomalías que causan maloclusión. El tercer nivel de prevención se centra en el diagnóstico y tratamiento precoz de las anomalías que originan la maloclusión establecida. Este nivel abarca todo el proceso de crecimiento y desarrollo de la cavidad oral, siendo la fase de dentición mixta el periodo idóneo para intervenir.

48

A

A) Aparato fijo tipo Quadhelix. Para tratar la compresión del maxilar superior en pacientes en los que aún no han erupcionado los primeros molares, se recomienda el uso de un aparato fijo tipo Quadhelix anclado en los segundos molares temporales. Este aparato ayuda a corregir la mordida cruzada y la desviación funcional mandibular. **Quadhelix**: Aparato ortodóncico fijo utilizado para expandir el maxilar superior y corregir problemas de mordida cruzada y compresión maxilar.

49

A

A) Uso de aparatos funcionales como Frankel o Bionator. Para tratar la hipotonicidad labial y mentoniana, se recomienda el uso de aparatos funcionales como Frankel o Bionator. Estos aparatos ayudan a corregir la debilidad muscular en los labios y el mentón, mejorando la función y la estética facial. **Hipotonicidad**: Disminución del tono muscular, que puede afectar la función y la apariencia de los músculos afectados.

50

B

B) Limitar el grado de incapacidad producida por la enfermedad. El cuarto y quinto nivel de prevención tienen como objetivo limitar el grado de incapacidad producida por la enfermedad mediante el tratamiento ortodóncico y rehabilitador. Estas medidas preventivas se adaptan a cada caso particular, teniendo en cuenta la edad cronológica y mental del niño. **Incapacidad**: Pérdida de la capacidad para realizar actividades normales debido a una enfermedad o condición médica.

HIGIENE BUCODENTAL

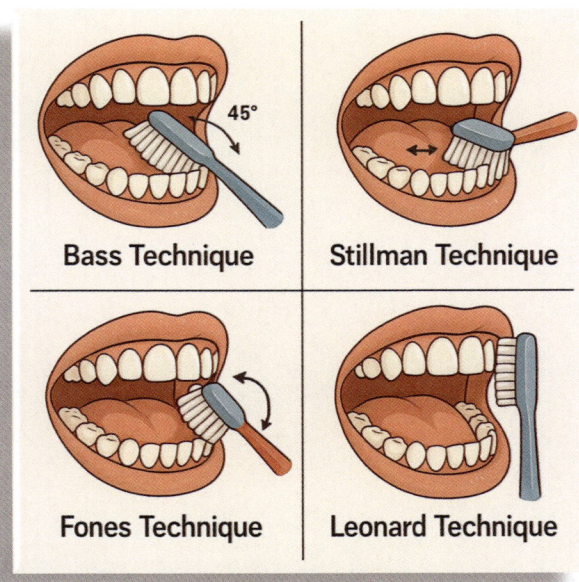

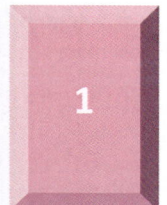

¿Cuál es el único factor modificable en la cadena de sucesos que lleva a la enfermedad periodontal?

A) La reacción inmunoinflamatoria del hospedador.
B) El metabolismo de los tejidos epitelial, óseo y conjuntivo.
C) La agresión bacteriana mediante el control de la placa.
D) La aparición de signos clínicos de la enfermedad.

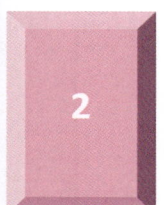

¿Qué caracteriza a la prevención secundaria en el contexto de la salud periodontal?

A) Se aplica cuando no ha habido pérdida de inserción.
B) Tiene como objetivo evitar la progresión de la gingivitis.
C) Se realiza cuando ya existe pérdida de inserción.
D) Es responsabilidad exclusiva del profesional sanitario.

¿Cuál de las siguientes acciones forma parte del proceso educativo para conseguir la motivación del paciente?

A) Persuadir al paciente sobre la utilidad de los cuidados.
B) Informar sobre la importancia de acudir a revisiones.
C) Diagnosticar la enfermedad periodontal.
D) Realizar el tratamiento periodontal completo.

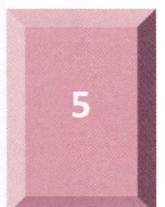

¿Cuál es el principal motivo por el que los programas educativos no siempre logran generar hábitos higiénicos duraderos en los pacientes?

A) Porque no explican correctamente la etiología de la enfermedad.
B) Porque no incluyen información escrita.
C) Porque el paciente no tiene conciencia de la importancia de la higiene.
D) Porque no se acompaña la educación de una motivación efectiva.

¿Qué herramienta de comunicación en la entrevista motivacional permite demostrar empatía captando el significado de lo que transmite el paciente?

A) Reafirmación.
B) Preguntas cerradas.
C) Evaluación.
D) Reflexión.

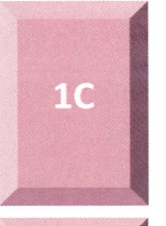

C) La agresión bacteriana mediante el control de la placa. La enfermedad periodontal comienza con una agresión bacteriana, que desencadena una reacción inmunoinflamatoria en el hospedador, alterando el metabolismo de los tejidos y provocando los signos clínicos. Sin embargo, el único punto de esta cadena que podemos modificar es la agresión bacteriana, y esto se logra mediante la limpieza y control de la placa bacteriana. Por eso, tanto los profesionales como el paciente tienen un papel clave en mantener la higiene bucodental, siendo este control esencial para conseguir y mantener la salud periodontal.

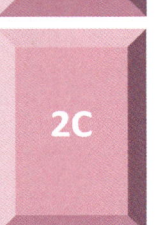

C) Se realiza cuando ya existe pérdida de inserción. La prevención secundaria se aplica una vez que ya se ha producido pérdida de inserción, lo que indica que la enfermedad periodontal ha avanzado y ha dejado secuelas irreversibles, como la pérdida ósea. En este punto, ya no es posible aplicar la prevención primaria, que se realiza cuando se ha conseguido la salud y no hay secuelas. La prevención secundaria busca evitar la recidiva de la inflamación gingival y controlar la placa en toda la boca, incluso si la pérdida de inserción está localizada.

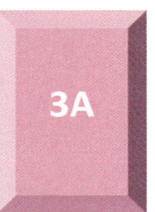

A) Persuadir al paciente sobre la utilidad de los cuidados. La motivación del paciente se puede conseguir a través de la educación, que consta de tres pasos: informar sobre la enfermedad y su control, formar en los cuidados necesarios (como la técnica de limpieza), y persuadir al paciente sobre la importancia de esos cuidados. Este último paso implica convencerle de que lo que está haciendo es beneficioso y que le ayudará a alcanzar un objetivo final, como mantener la salud bucodental. Sin esta motivación, aunque el paciente tenga conocimiento, no se traduce en hábitos duraderos.

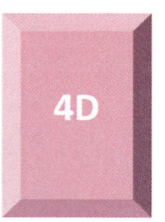

D) Porque no se acompaña la educación de una motivación efectiva. Aunque los programas educativos aumentan el conocimiento del paciente sobre la enfermedad y su importancia, esto no garantiza que adopten prácticas higiénicas duraderas. La motivación es clave: sin ella, el paciente puede saber cómo y por qué debe realizar ciertos cuidados, pero no los lleva a la práctica. Por eso, además de informar y formar, es esencial persuadir al paciente para que se comprometa con su salud bucodental.

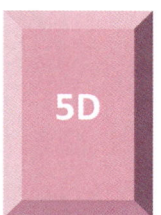

D) Reflexión. La reflexión es una técnica que permite al profesional captar el significado subyacente de lo que dice el paciente, expresarlo de forma concisa y como una observación, transmitiendo comprensión sin juicio. Es clave para demostrar empatía y mantener el diálogo centrado en el paciente.

¿Qué significa que la entrevista motivacional sea "directiva"?

A) Que el entrevistador guía la conversación hacia un objetivo claro.
B) Que se sigue un protocolo rígido.
C) Que el profesional impone su criterio.
D) Que el paciente no participa activamente.

¿Qué se busca al apoyar la autoeficacia del paciente durante la entrevista motivacional?

A) Que el paciente dependa del profesional.
B) Que el paciente reconozca sus errores.
C) Que el paciente confíe en su capacidad para cambiar.
D) Que el paciente memorice las instrucciones.

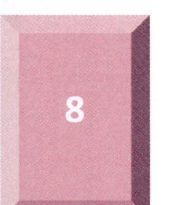

¿Cuál es el objetivo principal de la entrevista motivacional?

A) Diagnosticar enfermedades bucodentales.
B) Fomentar la motivación intrínseca del paciente para el cambio.
C) Evaluar el nivel de higiene del paciente.
D) Reforzar la autoridad del profesional.

¿Qué principio de la entrevista motivacional implica mostrar comprensión sin juzgar al paciente?

A) Autoeficacia.
B) Antinomia.
C) Empatía.
D) Reafirmación.

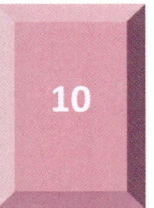

¿Qué herramienta de comunicación en la entrevista motivacional permite explorar las ambivalencias del paciente?

A) Preguntas abiertas.
B) Repetición de instrucciones.
C) Preguntas cerradas.
D) Evaluación clínica.

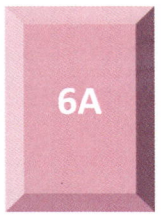

6A

A) Que el entrevistador guía la conversación hacia un objetivo claro. La entrevista motivacional es directiva porque el profesional dirige la conversación con un propósito definido, adaptándose a las respuestas del paciente para provocar reflexión y cambio, sin imponer, solo guiando.

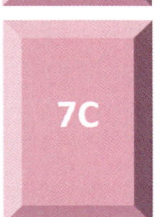

7C

C) Que el paciente confíe en su capacidad para cambiar. Apoyar la autoeficacia significa reforzar la confianza del paciente en que puede lograr el cambio, incluso si antes no lo ha conseguido. Es fundamental para que el paciente se sienta capaz y motivado para adoptar nuevas conductas saludables.

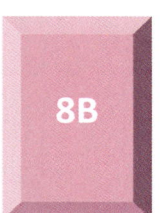

8B

B) Fomentar la motivación intrínseca del paciente para el cambio. La entrevista motivacional es una técnica conductual centrada en el paciente que busca estimular su motivación interna para realizar cambios, especialmente mediante la exploración y resolución de ambivalencias.

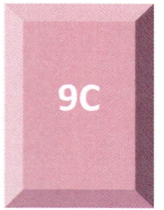

9C

C) Empatía. Expresar empatía significa aceptar la perspectiva del paciente, comprender sus sentimientos e inquietudes, y transmitir esa comprensión sin emitir juicios, lo cual es esencial para generar confianza y facilitar el cambio.

10A

A) Preguntas abiertas. Las preguntas abiertas invitan al paciente a participar activamente en la conversación, permitiendo explorar sus dudas, motivaciones y contradicciones internas, lo que facilita el diálogo y la reflexión.

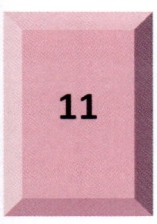

11

¿Qué se busca con la técnica de reafirmación en la entrevista motivacional?

A) Corregir errores del paciente.
B) Destacar lo positivo y reconocer su esfuerzo.
C) Imponer normas de conducta.
D) Evaluar el nivel de conocimiento.

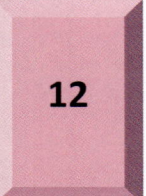

12

¿Qué representa la antinomia en el contexto de la entrevista motivacional?

A) La contradicción entre lo que el paciente hace y lo que sabe que debería hacer.
B) La falta de conocimiento sobre la enfermedad.
C) La resistencia al tratamiento profesional.
D) La negación de los síntomas por parte del paciente.

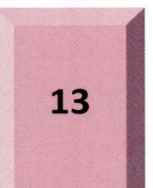

13

¿Cuál es la lesión más directamente relacionada con el control mecánico de la placa bacteriana?

A) Maloclusión.
B) Halitosis.
C) Abrasión.
D) Caries.

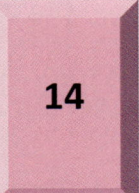

14

¿Cuál es el primer paso en el proceso de asesoramiento para fomentar el cambio en el paciente?

A) Suministrar información técnica.
B) Provocar la disposición del paciente.
C) Evaluar la higiene bucodental.
D) Corregir los hábitos incorrectos.

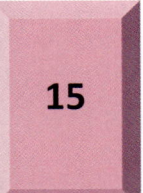

15

¿Por qué se recomienda suministrar la información de forma neutra durante el asesoramiento?

A) Para evitar que el paciente se distraiga.
B) Para reforzar la autonomía del paciente.
C) Para acelerar el proceso de cambio.
D) Para imponer la perspectiva del profesional.

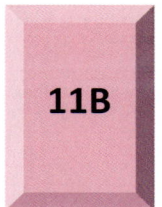

11B

B) Destacar lo positivo y reconocer su esfuerzo. La reafirmación consiste en resaltar aspectos positivos del paciente, como su honestidad o valentía al reconocer una situación difícil, lo que refuerza su autoestima y disposición al cambio.

12A

A) La contradicción entre lo que el paciente hace y lo que sabe que debería hacer. La antinomia refleja el conflicto interno del paciente entre su conducta actual y sus valores o metas personales. Identificar esta contradicción es clave para ayudarle a tomar decisiones coherentes con sus objetivos.

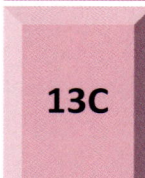

13C

C) Abrasión. La abrasión es la lesión más directamente vinculada al control mecánico de la placa, ya que se produce por la fricción excesiva durante el cepillado, afectando principalmente a los tejidos duros como el esmalte dental.

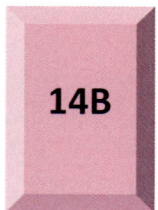

14B

B) Provocar la disposición del paciente. El primer paso consiste en despertar el interés o la curiosidad del paciente para que esté receptivo a la información. Esto se logra con frases que conecten con sus experiencias o inquietudes, facilitando así la apertura al diálogo.

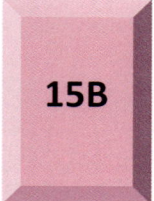

15B

B) Para reforzar la autonomía del paciente. Al presentar la información de forma neutra, se evita influir de manera directa en la decisión del paciente, lo que refuerza su autonomía y le permite integrar el conocimiento desde su propia perspectiva, aumentando la probabilidad de que lo aplique.

16

Cuál es el objetivo final del asesoramiento en la entrevista motivacional?

A) Que el paciente modifique sus hábitos y los mantenga en el tiempo.
B) Que el paciente acepte el diagnóstico sin cuestionarlo.
C) Que el paciente memorice la información.
D) Que el profesional controle el comportamiento del paciente.

17

¿Qué herramienta se utiliza para que el paciente reconozca visualmente la placa bacteriana en su boca?

A) Colutorios antisépticos.
B) Reveladores de placa.
C) Radiografías intraorales.
D) Luz ultravioleta.

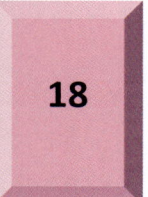

18

¿Cuál es una ventaja de formar al paciente en los cuidados de higiene sobre su propia boca y/o fantomas?

A) El paciente evita acudir a revisiones.
B) El paciente memoriza mejor la teoría aunque no lo lleve a practica habitualmente.
C) El paciente percibe los objetivos como reales y alcanzables.
D) El paciente se convierte en un receptor pasivo.

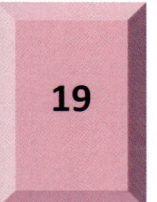

19

¿Cuál es el papel del paciente en el tratamiento periodontal según las estrategias de motivación?

A) Receptor pasivo de instrucciones.
B) Evaluador de la técnica del profesional.
C) Observador del proceso clínico.
D) Agente activo en su propio tratamiento.

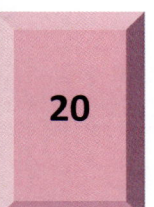

20

¿Qué se busca al persuadir al paciente sobre la importancia de las recomendaciones preventivas?

A) Que memorice los síntomas de la enfermedad.
B) Que se someta al tratamiento sin preguntar.
C) Que identifique un motivo personal que le impulse al cambio.
D) Que compare su caso con otros pacientes.

16A

A) Que el paciente modifique sus hábitos y los mantenga en el tiempo. El asesoramiento busca provocar la curiosidad del paciente y guiarlo, sin que se sienta presionado, hacia la modificación de hábitos como la higiene o el cese del tabaco, con el objetivo de que esos cambios sean duraderos.

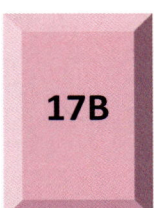

17B

B) Reveladores de placa. Los reveladores de placa permiten al paciente ver la placa bacteriana en su propia boca, ya que esta se mimetiza con el diente. Esta visualización directa es una estrategia eficaz para motivar al paciente y hacerlo consciente de su situación.

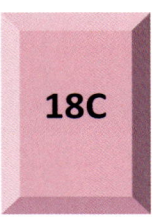

18C

C) El paciente percibe los objetivos como reales y alcanzables. Al formar al paciente de manera práctica, se le permite ensayar y mejorar sus hábitos, lo que hace que los objetivos propuestos se vean como realistas y posibles de lograr, aumentando su motivación y compromiso.

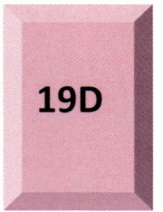

19D

D) Agente activo en su propio tratamiento. La motivación busca que el paciente se implique activamente en su tratamiento, entendiendo su enfermedad, aprendiendo los cuidados necesarios y tomando decisiones conscientes para mantener su salud bucodental a largo plazo.

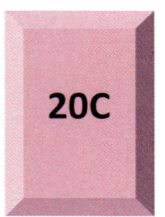

20C

C) Que identifique un motivo personal que le impulse al cambio. La persuasión se basa en conectar con intereses personales del paciente (como la estética o la comodidad) para que comprenda la importancia de seguir las recomendaciones y se motive a mantener los hábitos saludables.

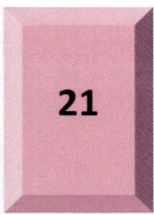

¿Qué se debe hacer antes de instruir al paciente en técnicas de higiene?

A) Entregarle un folleto informativo.
B) Aplicar un revelador de placa.
C) Conocer su práctica higiénica habitual.
D) Realizar una limpieza profesional.

¿Cuál es el mecanismo natural que contribuye al control mecánico de la placa bacteriana?

A) La masticación fuerte.
B) La acción de la saliva, lengua y labios.
C) La aplicación de flúor tópico.
D) A y B son verdaderas.

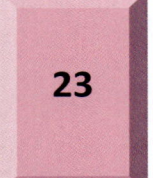

¿Qué efecto adverso puede producir el uso inadecuado de la seda dental?

A) Erosión química.
B) Formación traumática de surcos en las papilas.
C) Caries interproximal.
D) Pigmentación de la encía.

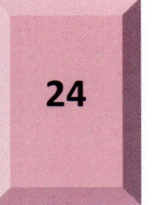

¿Qué factor es realmente responsable de la eliminación de la placa bacteriana durante el cepillado?

A) El tipo de dentífrico utilizado.
B) La frecuencia del cepillado.
C) El arrastre mecánico del cepillo.
D) Todas son verdaderas.

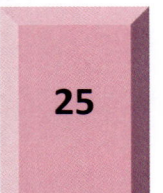

¿Cuál es una de las funciones de las pastillas reveladoras de placa?

A) Motivar al paciente mostrando la placa.
B) Blanquear los dientes.
C) Eliminar el sarro.
D) A y C son verdaderas.

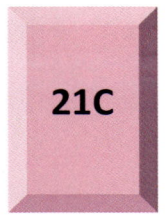

21C

C) Conocer su práctica higiénica habitual. Antes de enseñar nuevas técnicas, es fundamental preguntar y observar cómo se cepilla el paciente, qué productos usa y con qué frecuencia. Esto permite adaptar la instrucción a sus necesidades reales y mejorar progresivamente.

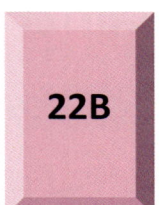

22B

B) La acción de la saliva, lengua y labios. El organismo contribuye de forma natural al control mecánico de la placa mediante la acción combinada de la saliva y los movimientos musculares de la lengua y los labios, que generan un efecto de arrastre sobre las bacterias en zonas accesibles.

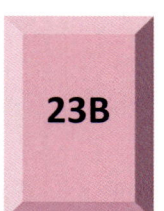

23B

B) Formación traumática de surcos en las papilas. El uso incorrecto de la seda dental puede provocar lesiones en los tejidos blandos, como surcos traumáticos en las papilas interdentales, además de abrasión y recesión gingival si no se aplica con la técnica adecuada.

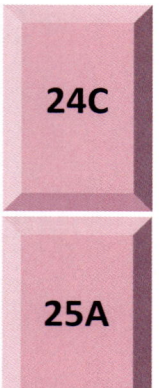

24C

C) El arrastre mecánico del cepillo. Lo que realmente elimina la placa es la acción mecánica del cepillado, es decir, el arrastre físico que produce el cepillo sobre las superficies dentales. El tipo de pasta no es determinante desde el punto de vista periodontal.

25A

A) Motivar al paciente mostrando la placa. Las pastillas reveladoras permiten al paciente ver claramente dónde hay placa bacteriana, lo que motiva a mejorar su técnica de higiene y a prestar más atención a las zonas donde no está limpiando bien.

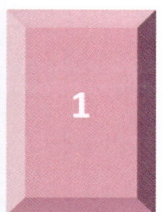

¿Por qué son importantes los procedimientos de higiene oral en el mantenimiento de la salud oral?

A) Eliminan el biofilm dental y previenen enfermedades periodontales.
B) Blanquean los dientes.
C) Mejoran el sabor de la comida.
D) Aumentan la producción de saliva.

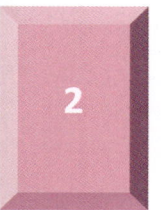

¿Qué mecanismos naturales de auto-limpieza existen en la cavidad oral?

A) Movimientos de la lengua.
B) Flujo salival.
C) Fricción durante la masticación.
D) Todas las anteriores.

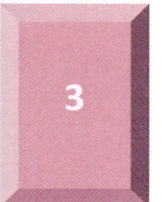

¿Por qué es importante reemplazar los cepillos dentales cada 2-3 meses?

A) Para evitar la colonización bacteriana y el desgaste del cepillo.
B) Para cambiar el color del cepillo.
C) Para mejorar el sabor de la pasta dental.
D) Para reducir la producción de saliva.

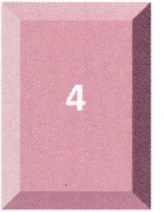

¿Cuál es uno de los objetivos del cepillado dental?

A) Eliminar los restos de alimentos y las tinciones de los dientes.
B) Separar los dientes para facilitar la higiene dental.
C) Blanquear los dientes.
D) a y b son correctas.

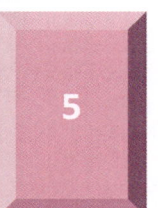

¿Qué características debe tener un cepillo dental según el Workshop Europeo sobre control mecánico de la placa de 1998?

A) Mango apropiado a la edad y destreza motora.
B) Tamaño de la cabeza del cepillo apropiado al tamaño de la boca del paciente.
C) Filamentos redondeados de nylon o poliéster de un tamaño inferior a 0,009 pulgadas (0,23 mm) de diámetro.
D) Todas las anteriores.

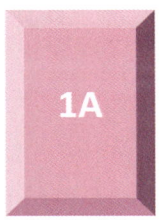

A) Eliminan el biofilm dental y previenen enfermedades periodontales. Los procedimientos de higiene oral son cruciales porque eliminan el biofilm dental, evitando que se acumule sobre los dientes y encías. Un control eficaz de la placa es fundamental para prevenir y controlar las enfermedades periodontales, que pueden llevar a la pérdida de dientes y otros problemas de salud oral.

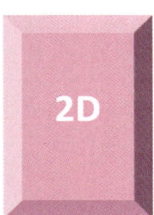

D) Todas las anteriores. Los mecanismos naturales de auto-limpieza en la cavidad oral incluyen los movimientos de la lengua, el flujo salival y la fricción durante la masticación. Estos mecanismos ayudan a eliminar superficialmente el biofilm dental, pero no son suficientes para mantener una higiene oral adecuada, por lo que es necesario el cepillado regular.

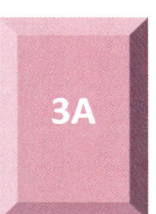

A) Para evitar la colonización bacteriana y el desgaste del cepillo. Es importante reemplazar los cepillos dentales cada 2-3 meses para evitar la colonización bacteriana y el desgaste del cepillo. Con el tiempo, los cepillos acumulan bacterias y sus filamentos se desgastan, lo que reduce su eficacia en la eliminación de la placa bacteriana. También se recomienda reemplazarlos después de una enfermedad oral o general del usuario.

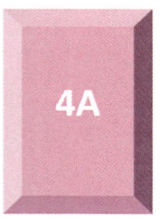

A) Eliminar los restos de alimentos y las tinciones de los dientes. Los objetivos del cepillado dental incluyen eliminar los restos de alimentos y las tinciones de los dientes, interferir en la formación de la placa bacteriana dentogingival para evitar que resulte patógena para las encías y los dientes, y estimular y queratinizar la mucosa de la encía para evitar el paso de bacterias al interior del sulcus.

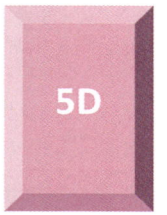

D) Todas las anteriores. Según el Workshop Europeo sobre control mecánico de la placa de 1998, un cepillo dental debe tener un mango apropiado a la edad y destreza motora del usuario, un tamaño de la cabeza del cepillo adecuado al tamaño de la boca del paciente, y filamentos redondeados de nylon o poliéster de un tamaño inferior a 0,009 pulgadas (0,23 mm) de diámetro. Los filamentos deben ser suaves y configurados según los estándares de la industria internacional (ISO) para mejorar la eliminación de placa en los espacios y por la línea de la encía.

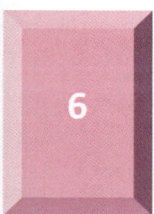

¿Qué material es considerado el mejor para los filamentos de los cepillos de dientes y por qué?

A) Cerdas naturales.
B) Tynex® (monofilamentos de Nylon®).
C) Filamentos de algodón.
D) Filamentos de plástico.

¿Qué tipo de cepillo se recomienda generalmente para la mayoría de las personas?

A) Cepillos duros.
B) Cepillos de dureza media.
C) Cepillos suaves.
D) Cepillos eléctricos.

¿Qué características debe tener el cabezal de un cepillo recomendado por la ADA?

A) Superficie de 2,5-3 cm de largo y 0,5-1 cm de ancho.
B) 2-4 hileras de fibras y 5-12 penachos por hilera.
C) Filamentos suficientemente separados para llegar bien a los rincones.
D) Todas las anteriores.

¿Qué tipo de filamentos pueden ser el doble de abrasivos y producir más abrasión gingival?

A) Filamentos de puntas redondeadas.
B) Filamentos de puntas no redondeadas.
C) Filamentos de algodón
D) Filamentos de plástico.

¿Qué tipo de mangos se recomiendan para niños y personas con discapacidad?

A) Mangos cortos y delgados.
B) Mangos largos y anchos.
C) Mangos de metal.
D) Mangos de madera.

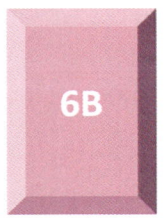

6B

B) Tynex® (monofilamentos de Nylon®). El mejor material para los filamentos de los cepillos de dientes es el Tynex® (monofilamentos de Nylon®). Este material contiene partículas finas para la abrasión adicional y no absorbe agua, lo que lo hace ideal para la higiene oral. Los cepillos de cerdas naturales están en desuso debido a su menor eficacia y mayor riesgo de acumulación de bacterias.

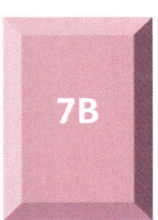

7B

B) Cepillos de dureza media. Generalmente, se recomienda el uso de cepillos de dureza media para la mayoría de las personas. Estos cepillos tienen la rigidez suficiente para eliminar la placa dental sin causar daño potencial a las encías y los dientes. Los cepillos suaves se reservan para situaciones específicas, como después de una cirugía periodontal o en pacientes con fenotipo fino o predisponentes a las recesiones gingivales localizadas.

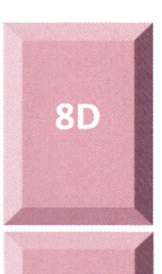

8D

D) Todas las anteriores. El cabezal de un cepillo recomendado por la ADA debe tener una superficie de 2,5-3 cm de largo y 0,5-1 cm de ancho, con 2-4 hileras de fibras y 5-12 penachos por hilera. Los filamentos deben estar suficientemente separados para que puedan arquearse y llegar bien a los rincones, asegurando una limpieza efectiva.

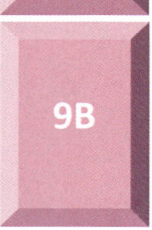

9B

B) Filamentos de puntas no redondeadas. Los filamentos de puntas no redondeadas pueden ser el doble de abrasivos y producir un 30% más de abrasión gingival después de periodos de cepillado de 30 segundos. Es importante utilizar cepillos con filamentos de puntas redondeadas para minimizar el riesgo de daño a las encías.

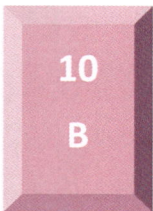

10 B

B) Mangos largos y anchos. Para niños y personas con discapacidad, se recomiendan mangos largos y anchos para que puedan manejarlos bien. Estos mangos proporcionan un mejor agarre y control, facilitando el cepillado efectivo.

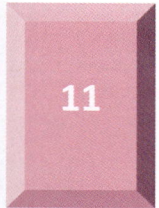

¿Qué es el mango ergonómico Tepe® y para quién está diseñado?

A) Un mango estándar para cualquier usuario.
B) Un mango diseñado para personas con problemas articulares y/o discapacidad física.
C) Un mango para cepillos eléctricos.
D) Un mango para niños pequeños.

¿Cómo se elabora un cepillo individualizado para personas con habilidad manual limitada?

A) Mezclando cantidades similares de los componentes de una silicona pesada (base y catalizador).
B) Colocando la mezcla en la mano del paciente y posicionando el cepillo dental antes de que se endurezca la silicona.
C) Comprobando que el ajuste es correcto y que el paciente puede manejar el cepillo.
D) Todas las anteriores.

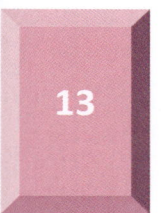

¿Qué características tienen los cepillos infantiles?

A) Cabezal pequeño, fibras suaves, penachos muy juntos y mangos largos.
B) Cabezal grande, fibras duras, penachos separados y mangos cortos.
C) Cabezal mediano, fibras medianas, penachos separados y mangos largos.
D) Cabezal pequeño, fibras duras, penachos separados y mangos cortos.

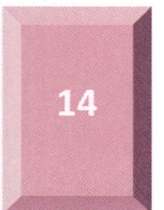

¿Para qué se utilizan los cepillos sulculares?

A) Limpiar la superficie exterior de las prótesis.
B) Remover la placa del surco gingival.
C) Cepillar los dientes de los bebés.
D) Limpiar los espacios interproximales amplios.

¿Qué ventajas ofrecen los cepillos manuales de triple cabezal?

A) Facilitan la eliminación de la placa de las superficies dental oclusal, vestibular y palatina con un único movimiento anteroposterior.
B) Son más económicos que los cepillos convencionales.
C) Tienen cerdas más duras para una limpieza más profunda.
D) Son desechables después de un solo uso.

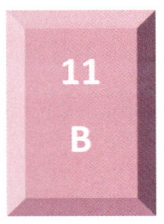

11 **B**

B) Un mango diseñado para personas con problemas articulares y/o discapacidad física. El mango ergonómico Tepe® está diseñado para ofrecer un agarre estable del cepillo dental a las personas con problemas articulares y/o discapacidad física. Este mango proporciona una sujeción más firme y ayuda a prevenir que el cepillo se escurra de la mano, facilitando el cepillado efectivo.

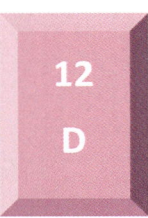

12 **D**

D) Todas las anteriores. Para elaborar un cepillo individualizado para personas con habilidad manual limitada, se mezclan cantidades similares de los componentes de una silicona pesada (base y catalizador) hasta obtener una mezcla homogénea. Luego, se coloca la mezcla en la mano del paciente, se inserta el cepillo dental y se posiciona simulando la acción del cepillado antes de que la silicona se endurezca. Finalmente, se comprueba que el ajuste es correcto y que el paciente puede manejar el cepillo para reproducir los movimientos del cepillado.

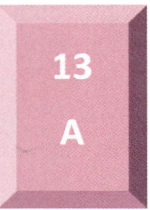

13 **A**

A) Cabezal pequeño, fibras suaves, penachos muy juntos y mangos largos. Los cepillos infantiles tienen un cabezal pequeño, fibras suaves, penachos muy juntos y mangos largos. Estos cepillos están diseñados para adaptarse a la boca pequeña de los niños y proporcionar una limpieza suave y efectiva. Para la higiene dental del bebé, se utilizan cepillos en forma de dedal con suaves fibras para cepillar los dientes y dar masajes a la encía.

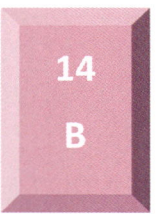

14 **B**

B) Remover la placa del surco gingival. Los cepillos sulculares se utilizan para remover la placa del surco gingival, que es el área donde las encías se encuentran con los dientes. Tienen dos hileras de penachos que permiten una limpieza precisa y efectiva en esta área crítica, ayudando a prevenir la gingivitis y otras enfermedades periodontales. La limpieza del surco gingival es esencial para mantener la salud de las encías y prevenir la acumulación de placa y bacterias que pueden causar inflamación e infección.

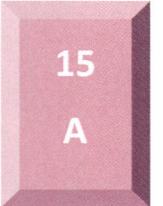

15 **A**

A) Facilitan la eliminación de la placa de las superficies dental oclusal, vestibular y palatina con un único movimiento anteroposterior. Los cepillos manuales de triple cabezal facilitan la eliminación de la placa de las superficies dental oclusal, vestibular y palatina con un único movimiento ánteroposterior. Estos cepillos están especialmente diseñados para personas con discapacidad y para aquellos que necesitan una limpieza más eficiente en menos tiempo.

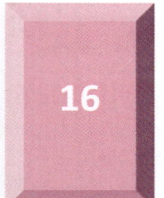

16

¿Cuál es una de las características que tiene un cepillo unipenacho y para qué se utiliza?

A) Tiene un único penacho o varios con una separación mínima entre sí.
B) Es más ancho el mango y largo de lo normal.
C) Se utiliza para las superficies oclusales.
D) Todas las anteriores.

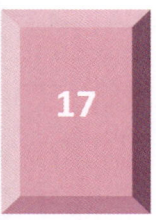

17

¿Qué tipo de cepillo se recomienda para portadores de ortodoncia fija?

A) Cepillos con filamentos duros.
B) Cepillos con filamentos suaves dispuestos en dos alturas diferentes.
C) Cepillos con filamentos medianos.
D) Cepillos eléctricos.

18

¿Cuál de las siguientes técnicas de cepillado se considera la más eficaz para eliminar la placa bacteriana del margen gingival?

A) Técnica de Bass o sulcular.
B) Técnica de Fones.
C) Técnica de Stillman modificada.
D) Técnica horizontal.

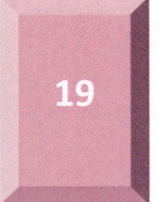

19

¿Qué técnica de cepillado se recomienda para pacientes adultos sin enfermedades periodontales?

A) Técnica de Bass.
B) Técnica de Charters.
C) Técnica horizontal, de scrub o de zapatero.
D) Técnica de Stillman.

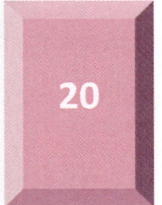

20

¿Qué técnica de cepillado se realiza con movimientos cortos en sentido anteroposterior sin desplazar los filamentos del lugar en que se colocan?

A) Técnica de Bass.
B) Técnica de Charters.
C) Técnica horizontal, de scrub o de zapatero.
D) Técnica vibratoria o de Stillman.

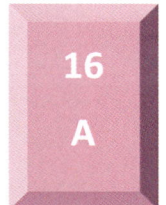

A) Tiene un único penacho o varios con una separación mínima entre sí. Un cepillo unipenacho se caracteriza por tener un único penacho o varios con una separación mínima entre sí, y un cabezal pequeño y circular. Se utiliza para la limpieza de espacios interdentales, diastemas amplios, planos guía para prótesis removible y zonas de difícil acceso como la cara distal del último molar. Este diseño permite un mejor control de placa en áreas específicas asegurando una limpieza más completa y efectiva en zonas que son difíciles de alcanzar con un cepillo convencional.

16

A

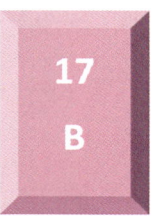

B) Cepillos con filamentos suaves dispuestos en dos alturas diferentes. Los cepillos de ortodoncia fija están diseñados específicamente para limpiar eficazmente alrededor de los aparatos de ortodoncia. Tienen penachos de la zona central más cortos para adaptarse a la zona de brackets y alambre, y dos hileras en forma de V que permiten una limpieza más precisa y efectiva. Estas características ayudan a eliminar la placa y los restos de alimentos que pueden acumularse alrededor de los aparatos de ortodoncia, reduciendo el riesgo de caries y enfermedades periodontales durante el tratamiento ortodóntico.

17

B

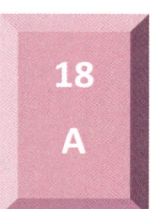

A) Técnica de Bass o sulcular. La técnica de Bass o sulcular se considera la más eficaz para eliminar la placa bacteriana del margen gingival. En esta técnica, los filamentos del cepillo se colocan en un ángulo de 45 grados respecto al eje longitudinal del diente, dirigiéndose hacia el surco gingival y realizando movimientos vibratorios cortos. Esta técnica permite una limpieza profunda del margen gingival y del área subgingival, aunque su alcance es limitado a alrededor de 0,5 mm.

18

A

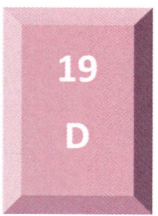

D) Técnica de Stillman. La técnica de Stillman se recomienda para pacientes adultos sin enfermedades periodontales. Esta técnica ayuda a mantener la salud de las encías y a prevenir la acumulación de placa en el surco gingival. Se realiza con una presión ligera y movimientos vibratorios o rotatorios, lo que permite una limpieza efectiva sin causar daño a los tejidos.

19

D

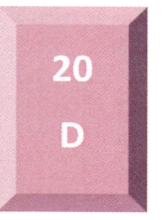

D) Técnica vibratoria o de Stillman. La técnica vibratoria o de Stillman se realiza con movimientos cortos en sentido anteroposterior, conocidos como movimientos "shimmy", sin desplazar los filamentos del lugar en que se colocan. Esta técnica permite que la placa sea eliminada por un efecto de capilaridad de los filamentos del cepillo, lo que ayuda a limpiar eficazmente el surco gingival y las áreas interdentales.

20

D

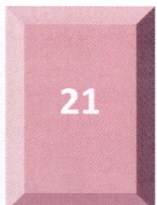

¿Qué agente antiplaca y antigingivitis se considera el "gold standard" o de referencia?

A) Triclosán.
B) Clorhexidina.
C) Fluoruro de estaño.
D) Zinc.

¿Por qué no se recomienda el uso de antibióticos contra el biofilm dental?

A) Porque son muy costosos.
B) Debido a un pobre riesgo-beneficio, efectos adversos y generación de resistencias.
C) Porque no son efectivos.
D) Porque causan tinciones en los dientes.

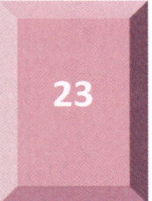

¿Qué propiedad de la clorhexidina le permite adherirse a la superficie del diente e interferir en la adhesión bacteriana durante mucho tiempo?

A) Solubilidad.
B) Sustantividad.
C) Volatilidad.
D) Viscosidad.

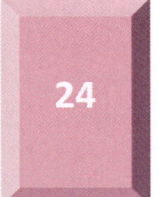

¿En qué concentraciones se formula generalmente la clorhexidina en colutorios?

A) 0.05% y 0.1%.
B) 0.1% y 0.2%.
C) 0.12% y 0.2%.
D) 0.2% y 0.5%.

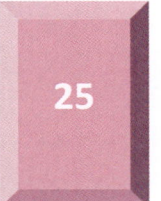

¿Qué características debería tener un colutorio ideal?

A) Bajo costo y buen sabor.
B) Elevada actividad antimicrobiana, eficacia de amplio espectro, estabilidad química, sustantividad, seguridad toxicológica, ausencia de reacciones adversas y compatibilidad con dentífricos.
C) Solo buen sabor y bajo costo.
D) Solo eficacia contra bacterias.

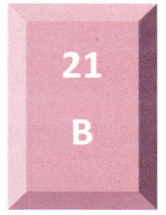

B) Clorhexidina. El digluconato de clorhexidina (CHX) se considera el agente antiplaca y antigingivitis "gold standard" o de referencia debido a su eficacia y amplio estudio durante más de 50 años. Es el agente más estudiado, con más de 50 años de investigación que respaldan su uso. La CHX es efectiva para reducir la placa bacteriana y la inflamación gingival, lo que la convierte en una opción preferida para el control químico de la placa.

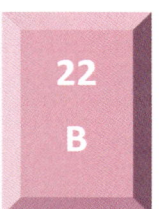

B) Debido a un pobre riesgo-beneficio, efectos adversos y generación de resistencias. El uso de antibióticos contra el biofilm dental no está recomendado debido a un pobre riesgo-beneficio. Los antibióticos pueden causar efectos adversos significativos y contribuir a la generación de resistencias bacterianas, lo que puede hacer que las bacterias sean más difíciles de tratar en el futuro. Además, los antibióticos no son específicos para las bacterias del biofilm dental y pueden afectar a la flora bacteriana normal de la boca, lo que puede llevar a desequilibrios y otros problemas de salud bucal.

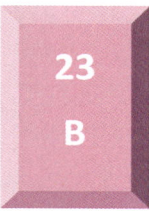

B) Sustantividad. La sustantividad es la propiedad de la clorhexidina que le permite adherirse a la superficie del diente e interferir en la adhesión bacteriana durante aproximadamente 12 horas. Esta propiedad es clave para su eficacia en la prevención de la placa y la gingivitis, ya que proporciona una acción prolongada contra las bacterias.

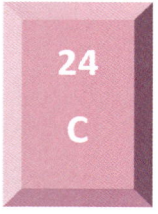

C) 0.12% y 0.2%. La clorhexidina se formula generalmente en colutorios en concentraciones de 0.12% y 0.2%. Estas concentraciones permiten alcanzar la dosis ideal de 18-20 mg de CHX por aplicación, lo que es suficiente para obtener sus beneficios antimicrobianos sin incrementar los efectos adversos.

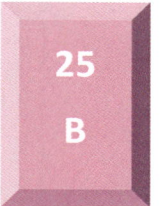

B) Elevada actividad antimicrobiana, eficacia de amplio espectro, estabilidad química, sustantividad, seguridad toxicológica, ausencia de reacciones adversas y compatibilidad con dentífricos. Un colutorio ideal debería tener varias características importantes, incluyendo elevada actividad antimicrobiana, eficacia de amplio espectro contra bacterias y levaduras, estabilidad química, sustantividad (capacidad de adherirse a las superficies orales y liberar lentamente el agente activo), seguridad toxicológica, ausencia de reacciones adversas y compatibilidad con la formulación de los dentífricos.

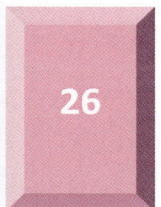

¿Qué es la sustantividad y por qué es importante en la clorhexidina?

A) La capacidad de un colutorio para tener buen sabor.
B) La capacidad de un agente para cambiar de color.
C) Capacidad de un agente para adherirse a las superficies orales y liberar flúor.
D) Capacidad de un agente para adherirse a las superficies orales y liberar lentamente el agente activo.

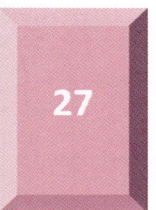

¿Cuáles son las desventajas del uso de clorhexidina en colutorios?

A) Mejora el sabor del aliento.
B) Causar tinciones de dientes, alteraciones del gusto, descamación de la mucosa oral, depósito de cálculo supra y subgingival, reacciones alérgicas, reducción de la flora bucal y aparición de resistencias.
C) Solo reduce la sensibilidad dental.
D) Solo blanquea los dientes.

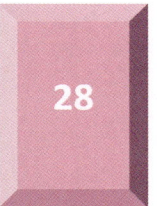

¿Cuáles son las tres funciones principales de los agentes antiplaca en los colutorios?

A) Blanqueamiento dental, fortalecimiento del esmalte y reducción de la sensibilidad.
B) Eliminación de manchas, reducción de la caries y mejora del aliento.
C) Preventivo, terapéutico y clínico.
D) Protección contra el sarro, reducción de la inflamación y eliminación de la placa.

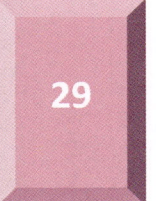

¿Mecanismo de acción de los aceites esenciales en colutorios como Listerine?

A) Solo blanquean los dientes.
B) Solo mejoran el sabor del aliento.
C) Solo reducen la sensibilidad dental.
D) Desorganización de la pared celular, inhibición de los enzimas bacterianos y extracción de la endotoxina derivada del polisacárido de las bacterias Gram negativas.

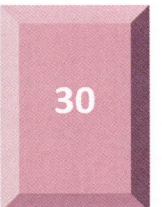

¿Cuáles son las desventajas del uso de aceites esenciales en colutorios?

A) No tienen desventajas.
B) Sensación inicial de quemazón, sabor amargo, mínima tinción y formación de cálculo supragingival.
C) Solo causan tinciones.
D) Solo aumentan la formación de cálculo.

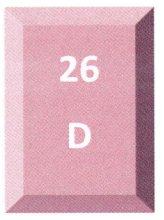

26

D

D) La capacidad de un agente para adherirse a las superficies orales y liberar lentamente el agente activo. La sustantividad es la capacidad de un agente para adherirse a las superficies orales y liberar lentamente el agente activo. En el caso de la clorhexidina, esta propiedad es crucial porque permite que el agente antimicrobiano actúe durante un período prolongado, asegurando la prevención contra la recolonización bacteriana y proporcionando una protección continua.

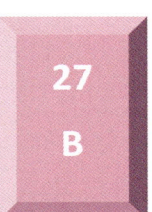

27

B

B) Causar tinciones de dientes, alteraciones del gusto, descamación de la mucosa oral, depósito de cálculo supra y subgingival, reacciones alérgicas, reducción de la flora bucal y aparición de resistencias. Aunque la clorhexidina es muy efectiva, su uso en colutorios puede tener varias desventajas, incluyendo tinciones de dientes, alteraciones del gusto, descamación de la mucosa oral, depósito de cálculo supra y subgingival, reacciones alérgicas, reducción de la flora bucal y aparición de resistencias si se utiliza durante largos periodos de tiempo.

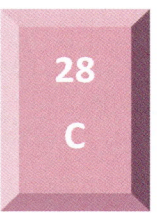

28

C

C) Preventivo, terapéutico y clínico. Los agentes antiplaca en los colutorios tienen tres funciones principales: preventivo (prevención de enfermedades periodontales), terapéutico (tratamiento de enfermedades bacterianas y micóticas específicas) y clínico (prevención de contagios al disminuir la carga de microorganismos durante procedimientos clínicos que generan aerosoles). Estas funciones ayudan a mantener la salud bucal y a prevenir la propagación de infecciones.

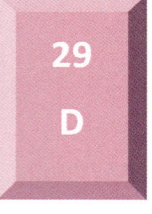

29

D

D) Desorganización de la pared celular, inhibición de los enzimas bacterianos y extracción de la endotoxina derivada del polisacárido de las bacterias Gram negativas. Los aceites esenciales en colutorios como el Listerine actúan mediante la desorganización de la pared celular de las bacterias, la inhibición de los enzimas bacterianos y la extracción de la endotoxina derivada del polisacárido de las bacterias Gram negativas. Este mecanismo de acción ayuda a reducir los niveles de placa y gingivitis.

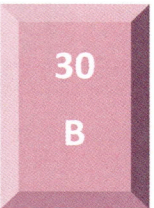

30

B

B) Sensación inicial de quemazón, sabor amargo, mínima tinción y formación de cálculo supragingival. Aunque los aceites esenciales en colutorios son efectivos, presentan algunas desventajas, como la sensación inicial de quemazón, sabor amargo (aunque los usuarios suelen habituarse a ello), mínima tinción y formación de cálculo supragingival. Además, el alcohol presente en algunos colutorios puede potenciar el efecto antiplaca, pero también se ha relacionado con el cáncer oral en algunos estudios.

¿Qué es el triclosán y cómo se utiliza en productos de higiene oral?

A) Un tipo de pasta dental que contiene fluoruro de sodio.
B) Un enjuague bucal que contiene nitrato de potasio.
C) Un cepillo dental eléctrico que contiene peróxido de hidrógeno.
D) Agente antimicrobiano bisfenol no iónico que se utiliza en concentraciones de 0.20% en pastas dentífricas y colutorios.

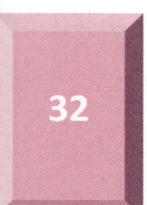

¿Qué son los compuestos de amonio cuaternario y cuál es el más conocido?

A) Agentes que blanquean los dientes; el más conocido es el peróxido de hidrógeno.
B) Agentes inhibidores de la formación de placa con fuerte carga positiva; el más conocido es el cetilpiridinio.
C) Agentes que fortalecen el esmalte dental; el más conocido es el fluoruro de sodio.
D) Agentes que reducen la sensibilidad dental; el más conocido es el nitrato de potasio.

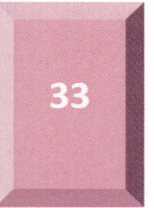

¿Qué efecto tienen los fluoruros en la formación de placa?

A) Inhiben la formación de placa alterando la agregación bacteriana y su metabolismo.
B) No tienen ningún efecto.
C) Solo blanquean los dientes.
D) Solo reducen la sensibilidad dental.

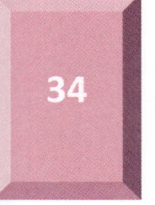

¿Qué requisitos deben cumplir los dentífricos?

A) Solo deben ser baratos.
B) Los ingredientes deben ser compatibles entre sí, tener un costo/fabricación aceptables y ser seguros y eficaces.
C) Solo deben tener buen sabor.
D) Solo deben ser efectivos contra la caries.

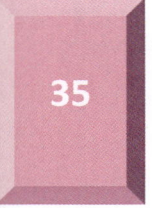

¿Qué función tienen los abrasivos en los dentífricos?

A) Solo mejorar el sabor del aliento.
B) Limpiar y pulir mecánicamente los dientes, eliminando manchas de la superficie.
C) Solo reducir la sensibilidad dental.
D) Solo blanquear los dientes.

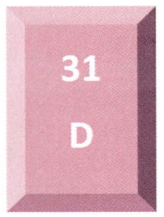

31

D

D) Un agente antimicrobiano bisfenol no iónico que se utiliza en concentraciones de 0.20% en pastas dentífricas y colutorios. El triclosán es un agente antimicrobiano bisfenol no iónico que se utiliza en productos de higiene oral, como pastas dentífricas y colutorios, en concentraciones de 0.20%. Debido a su baja carga positiva, necesita unirse a otros productos que refuercen su acción, como el citrato de zinc o copolímeros de metoxietileno.

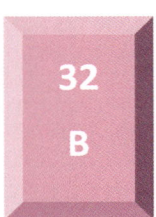

32

B

B) Agentes inhibidores de la formación de placa con fuerte carga positiva; el más conocido es el cetilpiridinio. Los compuestos de amonio cuaternario son agentes inhibidores de la formación de placa que presentan una fuerte carga positiva, lo que les permite unirse a los tejidos orales. El más conocido de estos compuestos es el cetilpiridinio, que se utiliza comúnmente en concentraciones de 0.05% en colutorios.

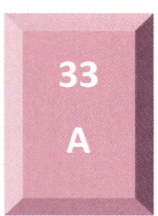

33

A

A) Inhiben la formación de placa alterando la agregación bacteriana y su metabolismo. Los fluoruros, aunque son conocidos por su efecto preventivo contra la caries, también tienen un efecto inhibidor en la formación de placa. Actúan alterando la agregación bacteriana y su metabolismo, aunque su efecto antiplaca es inferior al de la clorhexidina.

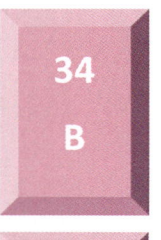

34

B

B) Los ingredientes deben ser compatibles entre sí, tener un costo/ fabricación aceptables y ser seguros y eficaces. Los dentífricos deben cumplir varios requisitos, incluyendo que los ingredientes sean compatibles entre sí, tener un costo y fabricación aceptables, y ser seguros y eficaces. Además, el agente terapéutico debe estar incluido en un vehículo que haga agradable su uso y mantenga su acción durante un tiempo adecuado.

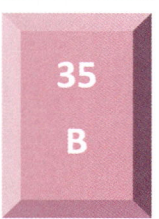

35

B

B) Limpiar y pulir mecánicamente los dientes, eliminando manchas de la superficie. Los abrasivos en los dentífricos tienen la función de limpiar y pulir mecánicamente los dientes, eliminando manchas de la superficie. Sin embargo, si se aplican bajo demasiada presión o si son demasiado duros, pueden dañar la superficie dentaria.

36

¿Qué agente antimicrobiano se utiliza comúnmente en pastas dentífricas y necesita unirse a otros productos para reforzar su acción?

A) Clorhexidina.
B) Triclosán.
C) Cetilpiridinio.
D) Fluoruro de estaño.

37

¿Qué agentes se utilizan en los dentífricos para blanquear los dientes?

A) Dióxido de titanio y peróxido de hidrógeno.
B) Clorhexidina y triclosán.
C) Cetilpiridinio y fluoruro de estaño.
D) Hexitidina y povidona iodada.

38

¿Qué compuestos se utilizan en los dentífricos contra la sensibilidad dentinaria?

A) Nitrato de potasio, cloruro de estroncio y citrato de sodio.
B) Clorhexidina y triclosán.
C) Dióxido de titanio y peróxido de hidrógeno.
D) Hexitidina y povidona iodada.

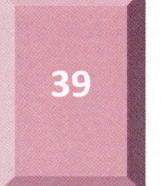

39

¿Cuál es la principal vía de absorción del flúor en el cuerpo humano?

A) A través de la piel.
B) A través de los pulmones.
C) A través del tracto gastrointestinal.
D) A través de la inhalación.

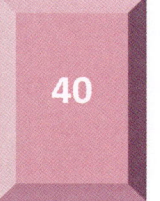

40

¿Cómo favorece el flúor la remineralización del esmalte hipomineralizado?

A) Aumentando la solubilidad del esmalte.
B) Disminuyendo la captación de iones calcio y fósforo.
C) Aumentando la captación de iones calcio y fósforo.
D) Inhibiendo la formación de fluorapatita.

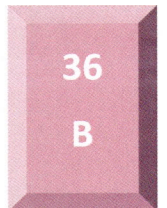

B) Triclosán. El triclosán es un agente antimicrobiano que se utiliza en pastas dentífricas y necesita unirse a otros productos, como el citrato de zinc y copolímeros, para reforzar su acción debido a su baja carga positiva. El triclosán induce un cambio en la composición de la placa supragingival, desorganizando su estructura y reduciendo su formación. Esto ayuda a prevenir la acumulación de bacterias en la superficie dental y a mantener la salud oral.

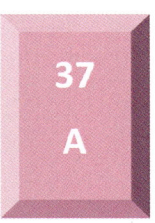

A) Dióxido de titanio y peróxido de hidrógeno. Los agentes blanqueadores como el dióxido de titanio y los agentes oxidantes como el peróxido de hidrógeno se utilizan en los dentífricos para blanquear los dientes. Estos compuestos ayudan a eliminar las manchas superficiales y a mejorar la apariencia de los dientes, proporcionando una sonrisa más brillante.

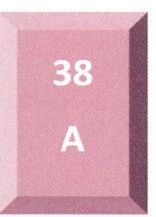

A) Nitrato de potasio, cloruro de estroncio y citrato de sodio. Los dentífricos contra la sensibilidad dentinaria contienen compuestos como nitrato de potasio, cloruro de estroncio y citrato de sodio. Estos ingredientes ayudan a desensibilizar los nervios en los dientes y a bloquear los túbulos dentinarios, reduciendo la sensibilidad al frío, calor y otros estímulos.

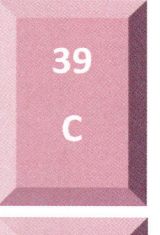

C) A través del tracto gastrointestinal. La principal vía de absorción del flúor en el cuerpo humano es a través del tracto gastrointestinal. El flúor presente en el agua y en los alimentos se disuelve en el ácido del estómago y se convierte en fluoruro de hidrógeno (HF), que puede atravesar las membranas celulares. La absorción intestinal del flúor es rápida, con un 40% del total ingerido absorbido en los primeros 30 minutos y el 90% en las 4 horas siguientes.

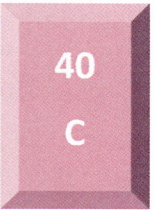

C) Aumentando la captación de iones calcio y fósforo. El flúor favorece la remineralización del esmalte hipomineralizado al aumentar la captación de iones calcio y fósforo presentes en la saliva. Estos iones son esenciales para la formación de nuevos cristales de hidroxiapatita y fluorapatita, que fortalecen el esmalte dental.

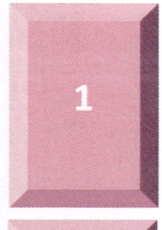

¿Cuál es el objetivo principal de los irrigadores orales?

A) Blanquear los dientes.
B) Remover placa y restos de comida por arrastre mecánico.
C) Fortalecer el esmalte dental.
D) Reducir la sensibilidad dental.

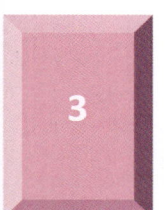

¿Qué se puede añadir al depósito de agua de los irrigadores orales para mejorar su efectividad?

A) Flúor.
B) Peróxido de hidrógeno.
C) Bicarbonato de sodio.
D) Clorhexidina.

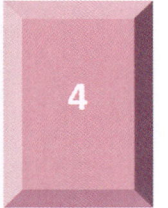

Según Husseini et al. (2008), ¿qué efecto tienen los irrigadores orales como complemento del cepillado en la reducción de placa visible?

A) Tienen un efecto significativo en la reducción de placa visible.
B) No tienen un efecto adicional en la reducción de placa visible.
C) Aumentan la cantidad de placa visible.
D) No se ha estudiado su efecto en la reducción de placa visible.

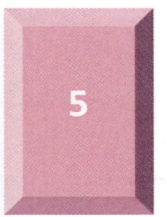

¿Cuál es el propósito de los limpiadores o raspadores de lengua?

A) Eliminar la placa bacteriana de la lengua.
B) Eliminar posibles restos alimenticios de la lengua.
C) Reducir problemas de halitosis.
D) Todas son verdaderas.

¿En qué situaciones clínicas es fundamental el uso complementario de antimicrobianos para el control de placa?

A) Pacientes con dientes sensibles.
B) Pacientes con ortodoncia.
C) Pacientes en fase activa de enfermedad periodontal o de alto riesgo de caries.
D) Pacientes con implantes dentales.

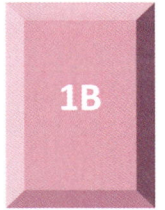

B) Remover placa y restos de comida por arrastre mecánico. Los irrigadores orales son dispositivos diseñados para mejorar la higiene bucal mediante la emisión de un chorro de agua, que puede ser continuo o intermitente. Este chorro de agua tiene la función de remover la placa dental y los restos de comida que se acumulan en los espacios interdentales y otras áreas de difícil acceso. La acción mecánica del agua ayuda a limpiar estas áreas, complementando el cepillado dental y proporcionando una limpieza más completa. Aunque no sustituyen el cepillado, los irrigadores orales pueden ser especialmente útiles para personas con aparatos ortodónticos, implantes dentales o problemas de encías.

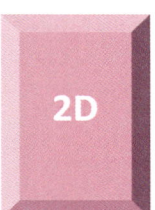

D) Clorhexidina. La clorhexidina es un agente antimicrobiano que se puede añadir al depósito de agua de los irrigadores orales para potenciar su efectividad. Este compuesto es conocido por su capacidad para reducir la cantidad de bacterias en la boca, lo que puede ayudar a prevenir infecciones y enfermedades periodontales. Al incorporar clorhexidina en el agua del irrigador, se mejora la capacidad del dispositivo para eliminar bacterias y mantener una mejor salud bucal. Sin embargo, es importante usar la clorhexidina bajo la supervisión de un profesional dental, ya que su uso prolongado puede tener efectos secundarios, como la tinción de los dientes.

B) No tienen un efecto adicional en la reducción de placa visible. La revisión sistemática realizada por Husseini et al. en 2008 concluyó que los irrigadores orales, cuando se utilizan como complemento del cepillado dental, no tienen un efecto adicional significativo en la reducción de la placa visible. Esto significa que, aunque los irrigadores pueden ayudar a limpiar la boca, no son más efectivos que el cepillado solo para eliminar la placa que se puede ver a simple vista. Sin embargo, el estudio también encontró que el uso de irrigadores orales puede tener beneficios para la salud gingival, lo que sugiere que pueden ser útiles para mejorar la salud de las encías y prevenir enfermedades periodontales.

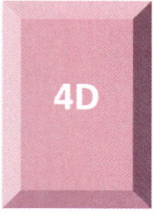

D) Todas son verdaderas. Los limpiadores o raspadores de lengua son herramientas diseñadas específicamente para eliminar la placa bacteriana y restos de comida que se acumula en la superficie de la lengua. La lengua, debido a su estructura y textura, puede albergar una gran cantidad de microorganismos que contribuyen a la formación de placa y al mal aliento (halitosis). Al usar un limpiador de lengua, se puede reducir significativamente la cantidad de bacterias en la boca, mejorando así la higiene bucal general y reduciendo el riesgo de halitosis. Estos dispositivos son fáciles de usar y pueden ser una adición efectiva a la rutina diaria de cuidado bucal.

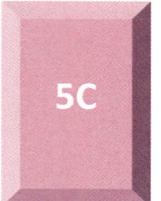

C) Pacientes en fase activa de enfermedad periodontal o de alto riesgo de caries. El uso de antimicrobianos es especialmente importante en pacientes que están en fase activa de enfermedad periodontal o que tienen un alto riesgo de desarrollar caries. Estos antimicrobianos ayudan a controlar la placa bacteriana y a prevenir la progresión de estas enfermedades.

6

¿Cuál es el agente antimicrobiano más destacado para el control de placa y gingivitis?

A) Flúor.
B) Peróxido de hidrógeno.
C) Clorhexidina.
D) Bicarbonato de sodio.

7

¿Qué tipo de compuesto es la clorhexidina?

A) Un detergente aniónico.
B) Una biguanida catiónica.
C) Un ácido orgánico.
D) Un alcohol.

8

¿Cuál es una de las ventajas importantes de la clorhexidina cuando se usa oralmente?

A) Induce resistencia bacteriana.
B) Induce sobreinfección.
C) Es ineficaz contra hongos.
D) No induce resistencia bacteriana ni sobreinfección.

9

¿Qué puede inactivar la clorhexidina debido a su naturaleza catiónica?

A) Flúor.
B) Peróxido de hidrógeno.
C) Laurilsulfato de sodio.
D) Bicarbonato de sodio.

10

¿Cuál es la concentración de clorhexidina recomendada para enjuagues preoperatorios?

A) 0,2%.
B) 0,12%.
C) 0,24%.
D) 1%.

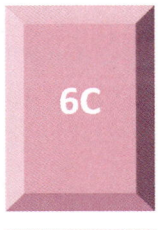

C) Clorhexidina. La clorhexidina es el agente antimicrobiano más destacado para el control de placa y gingivitis. Su efectividad ha sido ampliamente demostrada, y se utiliza en diferentes vehículos y concentraciones, desde colutorios con una concentración del 0,05% hasta barnices con una concentración del 35%.

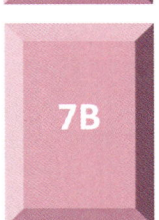

B) Una biguanida catiónica. La clorhexidina es una biguanida catiónica que se utiliza en odontología en forma de digluconato de clorhexidina. Este compuesto es conocido por su efectividad como agente antiplaca y antigingivitis, y ha sido utilizado durante más de cuatro décadas debido a su amplio espectro de acción antimicrobiano.

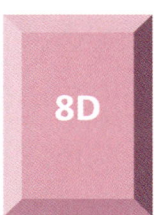

D) No induce resistencia bacteriana ni sobreinfección. Una de las ventajas más importantes de la clorhexidina es que, cuando se usa oralmente, no induce resistencia bacteriana ni sobreinfección. Esto la hace especialmente útil en el control de la placa y la gingivitis, ya que puede ser utilizada de manera segura y efectiva sin el riesgo de desarrollar resistencia bacteriana.

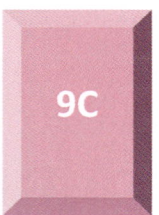

C) Laurilsulfato de sodio. La clorhexidina, al ser una molécula catiónica, puede ser inactivada por los detergentes aniónicos como el laurilsulfato de sodio, que se encuentra comúnmente en los dentífricos. Estos detergentes compiten por los sitios de unión, reduciendo la efectividad de la clorhexidina.

A) 0,2%. Para enjuagues preoperatorios, se recomienda una concentración de clorhexidina del 0,2%. Este enjuague ayuda a reducir la carga bacteriana y el riesgo de bacteriemias durante procedimientos quirúrgicos orales.

11

¿Qué combinación de antimicrobianos se recomienda aplicar cada 3 meses para reducir la incidencia de caries de raíz?

A) Clorhexidina (0,2%) y flúor (0,05%).
B) Clorhexidina (0,12%) y laurilsulfato de sodio (0,1%).
C) Peróxido de hidrógeno (3%) y bicarbonato de sodio (1%).
D) Clorhexidina (1%) y timol (1%).

12

¿Qué forma de clorhexidina se utiliza para prevenir la alveolitis seca después de la extracción quirúrgica de cordales?

A) Colutorio al 0,05%.
B) Gel al 0,12%.
C) Gel al 0,2%.
D) Barniz al 35%.

13

¿Cuál es la relación entre la efectividad y la sustantividad de la clorhexidina?

A) No hay relación.
B) La efectividad es inversamente proporcional a la sustantividad.
C) La efectividad es directamente proporcional a la sustantividad.
D) La sustantividad no afecta la efectividad.

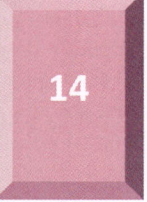

14

¿Qué agente activo utilizan los colutorios LISTERINE para el control de placa y gingivitis?

A) Clorhexidina.
B) Aceites esenciales.
C) Cloruro de cetilpiridinio.
D) Peróxido de hidrógeno.

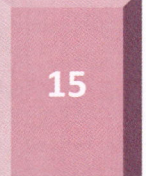

15

¿Qué agente catiónico es habitual en los colutorios y ha mostrado beneficios pequeños pero significativos en el control de placa y gingivitis?

A) Clorhexidina.
B) Aceites esenciales.
C) Cloruro de cetilpiridinio.
D) Peróxido de hidrógeno.

D) Clorhexidina (1%) y timol (1%). Se recomienda aplicar barniz de clorhexidina (1%) más timol (1%) cada 3 meses para reducir la incidencia de caries de raíz. Esta combinación ha mostrado evidencia moderada en la reducción de caries radicular.

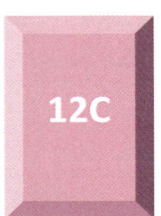

C) Gel al 0,2%. El gel de clorhexidina al 0,2% se utiliza intraalvéolo y poscirugía para prevenir la alveolitis seca después de la extracción quirúrgica de cordales. Este gel ha demostrado ser efectivo en la prevención de esta complicación postoperatoria.

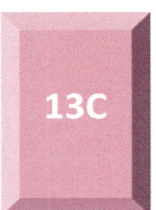

C) La efectividad es directamente proporcional a la sustantividad. La clorhexidina se diferencia de otros antimicrobianos por su alta sustantividad intraoral, lo que significa que se adhiere rápidamente y de manera efectiva a los dientes, la película, la placa y las mucosas. Esta alta sustantividad permite que la clorhexidina mantenga su efecto antimicrobiano durante horas, lo que mejora su efectividad en el control de la placa y la gingivitis.

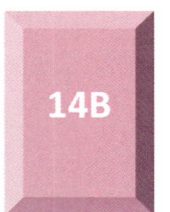

B) Aceites esenciales. Los colutorios LISTERINE utilizan aceites esenciales como agente activo para el control de placa y gingivitis. Estos aceites esenciales han sido evaluados en varios estudios y metaanálisis, incluyendo el de Gunsolley (2006) y una revisión posterior en 2007. Ambos estudios coinciden en que hay un alto nivel de evidencia científica que demuestra la efectividad de los aceites esenciales en la reducción de placa y gingivitis. Los aceites esenciales actúan desintegrando la pared celular de las bacterias y reduciendo su capacidad de agregación, lo que disminuye la formación de placa y la inflamación gingival.

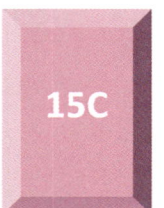

C) Cloruro de cetilpiridinio. El cloruro de cetilpiridinio es un agente catiónico comúnmente utilizado en colutorios. Aunque los resultados de los estudios han sido inconsistentes debido a diferentes formulaciones, una revisión sistemática realizada por Hap et al. (2008) concluyó que este agente consigue pequeños pero significativos beneficios en el control de placa y gingivitis. El cloruro de cetilpiridinio actúa alterando la membrana celular de las bacterias, lo que reduce su viabilidad y capacidad de formar placa.

16

¿Qué agente activo en los colutorios ORALDINE ha mostrado ser menos efectivo que la clorhexidina como agente antiplaca?

A) Peróxido de hidrógeno.
B) Cloruro de cetilpiridinio.
C) Hexetidina.
D) B y C son correctas.

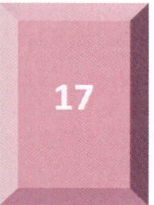

17

¿Qué agente antimicrobiano se ha incorporado con éxito en la formulación de dentífricos y es un derivado fenólico de baja toxicidad?

A) Triclosán.
B) Clorhexidina.
C) Fluoruro de estaño.
D) Citrato de cinc.

18

¿Qué efecto tiene el fluoruro de estaño en la hipersensibilidad dentinaria?

A) Aumenta la hipersensibilidad.
B) No tiene efecto en la hipersensibilidad.
C) Reduce la hipersensibilidad.
D) Elimina completamente la hipersensibilidad.

¿Qué componente se ha incorporado en la formulación de dentífricos y ha mostrado un efecto antiplaca moderado a largo plazo?

A) Triclosán.
B) Fluoruro de estaño.
C) Citrato de cinc.
D) Enzimas (amiloglucosidasa y glucosaoxidasa).

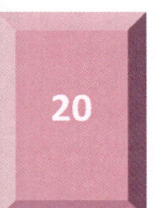

19

¿Qué componente se añade al triclosán en los dentífricos para aumentar su acción antimicrobiana residual? Señala la correcta.

20

A) Flúor.
B) Copolímero.
C) Citrato de cinc.
D) La C es verdadera.

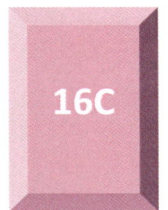

16C

C) Hexetidina. La hexetidina, una pirimidina y el agente activo en los colutorios ORALDINE, ha sido objeto de una revisión sistemática. Aunque ha mostrado un efecto positivo antiplaca en comparación con placebo, fue menos efectiva que la clorhexidina como agente antiplaca. Esto se debe a que la hexetidina tiene una menor capacidad de adherirse a las superficies orales y de mantener su efecto antimicrobiano durante un período prolongado, lo que limita su efectividad en comparación con la clorhexidina.

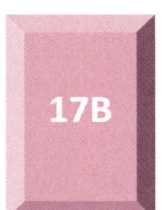

17B

B) Triclosán. El triclosán es un agente antimicrobiano que se ha incorporado con éxito en la formulación de dentífricos. Es un derivado fenólico de baja toxicidad con un amplio espectro de acción, activo frente a bacterias grampositivas y gramnegativas, micobacterias, esporas, bacterias anaerobias estrictas y Candida. Además, el triclosano tiene propiedades antiinflamatorias y es compatible con el flúor y los surfactantes aniónicos de los dentífricos.

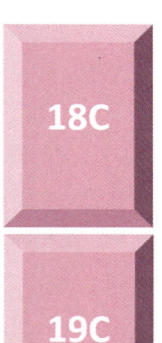

18C

C) Reduce la hipersensibilidad. El fluoruro de estaño reduce la hipersensibilidad dentinaria. Además de su acción antimicrobiana, el fluoruro de estaño afecta a la virulencia y a la composición microbiana, lo que contribuye a la reducción de la hipersensibilidad en los dientes.

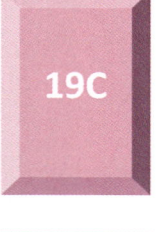

19C

C) Citrato de cinc. El citrato de cinc se ha incorporado en la formulación de dentífricos y ha mostrado un efecto antiplaca moderado a largo plazo. Aunque su efectividad no ha sido suficientemente estudiada, se ha demostrado que la incorporación de cinc a un dentífrico con clorhexidina puede reducir la aparición de tinciones.

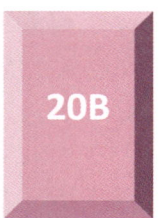

20B

B) Copolímero. Para aumentar la acción antimicrobiana residual del triclosano, se añade un copolímero (2% polivinilmetilo éter del ácido maleico) en la formulación de los dentífricos. Este copolímero incrementa la sustantividad del triclosano, permitiendo que permanezca en la boca por más tiempo y mejore su efectividad en el control de la placa y la gingivitis.

21

¿Qué efecto tienen los dentífricos que contienen fluoruro de estaño al 0,454% en la placa y la gingivitis?

A) Alto efecto antiplaca y baja eficacia antigingivitis.
B) Escaso efecto antiplaca y alta eficacia antigingivitis.
C) Alto efecto antiplaca y alta eficacia antigingivitis.
D) Escaso efecto antiplaca y baja eficacia antigingivitis.

22

¿Qué componente se ha incorporado en la formulación de dentífricos y ha mostrado un efecto antiplaca moderado a largo plazo?

A) Triclosán.
B) Fluoruro de estaño.
C) Citrato de cinc.
D) Enzimas (amiloglucosidasa y glucosaoxidasa).

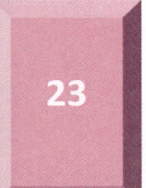

23

¿Qué tipo de microorganismos incluye el amplio espectro de acción antimicrobiano de la clorhexidina?

A) Solo bacterias grampositivas.
B) Solo bacterias gramnegativas.
C) Bacterias grampositivas y gramnegativas, hongos y algunos virus lipófilos.
D) Solo hongos.

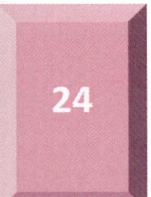

24

¿Cuál es una característica distintiva de la clorhexidina en comparación con otros antimicrobianos?

A) Baja sustantividad intraoral.
B) Alta sustantividad intraoral.
C) No se une a los dientes.
D) No se une a la placa.

25

¿Qué porcentaje de clorhexidina se retiene en la boca después de 30 segundos de uso?

A) 25%.
B) 50%.
C) 75%.
D) 100%.

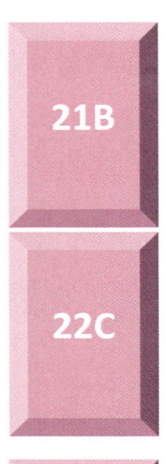

B) Escaso efecto antiplaca y alta eficacia antigingivitis. Los dentífricos que contienen fluoruro de estaño al 0,454% muestran un escaso efecto antiplaca pero una alta eficacia antigingivitis. Aunque no eliminan la placa de manera significativa, afectan a la virulencia y a la composición microbiana, lo que contribuye a la reducción de la inflamación gingival.

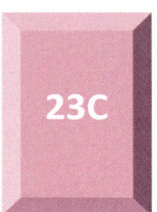

C) Citrato de cinc. El citrato de cinc se ha incorporado en la formulación de dentífricos y ha mostrado un efecto antiplaca moderado a largo plazo. Aunque su efectividad no ha sido suficientemente estudiada, se ha demostrado que la incorporación de cinc a un dentífrico con clorhexidina puede reducir la aparición de tinciones.

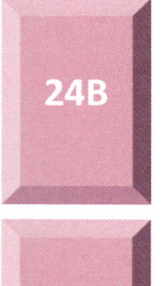

C) Bacterias grampositivas y gramnegativas, hongos y algunos virus lipófilos. La clorhexidina tiene un amplio espectro de acción antimicrobiano que incluye bacterias grampositivas y gramnegativas, hongos e incluso algunos virus lipófilos. Esta amplia efectividad la convierte en un agente muy útil en el control de la placa y la gingivitis.

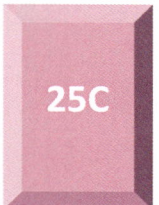

B) Alta sustantividad intraoral. La clorhexidina se diferencia de otros antimicrobianos por su alta sustantividad intraoral. Esto significa que se une rápidamente y de manera efectiva a los dientes, la película, la placa y las mucosas. Esta unión rápida y duradera permite que la clorhexidina mantenga su efecto antimicrobiano durante horas, reduciendo la frecuencia de uso necesaria.

C) 75%. La clorhexidina se caracteriza por su alta sustantividad intraoral. Después de 30 segundos de uso, se retiene el 75% de la clorhexidina en la boca, lo que permite que su efecto antimicrobiano se prolongue durante horas, reduciendo la necesidad de aplicaciones frecuentes.

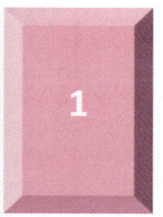

¿Qué es el cálculo dental?

A) Una película bacteriana que se adhiere a los dientes.
B) Una concreción que se forma en el diente natural por calcificación de la placa bacteriana.
C) Una sustancia que se forma únicamente en prótesis dentales.
D) Un tipo de bacteria que causa caries.

¿Cuál es la principal diferencia entre el cálculo dental y la placa dental?

A) La placa dental es más dura que el cálculo dental.
B) El cálculo dental tiene un 80% de contenido orgánico y un 20% de contenido inorgánico.
C) La placa dental se puede remover fácilmente con un correcto cepillado.
D) El cálculo dental es una película bacteriana que se adhiere a los dientes.

¿Cuál es la composición del cálculo dental?

A) 80% de contenido orgánico y 20% de contenido inorgánico.
B) 50% de contenido orgánico y 50% de contenido inorgánico.
C) 20% de contenido orgánico y 80% de contenido inorgánico.
D) 100% de contenido inorgánico.

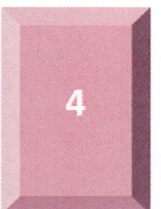

¿Dónde se localiza comúnmente el cálculo supragingival?

A) Por debajo del margen gingival.
B) En la cara lingual de los incisivos inferiores y en la cara vestibular de los primeros molares superiores.
C) En la superficie del diente cubierta por la encía libre.
D) En la raíz del diente.

¿Cuál es la textura del cálculo supragingival?

A) Pétrea y más dura que el cálculo subgingival.
B) Arenosa y más blanda que el subgingival.
C) Compacta y muy adherida a la raíz dentaria.
D) Suave y lisa.

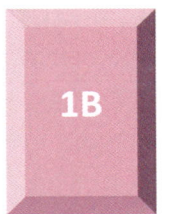

B) Una concreción que se forma en el diente natural por calcificación de la placa bacteriana. El cálculo dental, también conocido como tártaro, es una concreción que se forma en el diente natural, prótesis dentales, obturaciones y aparatos de ortodoncia por la calcificación de la placa bacteriana. Esta calcificación ocurre cuando las sales minerales presentes en la saliva se depositan sobre la placa bacteriana, endureciéndola y transformándola en una estructura sólida y rugosa. A diferencia de la placa dental, que es una película bacteriana suave y pegajosa, el cálculo dental es duro y adherido firmemente a la superficie del diente.

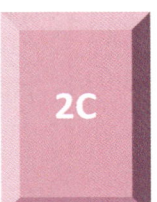

C) La placa dental se puede remover fácilmente con un correcto cepillado. La placa dental es una película bacteriana que se adhiere a los dientes y se puede remover fácilmente con un correcto cepillado. Está compuesta principalmente por bacterias, restos de alimentos y saliva. Su composición es de aproximadamente un 80% de contenido orgánico y un 20% de contenido inorgánico. En cambio, el cálculo dental tiene una composición inversa, con un 20% de contenido orgánico y un 80% de contenido inorgánico, lo que lo hace mucho más difícil de remover sin la ayuda de un profesional dental.

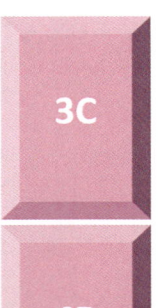

C) 20% de contenido orgánico y 80% de contenido inorgánico. El cálculo dental tiene una composición de 20% de contenido orgánico, que incluye agua, bacterias y células descamadas de la cavidad oral, y un 80% de contenido inorgánico, compuesto principalmente por carbonato de calcio y fosfato de calcio. Esta alta concentración de minerales es lo que le da su dureza característica y lo diferencia de la placa dental, que es más fácil de remover debido a su mayor contenido orgánico.

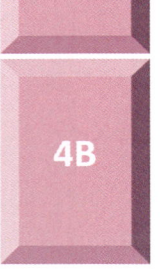

B) En la cara lingual de los incisivos inferiores y en la cara vestibular de los primeros molares superiores. El cálculo supragingival se localiza comúnmente en la cara lingual de los incisivos inferiores y en la cara vestibular de los primeros molares superiores. Estas áreas están cerca de los conductos de salida de las grandes glándulas salivales, como el conducto de Wharton de la glándula submaxilar y el conducto de Stenon de la glándula parótida. La alta concentración de minerales en la saliva que fluye por estos conductos facilita la formación de cálculo en estas zonas.

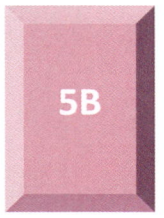

B) Arenosa y más blanda que el subgingival. El cálculo supragingival presenta una textura arenosa y es más blando que el cálculo subgingival. Esto se debe a su menor contenido mineral y a su formación en áreas de la boca donde la saliva está más presente, lo que facilita su remoción con instrumentos dentales adecuados.

¿Cómo se detecta el cálculo subgingival?

A) Por inspección visual únicamente.
B) Por exploración táctil con una sonda periodontal o por técnicas radiográficas.
C) Solo con un chorro de aire.
D) No se puede detectar.

¿Cuál es la coloración del cálculo subgingival?

A) Gris y verde parduzco.
B) Blanco-amarillenta.
C) Transparente.
D) Roja.

¿Cuál es la recurrencia del cálculo supragingival en comparación con el subgingival?

A) El cálculo supragingival tiene una progresión lenta.
B) El cálculo subgingival tiene una progresión rápida.
C) El cálculo supragingival tiene una progresión rápida.
D) Ninguno de los dos tiene progresión.

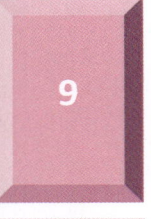

¿Qué son las tinciones dentales?

A) Alteraciones del color de los dientes causadas únicamente por agentes externos.
B) Alteraciones del color de los dientes o una parte de ellos.
C) Manchas que solo afectan a las prótesis dentales.
D) Cambios de color que solo se producen en dientes temporales.

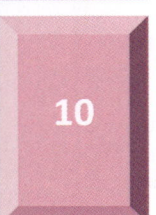

¿Qué tipo de tinción dental predominante es causada por bacterias cromógenas y aparece en el tercio cervical de los incisivos?

A) Tinción verdosa.
B) Tinción roja.
C) Tinción amarillo.
D) Tinción en ribete negro.

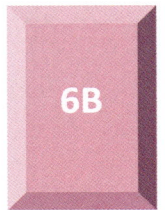

6B

B) Por exploración táctil con una sonda periodontal o por técnicas radiográficas. El cálculo subgingival se detecta principalmente por exploración táctil con una sonda periodontal, que permite al dentista sentir la superficie rugosa del cálculo bajo la encía. También se puede detectar mediante técnicas radiográficas, que muestran las áreas de acumulación de cálculo en las radiografías dentales. En algunos casos, puede ser visible al retirar la encía libre con un chorro de aire o con algún instrumento.

7A

A) Gris y verde parduzco. El cálculo subgingival presenta una coloración entre gris y verde parduzco. Esta coloración se debe a la acumulación de pigmentos provenientes de la sangre y otros componentes presentes en el surco gingival, así como a la falta de exposición a la luz y al aire, lo que contribuye a su apariencia más oscura en comparación con el cálculo supragingival.

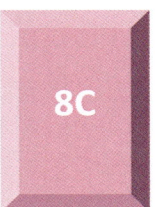

8C

C) El cálculo supragingival tiene una progresión rápida. El cálculo supragingival tiene una recurrencia rápida debido a su formación en áreas de la boca donde la saliva está más presente, lo que facilita la deposición de minerales y la formación de nuevo cálculo. En contraste, el cálculo subgingival tiene una recurrencia más lenta, ya que se forma en áreas menos expuestas a la saliva y donde la mineralización es más gradual.

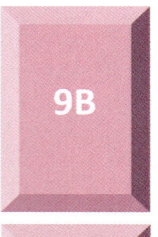

9B

B) Alteraciones del color de los dientes o una parte de ellos. Las tinciones dentales son alteraciones del color característico de los dientes o una parte de ellos. Estas pueden ser causadas por diversos factores, tanto internos como externos, y pueden afectar tanto a dientes naturales como a prótesis dentales.

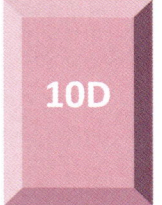

10D

D) Tinción en ribete negro. La tinción cromógena, coloración que se presenta con frecuencia en la práctica clínica pediátrica. Causa: presencia de bacterias cromógenas en la saliva del sujeto. Manifestaciones clínicas: coloración que se adhiere a la superficie del diente en el tercio más cercano a la encía, pegadas al borde gingival del diente, dejando su parte final libre de coloración tanto en dientes temporales como permanentes. Manchas pequeñas y frecuentes de color negro. La intensidad de coloración varía entre los pacientes, así como el número de dientes afectados, la mayoría de las veces son varios los dientes coloreados, raro encontrar la coloración de un diente aislado.

¿Cuál es una de las limitaciones que pueden comprometer el éxito del raspado y alisado radicular?

A) Superficies dentarias lisas.
B) Dientes anteriores.
C) Profundidad de sondaje y forma de la bolsa.
D) Uso de colutorios de clorhexidina.

¿Qué resultados clínicos se obtienen tras el raspado y alisado radicular?

A) Aumento del índice de placa.
B) Reducción en la inflamación gingival e índice de sangrado.
C) Incremento de patógenos periodontales.
D) Aumento de la profundidad de sondaje.

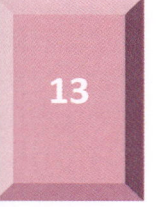

¿Qué tipo de tinción dental puede ser causada por la hiperfluorosis?

A) Tinción verdosa.
B) Tinción marrón.
C) Tinción anaranjada.
D) Tinción en ribete negro.

¿Qué tipo de movimientos se realizan con una cureta universal durante la instrumentación periodontal?

A) Solo movimientos horizontales.
B) Movimientos controlados verticales, horizontales, circulares u oblicuos.
C) Solo movimientos circulares.
D) Solo movimientos de presión.

¿Cuál es la técnica adecuada de raspado con la cureta dental?

A) Movimientos de raspado suaves y precisos en las superficies dentales y las encías.
B) Movimientos de presión fuertes en las superficies dentales.
C) Movimientos circulares en las superficies dentales.
D) Movimientos de rotación en las superficies dentales.

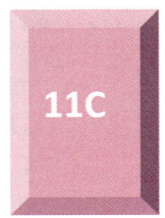

C) Profundidad de sondaje y forma de la bolsa. Una de las limitaciones que pueden comprometer el éxito del raspado y alisado radicular es la profundidad de sondaje y la forma de la bolsa periodontal. Bolsas profundas y/o estrechas pueden dificultar la eliminación completa del cálculo.

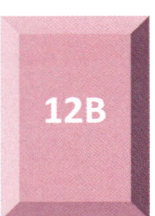

B) Reducción en la inflamación gingival e índice de sangrado. Tras el raspado y alisado radicular, se obtienen resultados clínicos como la reducción del índice de placa, la reducción en la inflamación gingival e índice de sangrado, la reducción de la profundidad de sondaje, y la ganancia de inserción clínica.

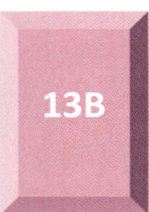

B) Tinción marrón. La hiperfluorosis, causada por un exceso en la ingesta de flúor, puede provocar tinciones de color marrón en los dientes, junto con un aspecto rugoso. Esta es una tinción intrínseca medicamentosa.

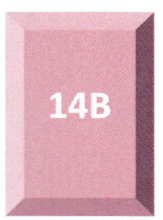

B) Movimientos controlados verticales, horizontales, circulares u oblicuos. tienen un movimiento de inserción de la hoja con ángulo de 0°, y una vez que el borde cortante se localiza debajo del cálculo se realiza una angulación de trabajo de 70° Teniendo en cuenta que más de 90° resultaría peligroso y menos de 45° sería ineficaz. Se presiona lateralmente la superficie dentaria, con lo que el cálculo es eliminado mediante movimientos controlados verticales, horizontales, circulares u oblicuos.

A) Movimientos de raspado suaves y precisos en las superficies dentales y las encías. Se basa en realizar movimientos controlados, suaves y precisos, dirigidos a eliminar el cálculo subgingival y de la superficie radicular del diente. Movimientos: Verticales u oblicuos, siguiendo la anatomía del diente. Con presión moderada, suficiente para desprender el cálculo sin dañar el tejido periodontal .Dirigidos desde la base del surco hacia la corona, para evitar lesionar el epitelio de unión. El objetivo es desbridar eficazmente la superficie radicular sin causar trauma en los tejidos blandos. Las opciones que mencionan movimientos fuertes, circulares o de rotación no son apropiadas, ya que pueden provocar daño en el periodonto o ser ineficaces para eliminar el cálculo.

¿Qué precauciones deben tomarse al utilizar aeropulidores en pacientes con encía inflamada?

A) No hay precauciones especiales.
B) Se deben utilizar protectores auditivos.
C) Se deben utilizar productos químicos para proteger las encías.
D) Se deben evitar los aeropulidores debido al riesgo de bacteriemia.

¿Qué es el enfisema subcutáneo y cómo puede ocurrir durante el uso de aeropulidores?

A) Una infección de los tejidos blandos causada por bacterias.
B) Una fractura del hueso facial.
C) Una reacción alérgica a los productos químicos utilizados.
D) Una condición creada por la introducción de aire en los tejidos blandos.

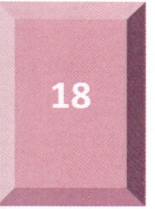

¿Qué tipo de pasta se utiliza para el pulido dental y cuál es su efecto?

A) Pasta de flúor para fortalecer el esmalte.
B) Pasta abrasiva de efecto abrasivo en disminución.
C) Pasta de blanqueamiento para aclarar los dientes.
D) Pasta de sellado para proteger los dientes.

¿Cuáles son las tres partes principales de una cureta dental?

A) Hoja, mango y cuello.
B) Hoja, punta y base.
C) Mango, base y punta.
D) Hoja, mango y base.

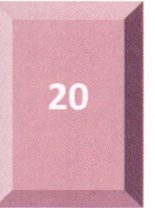

¿Qué características tienen las curetas universales?

A) Hoja de un solo lado y marcas de medición.
B) Hoja de doble cara y versatilidad para su uso en diversas áreas de la boca.
C) Hoja de un solo lado y especialización para bolsas periodontales.
D) Hoja de doble cara y uso exclusivo en dientes anteriores.

16D

D) Se deben evitar los aeropulidores debido al riesgo de bacteriemia. Al utilizar aeropulidores en pacientes con encía inflamada, se deben evitar estos dispositivos debido al riesgo de bacteriemia. La inflamación de las encías puede facilitar la entrada de bacterias en el torrente sanguíneo, aumentando el riesgo de infecciones sistémicas.

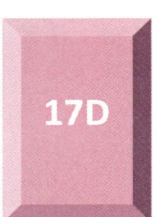

17D

D) Una condición creada por la introducción de aire en los tejidos blandos. El enfisema subcutáneo es una condición creada por la introducción de aire u otros gases en los tejidos blandos. Durante el uso de aeropulidores, el aire a presión puede introducirse accidentalmente en los tejidos blandos, causando enfisema subcutáneo. Esta complicación puede ser poco frecuente, pero es importante reconocerla y tratarla adecuadamente para evitar complicaciones graves.

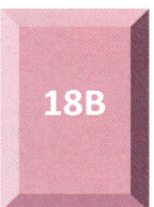

18B

B) Pasta abrasiva de efecto abrasivo en disminución. Para el pulido dental, se utiliza una pasta abrasiva de efecto abrasivo en disminución. Esta pasta ayuda a eliminar las manchas y la placa de las superficies dentarias, dejando una superficie más lisa y menos propensa a la acumulación de placa.

19A

A) Hoja, mango y cuello. Las tres partes principales de una cureta dental son la hoja o punta, el mango y el cuello. La hoja es la parte activa que entra en contacto con las superficies dentales y las encías, el mango es la parte que sostiene el odontólogo durante el procedimiento, y el cuello conecta la hoja con el mango, facilitando el acceso a diferentes áreas de la boca.

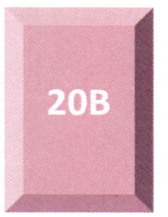

20B

B) Hoja de doble cara y versatilidad para su uso en diversas áreas de la boca. Las curetas universales tienen una hoja de doble cara con bordes cortantes en ambos lados, lo que permite al odontólogo realizar procedimientos de raspado y alisado de manera eficaz. Son versátiles y se pueden utilizar en una amplia gama de áreas en la boca del paciente, incluyendo molares, premolares y dientes anteriores.

21

¿A que llamamos tartrectomía y cuál es su objetivo principal?

A) Un procedimiento para blanquear los dientes y pulido de dientes.
B) El tratamiento para sellar fisuras dentales y su consiguiente pulido.
C) La eliminación supragingival del cálculo, incluyendo la remoción de cálculos subgingivales cercanos al margen gingival.
D) Un método para aplicar flúor en los dientes.

22

¿Cuál es la finalidad del alisado en la instrumentación periodontal?

A) Dejar los dientes más lisos para que haga el efecto de más blancos.
B) Eliminar bacterias adheridas a la superficie radicular y conseguir superficie más escalonada.
C) Eliminar bacterias adheridas a la superficie radicular y conseguir superficie más lisa.
D) A y C son correctas.

23

¿Qué tipo de movimientos se deben realizar durante el alisado?

A) Movimientos suaves, largos y formando un ángulo de 45 grados.
B) Movimientos rápidos y cortos, alternativamente.
C) Movimientos circulares.
D) Movimientos de presión fuerte.

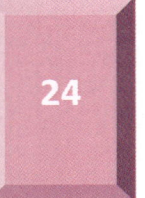

24

¿Cuál es la importancia de seguir un orden específico en el raspado de un cuadrante?

A) Para reducir el tiempo de tratamiento.
B) Para evitar el uso de ultrasonidos.
C) Para mayor comodidad del paciente.
D) Para evitar dejar zonas sin instrumentar.

¿Qué característica tienen las curetas After-Five™ que las hace especialmente útiles para bolsas profundas?

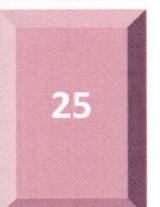

25

A) Tienen un mango más largo.
B) Tienen el tallo alargado 3 mm.
C) Tienen una parte activa más ancha.
D) Tienen un diseño de plástico.

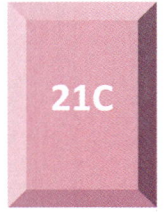

C) La eliminación supragingival del cálculo, incluyendo la remoción de cálculos subgingivales cercanos al margen gingival. La tartrectomía es la eliminación supragingival del cálculo, incluyendo en algunas ocasiones la remoción de los cálculos subgingivales muy cercanos al margen gingival. Su objetivo principal es eliminar la placa y las tinciones de origen extrínseco producidas por café, tabaco, clorhexidina, etc. Es una técnica laboriosa y rutinaria que no requiere anestesia y se considera una fase de la profilaxis completa del paciente.

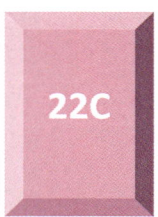

C) Eliminar bacterias adheridas a la superficie radicular y conseguir una superficie lo más lisa. Es un tratamiento no quirúrgico que se realiza en casos de enfermedad periodontal, como la gingivitis o la periodontitis. Enfermedades causadas por la acumulación de placa bacteriana y sarro en los dientes y encías, lo que conduce a la inflamación de los tejidos y la destrucción del hueso que sostiene los dientes. El procedimiento de raspaje y alisado radicular su objetivo principal, eliminar la placa bacteriana y el sarro que se encuentran debajo de la línea de las encías y alisar la superficie de las raíces dentales, permite que los tejidos periodontales se adhieran nuevamente a las raíces de los dientes y promueve la regeneración del hueso perdido.

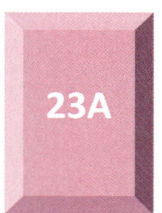

A) Movimientos suaves, largos y formando un ángulo de 45 grados. Los movimientos de alisado deben ser suaves, largos y formar un ángulo de 45 grados para asegurar una superficie radicular lisa y sin depósitos de cálculo. Estos movimientos ayudan a eliminar cualquier residuo de cálculo y a suavizar la superficie radicular, lo que facilita la curación de los tejidos periodontales.

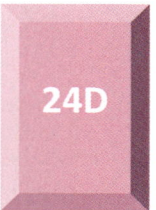

D) Para evitar dejar zonas sin instrumentar .Seguir un orden específico en el raspado de un cuadrante asegura que no se dejen zonas sin instrumentar, garantizando una limpieza completa y efectiva de todas las áreas. Este enfoque sistemático ayuda a los profesionales a cubrir todas las superficies dentales y a evitar omisiones que podrían comprometer la salud periodontal.

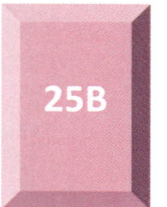

B) Tienen el tallo alargado 3 mm . Las curetas After-Five™ son una variación de las curetas Gracey con el tallo alargado 3 mm, lo que les permite llegar mejor a las bolsas profundas de más de 5 mm. Este diseño facilita el acceso a áreas difíciles de alcanzar y mejora la eficacia del raspado y alisado en estas zonas. Las curetas After-Five™ están disponibles en todos los diseños de la cureta Gracey y también en versiones rígidas para mayor resistencia en el cálculo inicial.

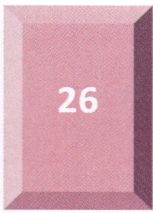

¿Qué característica distingue a las curetas Langer de otras curetas?

A) Tienen un mango más largo.
B) Tienen dos bordes cortantes.
C) Están hechas de plástico.
D) Son desechables.

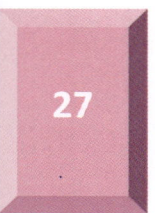

¿Qué tipos de curetas son útiles en el tratamiento de bolsas profundas?

A) Curetas de plástico.
B) Curetas Columbia.
C) Curetas Columbia. Curetas Gracey, After-Five, Mini-Five o Curvette.
D) Curetas Langer.

¿Por qué es difícil eliminar completamente el cálculo y la placa bacteriana subgingival en las furcas?

A) Debido a la falta de instrumentos adecuados.
B) Debido a la resistencia del cálculo.
C) Debido a la anatomía compleja de la furca.
D) Debido a la falta de experiencia del profesional.

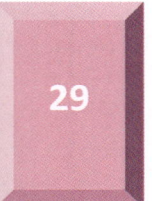

¿Qué se recomienda hacer en pacientes con náuseas durante el raspado?

A) Realizar las sesiones por la mañana, antes de comer y con el paciente relajado.
B) Aplicar selladores dentales.
C) Usar enjuague bucal.
D) Realizar movimientos circulares.

¿Qué se debe hacer en casos de apertura limitada durante el raspado?

A) Aplicar selladores dentales
B) Alternar las caras linguales que necesitan buena apertura con las vestibulares que pueden realizarse con la boca más cerrada
C) Usar enjuague bucal
D) Realizar movimientos circulares

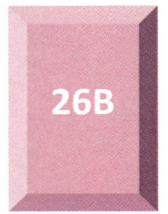

26B

B) Tienen dos bordes cortantes. Las curetas Langer son curetas universales con el tallo de una Gracey pero con el diseño de la parte activa como una Columbia. Tienen dos bordes cortantes, lo que las hace versátiles y eficaces para trabajar en diferentes áreas de la boca, incluyendo mesial y distal de molares inferiores y superiores, así como el sector anterior, combinan la parte operativa de la cureta universal con el ángulo de la caña de la cureta Gracey. Los ángulos facilitan el acceso a la áreas difíciles y es posible tratar las superficies mesiales y distales con la misma parte operativa. 3modelos: 1-2 para mesial y distal de molares inferiores, 3-4 en mesial y distal de molares superiores y 5-6 en mesial y distal del sector anterior superior e inferior

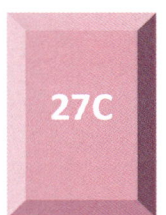

27C

C) Curetas Columbia. Curetas Gracey, After-Five, Mini-Five o Curvette. En el tratamiento de bolsas profundas, son muy útiles las curetas Gracey, After-Five, Mini-Five o Curvette. Estas curetas están diseñadas para facilitar el acceso y la limpieza en áreas difíciles de alcanzar, como las bolsas periodontales profundas, gracias a sus características específicas como el tallo alargado y la parte activa más corta.

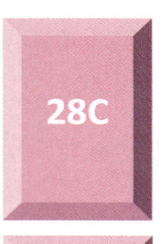

28C

C) Debido a la anatomía compleja de la furca. La eliminación completa del cálculo y la placa bacteriana subgingival en las furcas es muy difícil de conseguir, incluso con cirugía, debido a la anatomía compleja de la furca. El tronco, techo y zona de separación radicular de la furca dificultan grandemente el acceso, especialmente en furcas con entradas estrechas. Además, la variabilidad en la forma de las furcas (en "U", en "V" o rectas) añade un nivel adicional de dificultad. La estrechez de la entrada de las furcas en muchos molares hace que sea casi imposible acceder completamente con las curetas estándar.

29A

A) Realizar las sesiones por la mañana, antes de comer y con el paciente relajado. En pacientes con náuseas, es mejor realizar las sesiones por la mañana, antes de comer y con el paciente relajado. Si las náuseas aparecen durante el tratamiento, es importante tener paciencia y proceder más despacio. Este enfoque ayuda a minimizar el malestar del paciente y facilita el tratamiento.

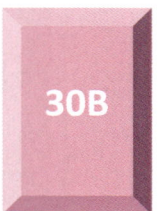

30B

B) Alternar las caras linguales que necesitan buena apertura con las vestibulares que pueden realizarse con la boca más cerrada. En casos de apertura limitada, es útil alternar las caras linguales que necesitan buena apertura con las vestibulares que pueden realizarse con la boca más cerrada. Este enfoque permite realizar el tratamiento de manera efectiva sin causar incomodidad excesiva al paciente.

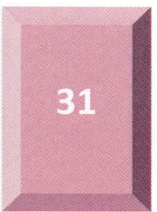

¿Para qué se utilizan las azadas en periodoncia?

A) Para eliminar depósitos grandes de cálculo en zonas poco accesibles.
B) Son de gran utilidad en la remoción del cálculo subgingival.
C) Para eliminar depósitos grandes de cálculo en zonas accesibles.
D) B y C son correctas.

¿En qué zonas podemos utilizar las hoces para la eliminación de cálculo dental?

A) Se utiliza para eliminar depósitos supragingivales principalmente.
B) Indicada sobre todo su inserción subgingival.
C) A y B son correctas.
D) Ninguna es correcta.

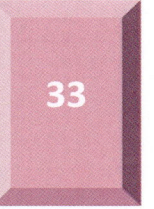

¿En qué casos se utilizan las curetas de plástico?

A) Mantenimiento de pacientes sin cálculo duro.
B) Útiles en implantes
C) Se utiliza para raspar la lengua.
D) La C es falsa.

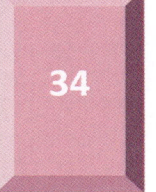

¿Cómo son la parte activa de las minicuretas?

A) La parte activa es 1/3 más corta que el resto de curetas.
B) La parte activa es la mitad más corta que el resto de curetas.
C) La parte activa más larga para tener mejor acceso a zonas retentivas.
D) Son muy delgadas, largas y de plástico.

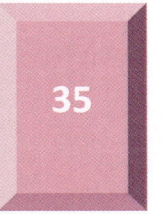

¿Qué entendemos por desbridamiento bacteriano?

A) Retirar placa dental antes de una profilaxis dental.
B) Preparar las caras oclusales de dientes que van a sellarse.
C) Alisar con curetas las cúspides cortantes de molares.
D) Consiste en el raspado y alisado de la raíz y constituye el primer paso en cualquier tratamiento periodontal.

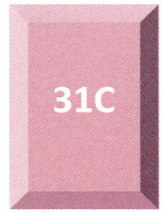

C) Para eliminar depósitos grandes de cálculo en zonas accesibles. El ángulo del tallo determina el área de uso, pareados, un extremo se utiliza sobre la superficie vestibular y el otro lingual, su pareja tiene un extremo que se adapta sobre la superficie distal y el otro sobre la mesial. Parte activa ligeramente curva y ángulo de 90° con el tallo terminal, ligeramente curva. Elimina cálculos supragingivales zonas linguales y vestibulares y zonas interproximales cuando está ausente el diente adyacente. No se recomienda su uso subgingival. En desuso. Se trabaja por tracción.

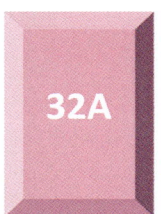

A) Se utiliza para eliminar depósitos supragingivales principalmente. Para grandes acúmulos y para zonas debajo del punto de contacto. No aconsejable la utilización subgingival puede producir lesiones en tejidos, sólo para cálculo a 1-2 mm por debajo del margen gingival. Extremo de trabajo sección triangular con dos bordes cortantes. Superficies laterales se unen en la porción posterior del instrumento para formar un "tercer borde" que debe rebajarse para reducir el posible traumatismo a los tejidos. Hoja curva o recta, las rectas se adaptan mejor a las piezas anteriores (incisivos, caninos, premolares) y las curvas a piezas posteriores (molares).

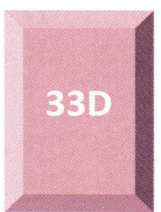

D) La C es falsa. Las curetas de plástico pueden ser útiles en mantenimiento de pacientes sin cálculo duro ya que consiguen la eliminación de placa y depósitos blandos subgingivales sin eliminar más superficie dentaria. Son muy útiles en implantes y, a veces, en dientes que son muy sensibles. Su inconveniente es su escaso filo y que si se realiza fuerza se rompen.

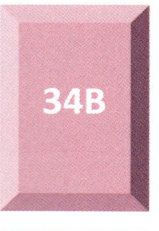

B) La parte activa es la mitad más corta que el resto de curetas. La parte activa es menor, exactamente la mitad, lo que le permite adaptarse mejor a las irregularidades de la raíz y disminuye el riesgo de lesionar los tejidos blandos. Las minicuretas al tener la parte activa muy corta se adaptan mejor en raíces pequeñas y en los molares permiten tratar cada raíz como si fuera de un diente individual y a su vez entrar en las furcas. Se presentan dos tipos: Mini-Five y Vision Curvette.

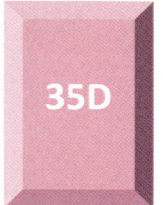

D) Consiste en el raspado y alisado de la raíz y constituye el primer paso en cualquier tratamiento periodontal. Técnica a cielo cerrado basada en la instrumentación subgingival sin desplazamiento de la encía, no es posible realizar una inspección visual de la superficie radicular. Objetivo: eliminación con mínima remoción de estructura radicular, depósitos (cálculo, placa bacteriana y sus productos metabólicos) superficie dental que provocan una respuesta inflamatoria en tejidos periodontales adyacentes. Obtención: superficie lisa y dura favorece la curación y el mantenimiento de ésta sin placa.

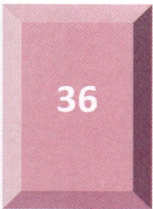

¿Las curetas universales en qué casos son más útiles?

A) En bolsas poco profundas.
B) Para la eliminación de grandes depósitos de cálculo.
C) En bolsas profundas y de difícil acceso.
D) A y B son verdaderas.

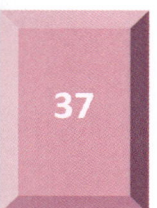

¿Qué ángulo de inserción tienen las curetas Gracey?

A) Un ángulo de inserción de 90 grados.
B) Un ángulo de 60 a 70 grados.
C) Un ángulo de 45 grados.
D) A y B son verdaderas depende del número de cureta que se utilice.

¿Para qué caras dentales se utilizan las curetas Gracey n°s 11/12 y 13/14?

A) Molares cara vestibular y lingual respectivamente.
B) Molares cara mesial, molares cara distal respectivamente.
C) Premolares cara vestibular y lingual respectivamente.
D) Las curetas Gracey no están numeradas.

¿Para qué se utiliza la punta de ultrasonido llamada "cola de castor"?

A) Para bolsas periodontales de más de 3mm.
B) Para alisado radicular.
C) Para pulido de material desbordante.
D) Para superficies dentales supragingivales y eliminar manchas gruesas.

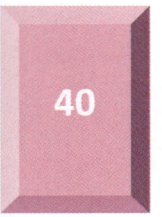

¿Qué instrumentos de limpieza dental son ultrasónicos ?

A) Sistema Rotatorio y vibratorio.
B) Sistema magnetostrictivo, piezoeléctricos, sistema Ultrasónico Vector®.
C) Ninguna es correcta.
D) Sistema Magnético y vibratorio.

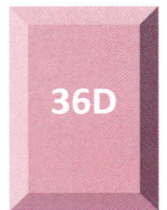

36D

D) A y B son verdaderas. Universales utilizadas en todas las superficies dentales. Más útiles en bolsas poco profundas y eliminación de grandes depósitos de cálculo, se pueden insertar en la mayoría de las áreas con solo cambiar los apoyos de los dedos, posición de la mano y cara del paciente. Movimientos de raspado: potentes, controlados y formando un ángulo con el borde de 70-80°. Dos bordes cortantes y ángulo de inserción de 90°, permite adaptarse a diferentes áreas, menor precisión que las Gracey. Hoja curvada un solo plano, acceso a áreas supra como subgingivales.

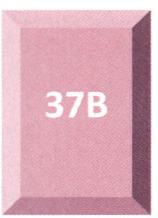

37B

B) Un ángulo de 60 a 70 grados. Curetas Gracey diseñadas con un ángulo de 60 a 70°, solo un borde cortante, permite adaptarse específicamente a ciertas áreas del diente. Las hace más eficaces en el tratamiento de áreas subgingivales y en eliminación precisa de cálculo en zonas profundas, donde las curetas universales pueden resultar menos efectivas. La hoja presenta una curvatura en dos planos.

38B

B) Molares cara mesial, molares cara distal respectivamente. 11/12 se utiliza para raspado y alisado radicular de caras mesiales de molares superiores e inferiores, cureta con doble angulación para acceder a estas zonas, para trabajar caras mesiales de dientes posteriores, 13/14 se utiliza para el raspado y alisado radicular de las caras distales de los molares superiores e inferiores, es una cureta con doble angulación, para trabajar en caras distales de dientes posteriores.

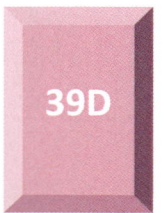

39D

D) Para superficies dentales supragingivales y eliminar manchas gruesas. Inclinación de 15° respecto a la superficie dental. Para eliminar manchas realizar un movimiento de "borrado"; eliminar depósitos movimientos verticales y oblicuos, movimientos horizontales para la superficie proximal. Cálculo supragingival se localiza en la cara lingual de incisivos inferiores y cara vestibular de 1ª molares superiores, áreas cercanas a los conductos de salida de grandes glándulas salivales, como conducto de Wharton de la glándula submaxilar y conducto de Stenon de la glándula parótida. La alta concentración de minerales en la saliva que fluye por estos conductos facilita la formación de cálculo en estas zonas.

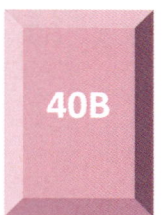

40B

B) Sistema magnetostrictivo, piezoeléctricos, sistema Ultrasónico Vector®.
Magnéticos: dentro de la pieza de mano se genera un campo electromagnético alternante que dilata o contrae el núcleo metálico compuesto de tiras de aleación níquel-cromo o un inserto de ferrita. Piezoeléctricos: vibración genera cambios en la dimensión del cristal de cuarzo por aplicación de corriente eléctrica. Angulación de la punta influye en la cantidad de sustancia que se elimina mientras que la fuerza y la potencia no tienen tanta importancia. Sistema Ultrasónico Vector®: Ultrasonido que utiliza una suspensión de hidroxiapatita y agua, con un movimiento ultrasónico lineal, no produce aerosoles.

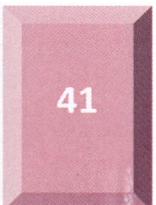

¿Qué fenómeno se produce cuando el agua choca con la punta del instrumento ultrasónico?

A) Cavitación.
B) Resonancia.
C) Refracción.
D) Difracción.

¿Qué caracteriza a los instrumentos de limpieza sónicos?

A) Son independientes del equipo.
B) Son fácilmente trasladables de un gabinete a otro por su ligero peso.
C) La pieza de mano sobre la cual se monta la punta se coloca en la turbina.
D) A y B son verdaderas.

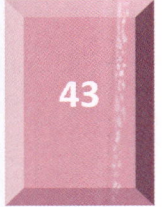

¿Cuál es una de las diferencias entre los instrumentos sónicos y ultrasónicos?

A) Los sónicos son más ruidosos.
B) Los ultrasónicos dejan una superficie menos rugosa.
C) Los sónicos son más caros.
D) Los ultrasónicos son más rápidos.

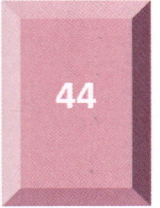

¿Cuál es la angulación recomendada para colocar la punta de trabajo del instrumento sobre la superficie del diente?

A) 0°.
B) 45°.
C) 15/30°.
D) 90°.

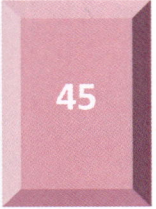

¿Qué tipo de movimientos se recomiendan para la punta del instrumento en superficies labiales y linguales?

A) Circulares.
B) Horizontales.
C) Oblicuos.
D) Verticales.

A) Cavitación. El efecto de limpieza que producen los ultrasonidos es la cavitación, consiste en la explosión de diminutas burbujas de aire contenidas siempre en los líquidos. Este efecto de cavitación hace que las películas de cálculo y placa se desprendan fácilmente de las superficies a las que se encuentran adheridas, tiene un efecto dispersivo de las partículas, con lo cual éstas no se aglomeran entre sí. Los ultrasonidos al utilizarse junto con un líquido: agua, clorhexidina...producen un efecto de cavitación, fracturan depósitos de cálculo, limpieza mecánica de la zona, lavando y arrastrando los cálculos desprendidos.

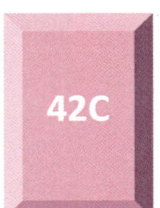

C) La pieza de mano sobre la cual se monta la punta se coloca en la turbina. Instrumentos sónicos son neumáticos, utilizan aire a presión del equipo a través de un rotor para producir las microvibraciones, conectado a la manguera del equipo y tiene menos potencia, menos de 20.000 ciclos/sg. pero permiten que las puntas sean más finas, con una oscilación entre 3000/8000 Hz. La oscilación de la punta de los instrumentos sónicos está generada por el paso de aire comprimido a través de una barra excéntrica lo que hace que la barra vibre, esta vibración es transmitida a la punta, la punta se coloca en la inserción de la turbina, y se mueve en dirección orbital. Fundamental que la punta se coloque paralela a la superficie dentaria y la fuerza aplicada no exceda de 2 Newtons.

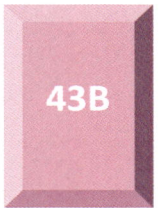

B) Los ultrasónicos dejan una superficie menos rugosa. Los instrumentos ultrasónicos tienden a dejar una superficie menos rugosa en comparación con los sónicos. Esto no es importante para la cicatrización en casos de tratamientos periodontales. La rugosidad de la superficie no parece interferir significativamente en la cicatrización, pero una superficie más lisa puede ser más cómoda para el paciente y puede reducir la acumulación de placa en el futuro.

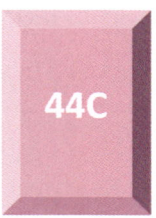

C) 15/30°. La punta de trabajo del instrumento debe colocarse con una angulación de 15/30° sobre la superficie del diente. Esta angulación permite que la cara lateral de la parte activa entre en contacto con la superficie dentaria, evitando el uso de la punta en sí, lo que podría dañar el diente. Además, esta técnica ayuda a mantener la eficiencia del instrumento y a minimizar el riesgo de sobrecalentamiento del diente.

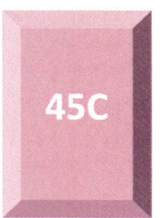

C) Oblicuos. Se recomiendan movimientos oblicuos en superficies labiales y linguales para una limpieza más efectiva. Estos movimientos permiten una mejor adaptación de la punta del instrumento a la anatomía del diente, asegurando una eliminación más completa del cálculo y la placa sin dañar la superficie dentaria.

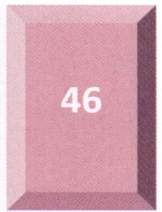

¿Qué se debe evitar al utilizar raspadores ultrasónicos piezoeléctricos?

A) Mantener la punta paralela a la superficie radicular.
B) Aumentar el ángulo de la punta a 45 - 90°.
C) Usar fuerzas de aplicación hasta de 2N.
D) Aplicar fuerza lateral excesiva.

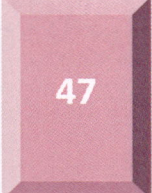

¿Qué se debe hacer para evitar el daño pulpar inducido por el calor durante el uso de ultrasonidos?

A) No usar irrigación.
B) Aplicar más presión.
C) Usar irrigación continua.
D) Aumentar la potencia del instrumento.

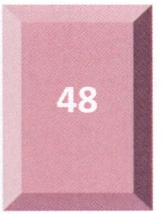

¿Qué patrón de oscilación poseen los raspadores ultrasónicos piezoeléctricos?

A) Oscilación circular.
B) Oscilación lineal.
C) Oscilación aleatoria.
D) Oscilación elíptica.

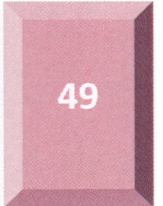

¿Cuál es una contraindicación para el uso de aeropulidores?

A) Pacientes con encía inflamada.
B) Pacientes con dientes primarios.
C) Pacientes con marcapasos.
D) Pacientes con prótesis acústicas.

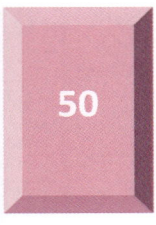

¿Qué es el enfisema subcutáneo?

A) Una infección bacteriana de los tejidos blandos
B) Una condición creada por la introducción de aire u otros gases en los tejidos blandos
C) Una inflamación de las encías
D) Una reacción alérgica a los materiales dentales

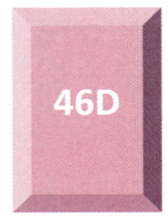

46D

D) Aplicar fuerza lateral excesiva. Aplicar fuerza lateral excesiva puede aumentar la pérdida de sustancia radicular, por lo que se debe manejar los instrumentos sin presionar contra el diente. Mantener la punta paralela a la superficie radicular y usar una angulación adecuada ayuda a minimizar el daño y a mantener la eficacia del tratamiento.

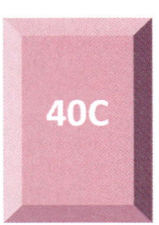

40C

C) Usar irrigación continua. Para evitar el daño pulpar inducido por el calor, es esencial usar irrigación continua durante el uso de ultrasonidos. Esto ayuda a mantener la punta del instrumento refrigerada y a prevenir el sobrecalentamiento del diente.

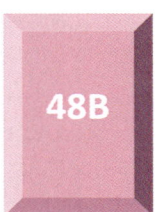

48B

B) Oscilación lineal. Los raspadores ultrasónicos piezoeléctricos poseen un patrón de oscilación lineal, lo que influye en la eliminación de sustancia radicular principalmente por la angulación de la punta del raspador. Este patrón de oscilación permite una eliminación más controlada y precisa de la sustancia radicular.

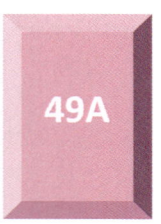

49A

A) Pacientes con encía inflamada. Uso de aeropulidores contraindicado en pacientes con encía inflamada debido al riesgo de bacteriemia. Combinación aire, agua y polvo de pulido a presión puede introducir bacterias en el torrente sanguíneo, puede ser peligroso para estos pacientes. Los aeropulidores no deben utilizarse en pacientes con problemas respiratorios, hipertensión, o aquellos que siguen una dieta baja en sodio o toman medicamentos que afectan el equilibrio hidroelectrolítico.

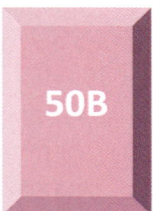

50B

B) Una condición creada por la introducción de aire u otros gases en los tejidos blandos. Enfisema subcutáneo: Generalmente resultado de procedimientos médico-odontológicos o de manera espontánea. Este fenómeno puede ocurrir debido al uso de instrumentos de aire a presión, como piezas de mano de alta velocidad, jeringas de aire y spray de bicarbonato. Complicación poco frecuente, su incidencia ha aumentado con el uso de estos instrumentos. Este tipo de enfisema puede ser peligroso y requiere un diagnóstico y tratamiento adecuados.

RADIOLOGÍA

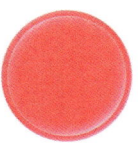

27. Rayos X. Concepto. Tipos de radiografías usados en odontología. Concepto de radiografía dental, tipos usados en odontología.

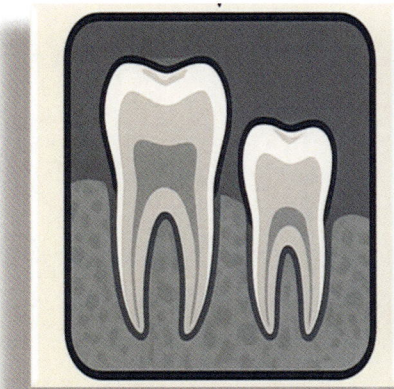
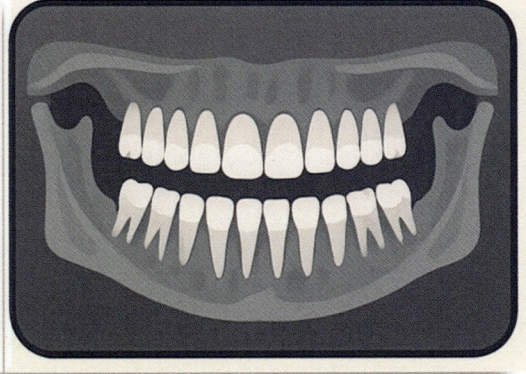

¿Quién descubrió los rayos X?

A) Marie Curie.
B) Thomas Edison.
C) Wilfred Conrad Röentgen.
D) Albert Einstein.

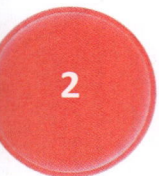

¿Qué tipo de radiación son los rayos X?

A) Radiación no ionizante.
B) Radiación ionizante.
C) Radiación térmica.
D) Radiación acústica.

¿Cuál de las siguientes características NO pertenece a los rayos X?

A) No tienen masa.
B) Son visibles.
C) Son eléctricamente neutros.
D) Tienen alta energía y baja longitud de onda.

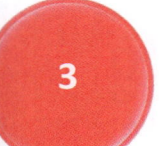

¿Qué efecto de los rayos X puede causar alteraciones en los organismos vivos?

A) Efecto luminiscente.
B) Efecto fotográfico.
C) Efecto ionizante.
D) Efecto biológico.

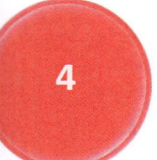

¿Qué tipo de radiación se refiere al haz que sale por la ventana del tubo de rayos X?

A) Radiación directa.
B) Radiación dispersa.
C) Radiación de fuga.
D) Radiación reflejada.

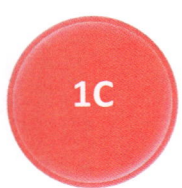

C) Wilfred Conrad Röentgen . Wilfred Conrad Röentgen, un físico alemán, descubrió los rayos X en 1895. Este descubrimiento fue revolucionario para la ciencia y la medicina, ya que permitió la visualización del interior del cuerpo humano sin necesidad de cirugía. Röentgen observó que los rayos X podían atravesar materiales opacos y proyectar imágenes de los huesos y otros tejidos en una pantalla fluorescente o en una placa fotográfica. Este avance sentó las bases para el desarrollo de la radiología, una especialidad médica crucial para el diagnóstico y tratamiento de muchas enfermedades.

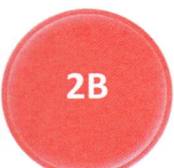

B) Radiación ionizante. Los rayos X son una forma de radiación electromagnética ionizante. Esto significa que tienen suficiente energía para ionizar átomos y moléculas, es decir, para arrancar electrones de los átomos, creando iones. Este proceso de ionización puede causar daños en el material biológico, lo que hace que los rayos X sean útiles para aplicaciones médicas como la radiografía y la tomografía computarizada (TC), pero también requiere precauciones para minimizar la exposición y proteger la salud.

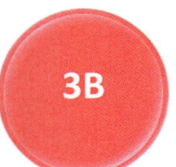

B) Son visibles. Los rayos X no son visibles al ojo humano. Son una forma de radiación electromagnética con alta energía y baja longitud de onda, lo que les permite penetrar en materiales opacos y ser utilizados en imágenes médicas. A diferencia de la luz visible, los rayos X no pueden ser detectados sin el uso de equipos especializados. Además, los rayos X son eléctricamente neutros y no tienen masa, lo que les permite interactuar con la materia de manera única.

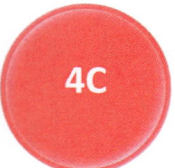

C) Efecto ionizante. El efecto ionizante de los rayos X puede causar alteraciones en los organismos vivos al ionizar átomos y moléculas. Este proceso puede dañar el ADN y otras estructuras celulares, lo que puede llevar a mutaciones, cáncer y otros efectos adversos. Debido a estos riesgos, es crucial utilizar los rayos X de manera controlada y proteger a los pacientes y al personal médico de la exposición innecesaria.

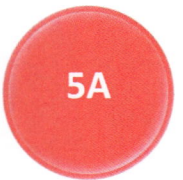

A) Radiación directa. La radiación directa es el haz de rayos X que sale por la ventana del tubo de rayos X y se utiliza en la práctica radiológica para obtener imágenes. Este haz es el que interactúa directamente con el paciente, produciendo imágenes diagnósticas al atravesar el cuerpo y ser detectado por un sistema de imagen. Parte de este haz es absorbido por los tejidos, mientras que otra parte lo atraviesa y llega al detector.

¿Qué tipo de radiación es la principal causa de irradiación de los profesionales en radiología?

A) Radiación directa.
B) Radiación dispersa.
C) Radiación de fuga.
D) Radiación reflejada.

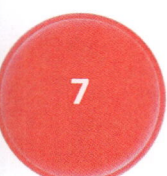

¿Cuál es la densidad que producen en la película las zonas aéreas que atraviesa el haz de radiación?

A) Densidad agua.
B) Densidad hueso.
C) Densidad aire o gas.
D) Densidad metal.

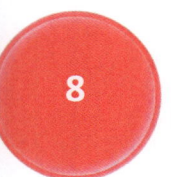

¿Qué tipo de densidad producen en la película las zonas del organismo que contienen agua, grasa o músculos?

A) Densidad aire o gas.
B) Densidad agua.
C) Densidad hueso.
D) Densidad metal.

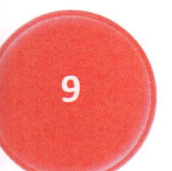

¿Qué tipo de densidad producen en la película las estructuras metálicas incorporadas al organismo?

A) Densidad aire o gas.
B) Densidad agua.
C) Todas son falsas.
D) Densidad metal.

¿Qué material se utiliza comúnmente para el filamento del cátodo en el tubo de rayos X?

A) Cobre.
B) Aluminio.
C) Wolframio (tungsteno).
D) Plata.

6B

B) Radiación dispersa. La radiación dispersa es la principal causa de irradiación de los profesionales en radiología. Esta radiación se produce cuando los rayos X interactúan con el paciente y son desviados en múltiples direcciones. Debido a su naturaleza multidireccional, la radiación dispersa puede alcanzar al personal médico y a otros individuos en el entorno, aumentando el riesgo de exposición. Es una de las principales razones por las que se utilizan barreras protectoras y equipos de protección personal en entornos radiológicos.

7C

C) Densidad aire o gas. La densidad aire o gas es la que producen en la película las zonas aéreas que atraviesa el haz de radiación. El aire tiene una densidad muy baja en comparación con otros tejidos del cuerpo humano. Cuando los rayos X atraviesan áreas llenas de aire, como los pulmones, hay poca absorción de la radiación, lo que resulta en una mayor cantidad de rayos X alcanzando la película o el detector. Esto produce una imagen más oscura en esas áreas, ya que más rayos X han pasado a través de ellas sin ser absorbidos. Esta propiedad es crucial para identificar estructuras como los pulmones en una radiografía.

8B

B) Densidad agua. La densidad agua es la que producen en la película las zonas del organismo que contienen agua, grasa o músculos. Estos tejidos tienen una densidad intermedia, lo que significa que absorben más rayos X que el aire, pero menos que los huesos o metales. En una radiografía, estas áreas aparecerán en tonos de gris, ya que una parte de los rayos X es absorbida y otra parte pasa a través de estos tejidos. La capacidad de los rayos X para diferenciar entre estos diferentes tipos de densidades es lo que permite a los médicos visualizar y diagnosticar diversas condiciones dentro del cuerpo.

9D

D) Densidad metal. Es la que producen en la película las estructuras metálicas incorporadas al organismo, como líquidos de contraste, prótesis y amalgamas dentales. Los metales tienen una densidad extremadamente alta, lo que significa que absorben casi todos los rayos X que los atraviesan. Esto resulta en áreas muy claras o blancas en la imagen radiográfica. La presencia de metales en el cuerpo puede ser crucial para procedimientos médicos, como la colocación de prótesis o la administración de medios de contraste para mejorar la visibilidad de ciertas estructuras en las imágenes.

10C

C) Wolframio (tungsteno). El filamento del cátodo en el tubo de rayos X suele estar hecho de wolframio (tungsteno). El tungsteno es el material preferido debido a su alta capacidad de emisión termoiónica, puede emitir una gran cantidad de electrones cuando se calienta. El tungsteno tiene un punto de fusión muy alto (aproximadamente 3422°C), lo que le permite soportar las altas temperaturas necesarias para la emisión de electrones sin fundirse o degradarse rápidamente. Se añade una pequeña cantidad de torio al tungsteno para mejorar aún más la eficiencia de la emisión y prolongar la vida útil del filamento.

11

¿Qué tipo de ánodo se utiliza comúnmente en los tubos de rayos X para odontología?

A) Ánodo rotatorio.
B) Ánodo estacionario.
C) Ánodo de cobre.
D) Ánodo de plata.

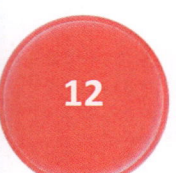

12

¿Qué componente del tubo de rayos X emite electrones cuando se calienta?

A) Ánodo.
B) Copa de enfoque.
C) Filamento del cátodo.
D) a y b son correctas.

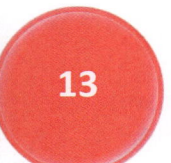

13

¿Qué componente del generador de rayos X convierte la corriente alterna en continua?

A) Transformador de bajo voltaje.
B) Autotransformador.
C) Transformador de alto voltaje.
D) Rectificadores.

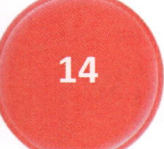

14

¿Cómo se propaga el haz de rayos X?

A) En línea curva.
B) En línea recta.
C) En espiral.
D) En zigzag.

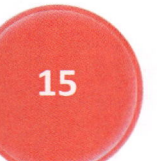

15

¿Por qué es importante limitar (diafragmar o colimar) el haz de rayos X?

A) Para aumentar la dosis de radiación del paciente.
B) Para reducir la radiación dispersa y mejorar el contraste.
C) Para aumentar la radiación dispersa.
D) Para reducir la nitidez de la imagen.

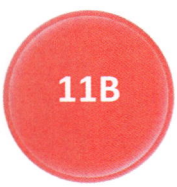

B) Ánodo estacionario. En odontología, los tubos de rayos X intraorales suelen utilizar un ánodo estacionario, ya que: Son equipos compactos y de baja potencia, adecuados para exposiciones breves y localizadas. El ánodo estacionario es más simple y económico que el rotatorio, lo que lo hace ideal para el uso en clínicas dentales. Aunque el ánodo rotatorio se utiliza en radiología médica para estudios más complejos y prolongados (como tomografías), en odontología no se requiere esa capacidad de disipación térmica tan alta. El material del ánodo suele ser tungsteno, no cobre ni plata, por su alto punto de fusión y capacidad para generar rayos X eficientemente.

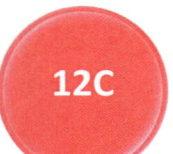

C) Filamento del cátodo. El filamento del cátodo emite electrones cuando se calienta. Este filamento, generalmente hecho de tungsteno, se calienta mediante el paso de una corriente eléctrica, lo que provoca la emisión de electrones a través del proceso de emisión termoiónica. Estos electrones son luego acelerados hacia el ánodo para producir rayos X.

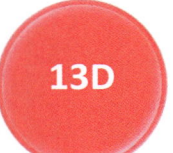

D) Rectificadores. Los rectificadores en el generador de rayos X convierten la corriente alterna (CA) en corriente continua (CC). Esto es esencial porque los electrones en el tubo de rayos X deben moverse en una sola dirección, desde el cátodo al ánodo, para producir rayos X de manera eficiente. La corriente continua asegura un flujo constante de electrones y una producción estable de rayos X.

B) En línea recta. El haz de rayos X se propaga en línea recta desde su fuente. El rayo central es perpendicular al eje mayor del tubo de rayos X, lo que permite una dirección precisa del haz hacia la zona que se desea radiografiar. Esta propiedad es fundamental para obtener imágenes claras y precisas. Sin embargo, cuando los rayos X penetran en la materia, pueden dispersarse debido a la interacción con los átomos del material, lo que puede afectar la calidad de la imagen radiográfica.

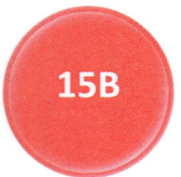

B) Para reducir la radiación dispersa y mejorar el contraste. Limitar (diafragmar o colimar) el haz de rayos X es crucial porque reduce la dosis de radiación que recibe el paciente y disminuye la radiación dispersa. La reducción de la radiación dispersa mejora el contraste de la imagen radiográfica, lo que permite una mejor visualización de los detalles anatómicos. Los colimadores y diafragmas ayudan a definir el campo de radiación, asegurando que solo el área de interés sea expuesta.

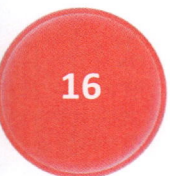

16

¿Qué tipo de limitador de haz es más habitual y tiene ventajas sobre otros tipos?

A) Diafragma de apertura.
B) Colimador.
C) Filtro de aluminio.
D) Pantalla de plomo.

17

¿Qué factor de calidad de la imagen radiográfica se define como la diferencia de densidad en las zonas adyacentes de una imagen?

A) Resolución.
B) Densidad.
C) Ninguna es correcta.
D) Distorsión.

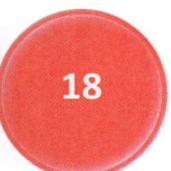

18

¿Qué factor de calidad de la imagen radiográfica se define como la nitidez de las estructuras en la imagen?

A) Resolución.
B) Contraste.
C) Densidad.
D) Distorsión.

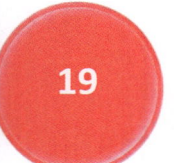

19

¿Qué tipo de limitador de haz utiliza una lámina de plomo con un orificio en el centro?

A) Colimador.
B) Pantalla de plomo.
C) Filtro de aluminio.
D) Diafragma de apertura.

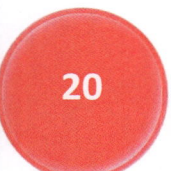

20

¿Qué tipo de radiografía digital utiliza un sensor electrónico fotosensible como receptor de los rayos X?

A) Radiografía digital indirecta.
B) Radiografía digital directa.
C) Radiografía convencional.
D) Radiografía de fósforo.

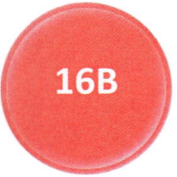

16B

B) Colimador. El colimador es el limitador de haz más habitual y tiene ventajas sobre otros tipos. Permite conformar infinidad de campos cuadrados y rectangulares y utiliza un haz de luz para mostrar el centro y la configuración exacta del campo. Los colimadores tienen dos juegos de diafragmas que controlan las dimensiones del haz en vertical y horizontal, proporcionando una mayor precisión en la delimitación del área irradiada.

17C

C) Ninguna es correcta. Es el contraste radiográfico y se define como la diferencia de densidad en las zonas adyacentes de una imagen radiográfica. Un mayor contraste permite una mejor visualización de los detalles anatómicos, lo que es crucial para un diagnóstico preciso. El kilovoltaje (kV) es el principal factor de control del contraste, ya que afecta la energía y el poder de penetración del haz de rayos X.

18A

A) Resolución. La resolución se define como la nitidez de las estructuras en la imagen radiográfica. Una alta resolución permite visualizar detalles finos y precisos, lo que es crucial para un diagnóstico exacto. La velocidad de exposición, el movimiento del paciente y la calidad del equipo radiográfico son factores que afectan la resolución de la imagen.

19D

D) Diafragma de apertura. Los diafragmas de apertura son limitadores muy sencillos que consisten en una lámina de plomo con un orificio o cuadrado en su centro. Se colocan en la ventana de la coraza del tubo de rayos X y son fijos. Su función es limitar el haz de rayos X para reducir la dosis de radiación al paciente y mejorar el contraste de la imagen.

20B

B) Radiografía digital directa. La radiografía digital directa emplea un sensor electrónico fotosensible como receptor de los rayos X. Este sensor, conectado a un cable, envía la información captada al ordenador, donde se obtiene una imagen radiográfica digital instantáneamente. El sistema realiza automáticamente el proceso informático y la obtención de la imagen, eliminando la necesidad de revelado químico.

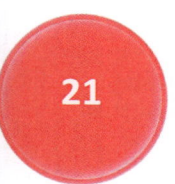

¿Qué tipo de radiografía digital utiliza placas de fósforo fotosensible?

A) Radiografía digital directa.
B) Radiografía de película.
C) Radiografía convencional.
D) Radiografía digital indirecta.

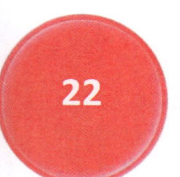

¿Cuál de las siguientes NO es una ventaja de la radiografía digital frente a la radiografía convencional?

A) Menor dosis de radiación para el paciente.
B) Necesidad de revelado químico.
C) Ahorro de espacio al guardar imágenes en archivos digitales.
D) Menor cantidad de productos contaminantes.

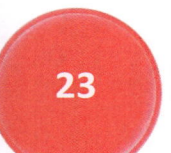

¿Qué representa cada pixel en una imagen digital?

A) Una porción grande de la información original.
B) Una porción muy pequeña de la información original.
C) La totalidad de la imagen.
D) La intensidad de la radiación.

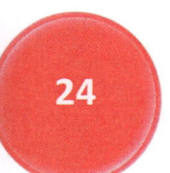

¿Qué factor de calidad de la imagen digital se define como la intensidad de la luz que representa los píxeles individuales en la imagen del monitor?

A) Contraste.
B) Resolución.
C) Brillo.
D) Distorsión.

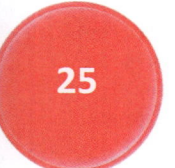

¿Qué factor de calidad de la imagen digital se define como la diferencia de brillo entre la zona clara y la oscura de una imagen?

A) Resolución.
B) Brillo.
C) Contraste.
D) Distorsión.

21D

D) Radiografía digital indirecta. La radiografía digital indirecta emplea placas de fósforo fotosensible, similares a las películas convencionales, con una emulsión sensible a la radiación. Estas placas capturan la imagen radiográfica, que luego se digitaliza para su visualización y almacenamiento en un ordenador.

22B

B) Necesidad de revelado químico. Una de las ventajas de la radiografía digital frente a la radiografía convencional es que no necesita revelado químico. Esto reduce la cantidad de productos contaminantes y simplifica el proceso de obtención de imágenes. Además, la radiografía digital ofrece una menor dosis de radiación para el paciente, ahorro de espacio al guardar imágenes en archivos digitales y la posibilidad de ajustar el contraste y la luminosidad para obtener una mejor imagen.

23B

B) Una porción muy pequeña de la información original. En una imagen digital, cada pixel representa una porción muy pequeña de la información original. La imagen digital está formada por una matriz de elementos cuadrados denominados píxeles. Cada píxel contiene información sobre la intensidad de los rayos X transmitidos a través del paciente, lo que permite la visualización detallada de la imagen en un monitor.

24C

C) Brillo. El brillo en la radiología digital se define como la intensidad de la luz que representa los píxeles individuales en la imagen del monitor. Sustituye a la densidad en la radiología convencional. El brillo se controla mediante el software de procesado de datos y puede ajustarse después de la exposición, lo que permite una visualización óptima de la imagen bajo diferentes condiciones de exposición.

25C

C) Contraste. El contraste en la radiología digital se define como la diferencia de brillo entre la zona clara y la oscura de una imagen. Está afectado por el procesado digital de los datos, a diferencia de la radiología convencional, donde el factor de control del contraste es el kilovoltaje (kV). Un contraste adecuado es esencial para distinguir entre diferentes estructuras anatómicas y para un diagnóstico preciso.

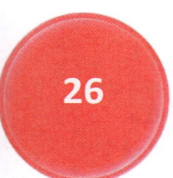

26

¿Qué valor numérico representa la exposición recibida por el registro de imagen en radiología digital?

A) Índice de exposición.
B) Índice de Brillo.
C) Índice de Resolución.
D) Índice de Ruido.

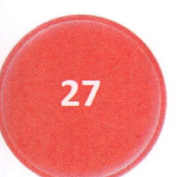

27

¿Qué se define como un trastorno aleatorio que oscurece o reduce la claridad de la imagen digital?

A) Ruido.
B) Contraste.
C) Brillo.
D) Distorsión.

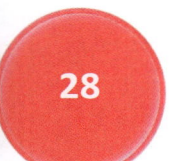

28

¿Qué factor de calidad de la imagen digital se define como la nitidez de las estructuras en la imagen?

A) Brillo.
B) Contraste.
C) Resolución.
D) Distorsión.

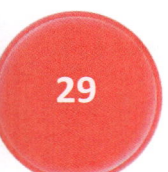

29

¿Qué técnica radiográfica intraoral permite la observación de la totalidad del diente y los tejidos que lo rodean?

A) Técnica interproximal.
B) Técnica oclusal.
C) Técnica panorámica.
D) Técnica retroalveolar o periapical.

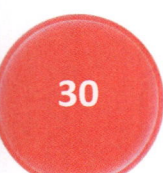

30

¿Qué técnica radiográfica intraoral está indicada principalmente para el diagnóstico de caries interproximales?

A) Técnica panorámica.
B) Técnica oclusal
C) Técnica interproximal o de aleta de mordida (bitewing)
D) Todas son correctas.

26A

A) Índice de exposición. El índice de exposición es un valor numérico que representa la exposición recibida por el registro de imagen en radiología digital. Depende de la intensidad de la radiación que incide sobre el detector y es fundamental para verificar que se ha obtenido una imagen de calidad utilizando la mínima dosis posible, siguiendo el criterio ALARA (As Low As Reasonably Achievable).

27A

A) Ruido. El ruido en la radiología digital se define como un trastorno aleatorio que oscurece o reduce la claridad de la imagen. Esto implica la observación de una imagen de aspecto granuloso o moteado. El ruido puede afectar la calidad de la imagen y dificultar la visualización de detalles anatómicos importantes.

28C

C) Resolución. La resolución en la radiología digital se define como la nitidez de las estructuras en la imagen. Una alta resolución permite visualizar detalles finos y precisos, lo que es crucial para un diagnóstico exacto. La resolución puede verse afectada por factores como la velocidad de exposición, el movimiento del paciente y la calidad del equipo radiográfico.

29D

D) Técnica retroalveolar o periapical. La técnica retroalveolar o periapical permite la observación de la totalidad del diente y los tejidos que lo rodean. Esta técnica es especialmente útil para evaluar la salud de los dientes y el hueso circundante, permitiendo a los dentistas detectar problemas como infecciones, quistes, fracturas y otras anomalías. En un estudio radiográfico completo, se pueden realizar entre 12 y 18 proyecciones para obtener una visión detallada de toda la boca.

30C

C) Técnica interproximal o de aleta de mordida (bitewing). La técnica interproximal o de aleta de mordida (bitewing) está indicada principalmente para el diagnóstico de caries interproximales. Esta técnica permite visualizar las áreas entre los dientes donde las caries son más comunes. También se utiliza para observar obturaciones desbordantes, ajustes de prótesis fijas, valorar el límite amelocementario, el reborde alveolar en periodoncia y visualizar depósitos de sarro.

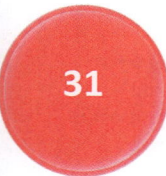

¿Dónde se coloca la película radiográfica en la técnica oclusal?

A) Entre las caras oclusales de los dientes.
B) En el interior de la boca, con boca cerrada y al lado de las mejillas.
C) En las caras vestibulares cercanas a oclusal.
D) En el exterior de la cavidad bucal.

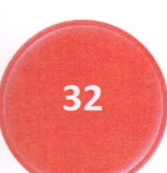

¿Qué técnica radiográfica intraoral utilizaríamos si necesitamos ver obturaciones desbordantes y ajustes de prótesis fijas?

A) Técnica retroalveolar.
B) Técnica oclusal.
C) Técnica interproximal o de aleta de mordida (bitewing).
D) Técnica panorámica.

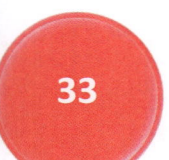

¿Qué técnica radiográfica intraoral implica la realización de alrededor de 12 a 18 proyecciones para un estudio completo?

A) Técnica retroalveolar o periapical.
B) Técnica oclusal.
C) Técnica interproximal.
D) Técnica panorámica.

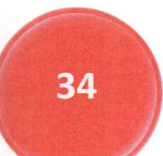

¿Qué técnica radiográfica permite obtener una imagen de los dos maxilares en una misma película radiográfica?

A) Tomografía computarizada.
B) Radiografía panorámica.
C) Resonancia magnética.
D) Sialografía.

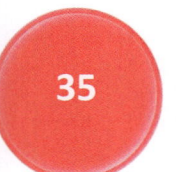

¿Cuál es una de las principales ventajas de la ortopantomografía?

A) Proporciona imágenes con gran detalle y definición.
B) Permite la evaluación de la presencia y posición de dientes no erupcionados.
C) Requiere un tiempo largo para su ejecución.
D) Es difícil de ejecutar.

31A

A) Entre las caras oclusales de los dientes. En la técnica oclusal, la película radiográfica se coloca entre las caras oclusales de los dientes. Esta técnica permite obtener imágenes detalladas de las estructuras máxilo-dentarias y es útil para visualizar lesiones grandes, cálculos en las glándulas submaxilares o linguales, dientes incluidos, fracturas de los maxilares y cuerpos extraños. La película de formato mayor proporciona una visión amplia de la zona estudiada.

32C

C) Técnica interproximal o de aleta de mordida (bitewing). La técnica interproximal o de aleta de mordida (bitewing) permite la observación de obturaciones desbordantes y ajustes de prótesis fijas. Esta técnica es útil para evaluar la salud dental y detectar problemas como caries interproximales, depósitos de sarro y la condición del reborde alveolar en periodoncia. Proporciona una visión detallada de las áreas entre los dientes y las restauraciones dentales.

33A

A) Técnica retroalveolar o periapical. La técnica retroalveolar o periapical implica la realización de alrededor de 12 a 18 proyecciones para un estudio radiográfico completo. Esta técnica permite obtener imágenes detalladas de los dientes y los tejidos circundantes, lo que es esencial para un diagnóstico preciso y un tratamiento adecuado. Aunque requiere más tiempo y puede ser incómoda para el paciente, proporciona una visión completa y detallada de la boca.

34B

B) Radiografía panorámica. La radiografía panorámica permite obtener una imagen de los dos maxilares en una misma película radiográfica. Esta técnica se realiza utilizando un ortopantomógrafo, que gira alrededor de la cabeza del paciente para capturar una imagen completa de las arcadas alveolo-dentales, las articulaciones temporomandibulares y los senos maxilares. La radiografía panorámica es valiosa para el diagnóstico porque proporciona una visión general de los dientes y huesos faciales con un solo examen, minimizando las molestias para el paciente.

35B

B) Permite la evaluación de la presencia y posición de dientes no erupcionados. Una de las principales ventajas de la ortopantomografía es que permite la evaluación de la presencia y posición de dientes no erupcionados. Además, esta técnica proporciona una visión general de los dientes y huesos faciales, ayuda a detectar quistes, tumores, dientes incluidos y restos radiculares, y ofrece una exploración completa del sistema masticatorio. La ortopantomografía es fácil de ejecutar y requiere un tiempo corto en comparación con otros exámenes radiográficos.

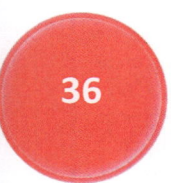

¿Cuál es una de las desventajas de la ortopantomografía?

A) Proporciona imágenes con gran detalle y definición.
B) Permite realizar mediciones exactas.
C) No puede diagnosticar caries interproximales en la mayoría de los pacientes.
D) Es difícil de ejecutar.

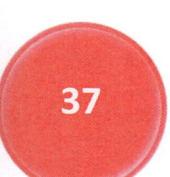

¿Qué técnica de diagnóstico por imagen utiliza rayos X pero no impresiona la película directamente?

A) Radiografía panorámica.
B) Tomografía computarizada (TC).
C) Resonancia magnética.
D) Sialografía.

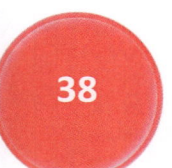

¿Qué técnica de diagnóstico por imagen se basa en las ondas de radiofrecuencia emitidas por los protones del tejido examinado?

A) Radiografía panorámica.
B) Tomografía computarizada (TC).
C) Resonancia magnética (RM).
D) Sialografía.

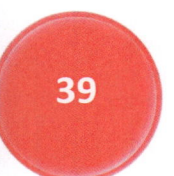

¿Qué técnica de diagnóstico por imagen permite detectar alteraciones anatómicas en los conductos salivares?

A) Radiografía panorámica.
B) Tomografía computarizada (TC).
C) Resonancia magnética (RM).
D) Sialografía.

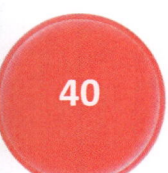

¿Qué técnica de diagnóstico por imagen permite la visualización tridimensional de los huesos faciales en la terapia de implantes dentales?

A) Radiografía panorámica.
B) Tomografía computarizada (TC).
C) Dentascan.
D) Sialografía

36C

C) No puede diagnosticar caries interproximales en la mayoría de los pacientes. Una de las desventajas de la ortopantomografía es que no puede diagnosticar caries interproximales en la mayoría de los pacientes debido a la falta de detalle y la incapacidad de esta técnica para mostrar los espacios interdentales, especialmente en la región premolar. Además, la ortopantomografía puede presentar falta de claridad en la porción central de la película debido a la densidad de la columna vertebral y no permite realizar mediciones exactas.

37B

B) Tomografía computarizada (TC). La tomografía computarizada (TC) utiliza rayos X pero no impresiona la película directamente. En lugar de eso, la imagen latente es captada por sensores conectados a un ordenador. El tubo emisor de radiación se mueve alrededor del área de interés, lo que permite obtener imágenes en diferentes orientaciones y con mayor sensibilidad y poder de discriminación de la atenuación sufrida por el rayo X. La TC es especialmente útil para valorar adecuadamente el hueso y no provoca distorsiones geométricas.

38C

C) Resonancia magnética (RM). La resonancia magnética (RM) se basa en las ondas de radiofrecuencia emitidas por los protones del tejido examinado después de ser expuestos a un campo magnético. La RM es una herramienta de diagnóstico imagenológico que no utiliza rayos X y es especialmente útil para la valoración de tejidos blandos. En el caso de la articulación temporomandibular (ATM), la RM es el único examen que proporciona información sobre el disco articular, su forma, posición e integridad.

39D

D) Sialografía. La sialografía permite detectar alteraciones anatómicas en los conductos salivares y sus ramificaciones. Esta técnica es útil para identificar quistes, estenosis, fístulas, inflamaciones, infecciones, cuerpos extraños y traumatismos en pacientes que presentan síntomas como dolor, inflamación, secreción hemática o purulenta, y alteraciones en la secreción salival. La sialografía permite localizar el lugar exacto de la alteración y decidir un posible tratamiento posterior.

40C

C) Dentascan. El Dentascan es una modalidad de tomografía computarizada (TC) creada para la visualización tridimensional de los huesos faciales en la terapia de implantes dentales y patología maxilofacial. Esta técnica proporciona imágenes detalladas y precisas de los huesos faciales, lo que es crucial para la planificación y colocación de implantes dentales, así como para el diagnóstico y tratamiento de patologías maxilofaciales.

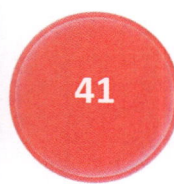

Las zonas controladas se subdividen en:

A) Zona permanencia limitada, zona permanencia reglamentada, zona controlada de acceso prohibido.
B) Zona permanencia ilimitada, zona permanencia reglamentada, zona controlada de acceso restringido.
C) Zona permanencia limitada, zona permanencia libre, zona controlada de acceso prohibido.
D) Ninguna es correcta.

Dentro del Programa de seguridad radiológica a qué llamamos pruebas de aceptación:

A) Tienen como objeto el verificar que se cumplen las especificaciones técnicas .
B) Se realizan antes del funcionamiento del equipo para recabar datos físico-técnicos.
C) Verificación de la constancia en el tiempo de los diferentes parámetros físico-técnicos del equipamiento.
D) Ninguna es correcta.

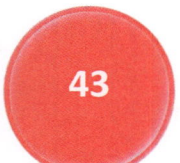

Dentro de las reglas de protección radiológica están:

A) Distancia.
B) Blindaje.
C) Tiempo.
D) Todas son verdaderas.

Cada cuanto se debe controlar la dosis recibida por las personas expuestas, en condiciones de trabajo habituales:

A) Semanalmente
B) Trimestralmente.
C) Semestralmente.
D) Mensualmente.

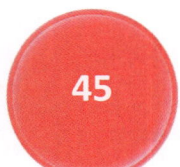

Las zonas controladas y vigiladas están señaladas con un símbolo internacional, señala la verdadera:

A) un cuadrado dentro de u rectángulo con aspas.
B) Un círculo con aspas.
C) Un trébol.
D) Un triángulo.

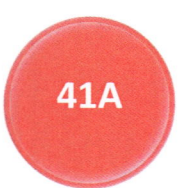

A) Zona permanencia limitada, zona permanencia reglamentada, zona controlada de acceso prohibido. Zona controlada, la que sea necesario seguir procedimientos de trabajo con objeto de restringir la exposición a la radiación ionizante, evitar la dispersión de la contaminación o prevenir o limitar la probabilidad de accidentes radiológicos. Se subdividen en: Zona permanencia limitada, zona permanencia reglamentada, zona controlada de acceso prohibido. En caso de emergencia se accederá a estas zonas con los medios de protección personal adecuados, mediante medios de acción a distancia o mediante la disminución previa del nivel de radiación.

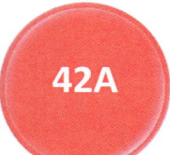

A) Tienen como objeto el verificar que se cumplen las especificaciones técnicas. Pruebas de aceptación: tienen como objeto el verificar que se cumplen las especificaciones técnicas . y de funcionamiento declaradas por el fabricante. La aceptación con éxito del equipamiento da inicio al período de garantía.

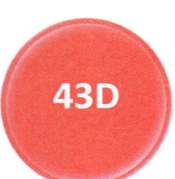

D) Todas son verdaderas. Reglas de protección radiológica: DISTANCIA: Alejarse de la fuente de radiación, puesto que su intensidad disminuye con el cuadrado de la distancia. BLINDAJE: Poner pantallas protectoras (muros de hormigón, láminas de plomo, etc.) entre la fuente radiactiva y las personas. TIEMPO: Disminuir la duración de la exposición a las radiaciones.

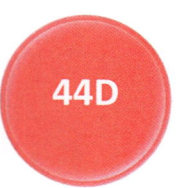

D) Mensualmente. La dosis recibida por las personas expuestas, en condiciones de trabajo habituales, se ha de determinar mensualmente, bien mediante dosímetro personal (Zona controlada, y personal de categoría A) o bien ser estimadas a partir de los resultados de la vigilancia ambiental o de área, según protocolo aprobado por la autoridad competente (Zona vigilada y personal de categoría B). Si existe riesgo de que alguna parte del organismo pueda recibir una dosis superior a la que recibe la totalidad del mismo, se utilizarán además dosímetros adecuados, en las partes potencialmente afectadas.

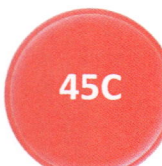

C) Un trébol. Las zonas controladas y vigiladas deben estar delimitadas adecuadamente y señalizadas de forma que quede de manifiesto el riesgo de exposición existente en las mismas. La señalización consiste en un símbolo internacional, un trébol, que tendrá diferente color: gris, verde, amarillo, naranja o rojo, según la clasificación de la zona. Adicionalmente, si en dicha zona existe el riesgo de contaminación, el fondo de la señalización será punteado, mientras que si el riesgo existente es de irradiación externa, el trébol estará bordeado por puntas radiales. El acceso a las distintas zonas está limitado a las personas autorizadas al efecto.

PREVENTIVA

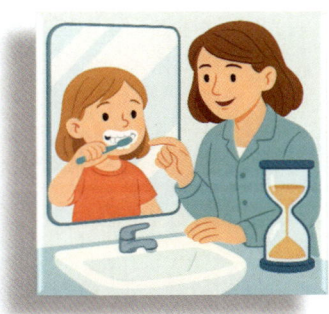

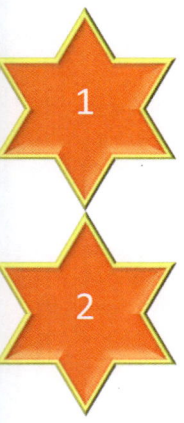

¿Cómo define la Organización Mundial de la Salud (OMS) la salud bucodental?

A) La ausencia de enfermedades y trastornos que afectan la boca y los dientes.
B) Un estado de bienestar físico, mental y social completo.
C) La capacidad de funcionar sin limitaciones.
D) Todas son verdaderas.

¿Qué aspecto de la definición de salud de la OMS ha sido criticado por su carácter utópico y ambiguo?

A) La inclusión del bienestar social.
B) La palabra "completo".
C) La consideración de la salud como un derecho humano.
D) A y B son correctas.

¿Qué concepto fue introducido por Sir MacFarlane Burnet en 1940?

A) Historia Natural de la Enfermedad.
B) Salud Bucodental.
C) Prevención Primaria.
D) Triada Ecológica.

¿Qué relación se ha establecido entre las infecciones orales crónicas y otras enfermedades?

A) Enfermedades cardíacas y pulmonares
B) Derrame cerebral
C) Nacimientos prematuros
D) Todas son correctas

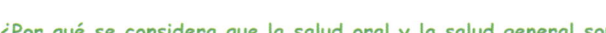

¿Por qué se considera que la salud oral y la salud general son inseparables?

A) La salud oral no tiene nada que ver con la general
B) Porque las enfermedades sistémicas pueden manifestarse en la boca.
C) A y B son correctas.
D) Todas son correctas.

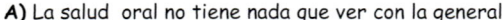

A) La ausencia de enfermedades y trastornos que afectan la boca y los dientes. La OMS define la salud bucodental como la ausencia de enfermedades y trastornos que afectan la boca, cavidad bucal y dientes, tales como cáncer de boca o garganta, llagas bucales, defectos congénitos como labio leporino o paladar hendido, enfermedades periodontales, caries dental, y dolor orofacial crónico. Este concepto se refiere al estado de normalidad y funcionalidad eficiente de todas las partes de la boca y cavidad bucal, relacionadas con la masticación, comunicación oral y músculo facial.

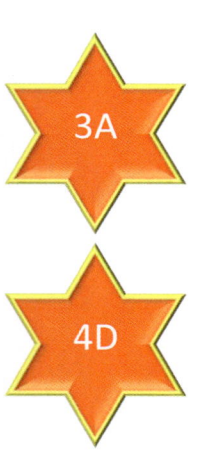

B) La palabra "completo. La definición de salud de la OMS ha sido criticada por su carácter utópico y ambiguo, especialmente por la inclusión de la palabra "completo". Muchos autores, como Terris, consideran que la salud y la enfermedad no son absolutas y que existen distintos grados de salud y enfermedad.

A) Historia Natural de la Enfermedad. Sir MacFarlane Burnet introdujo el concepto de "Historia Natural de la Enfermedad" en 1940, inicialmente para enfermedades infecciosas. Este concepto describe la evolución de una enfermedad en ausencia de intervención, desde la interacción de los factores causales hasta su finalización. Posteriormente, Leavell y Clark propusieron este modelo para cualquier tipo de enfermedad, estructurando un sistema de prevención con diferentes niveles.

D) Todas son correctas. Investigaciones recientes han señalado la relación entre las infecciones orales crónicas y diversas enfermedades sistémicas, como las enfermedades cardíacas y pulmonares, el derrame cerebral y los nacimientos prematuros. Además, la relación bidireccional entre las enfermedades periodontales y la diabetes ha sido establecida desde hace tiempo.

B) Porque las enfermedades sistémicas pueden manifestarse en la boca. La salud oral y la salud general son inseparables porque la boca puede mostrar signos de deficiencias nutricionales o infecciones, y las enfermedades sistémicas pueden manifestarse a través de lesiones en la boca u otros problemas bucales. Ignorar los signos y síntomas de enfermedad oral puede afectar negativamente la salud general, ya que no se puede estar sano sin una buena salud oral.

¿Cuál es la fase de la historia natural de la enfermedad en la que los signos y síntomas sobrepasan el umbral de detección?

A) Período prepatogénico.
B) Etapa subclínica.
C) Etapa de evidencia clínica.
D) Período de latencia.

¿Qué crítica principal se hace a la definición de salud de la OMS según Terris?

A) Es demasiado específica.
B) Es utópica y estática.
C) No incluye el bienestar social.
D)A y C son correctas.

¿Qué factores influyen en el huésped en el período prepatogénico de la enfermedad?

A) Factores biológicos, psicológicos, sociales y culturales.
B) Vía de transmisión y virulencia.
C) Medio biológico y social.
D) Flora y fauna.

¿Cuál es el impacto de las enfermedades orales a nivel individual y comunitario?

A) Afectan gravemente la calidad de vida individual.
B) Representan una carga social y económica para las comunidades.
C)No tienen impacto significativo.
D) A y B son correctas.

¿Qué componente de la triada ecológica se refiere a todo aquello que existe fuera del organismo vivo?

A) Agente.
B) Huésped.
C) Medio ambiente.
D) Patogenicidad.

C) Etapa de evidencia clínica. En la etapa de evidencia clínica del período patogénico, los signos y síntomas de la enfermedad sobrepasan el umbral de detección y la enfermedad se hace aparente. Esta fase sigue a la etapa subclínica o de latencia, donde la enfermedad no se puede detectar clínicamente.

B) Es utópica y estática. Terris critica la definición de salud de la OMS por ser utópica y estática. Considera que la palabra "completo" en la definición es problemática, ya que la salud y la enfermedad no son absolutas y existen distintos grados de ambas. Propone una definición más realista que incluya la capacidad de funcionamiento.

A) Factores biológicos, psicológicos, sociales y culturales. En el período prepatogénico de la enfermedad, el huésped está influido por factores biológicos (edad, sexo, grupo étnico, genética, nutrición, susceptibilidad, resistencia, inmunidad), psicológicos (carácter, temperamento, madurez mental y emocional), y sociales y culturales (ocupación, escolaridad, ingresos, hábitos y costumbres, estilo de vida).

D) A y B son correctas. Las enfermedades orales tienen un impacto significativo tanto a nivel individual como comunitario. A nivel individual, pueden afectar gravemente la calidad de vida de las personas. A nivel comunitario, representan una pesada carga social y económica para los países y las comunidades.

C) Medio ambiente. El medio ambiente, como componente de la triada ecológica, se refiere a todo aquello que existe fuera del organismo vivo. Incluye el medio biológico y social en el cual el organismo vive y todos los factores con los que reacciona, como el ambiente geográfico, flora, fauna, sociedades humanas y su estratificación.

¿Qué caracteriza la etapa subclínica o periodo de incubación en el período patogénico?

A) Presentación de signos y síntomas clínicos evidentes.
B) Fase de invasión, desarrollo y multiplicación del agente en el huésped con síntomas mínimos o inespecíficos.
C) Recuperación del estado anterior a la enfermedad.
D) Muerte del individuo.

¿Qué es el horizonte clínico en el contexto del período patogénico?

A) El momento entre las etapas subclínica y clínica.
B) La fase de recuperación de la enfermedad.
C) La fase de cronicidad de la enfermedad.
D) El periodo de incubación del agente.

¿Cuál es el propósito de la Odontología Preventiva?

A) Tratar las enfermedades orales.
B) Rehabilitar las consecuencias de las enfermedades orales.
C) Prevenir o evitar la aparición de enfermedades orales.
D) Ninguna de las anteriores.

¿Qué es la Odontología Comunitaria?

A) La práctica de tratar enfermedades orales.
B) La ciencia de rehabilitar las consecuencias de las enfermedades orales.
C) La práctica y la ciencia de prevenir enfermedades orales y promover la salud oral a través de esfuerzos organizados de la comunidad.
D) Ninguna de las anteriores.

¿Cómo define la Organización Mundial de la Salud (OMS) la salud bucodental?

A) La ausencia de enfermedades y trastornos que afectan solo los dientes.
B) La ausencia de enfermedades y trastornos que afectan boca, cavidad bucal y dientes.
C) La ausencia de enfermedades y trastornos que afectan solo la cavidad bucal.
D) La ausencia de enfermedades y trastornos que afectan solo la garganta.

223

B) Fase de invasión, desarrollo y multiplicación del agente en el huésped con síntomas mínimos o inespecíficos. La etapa subclínica o periodo de incubación se caracteriza por la invasión, desarrollo y multiplicación del agente en el huésped, presentando síntomas mínimos o generales inespecíficos. El diagnóstico en esta fase solo se confirma con exámenes de laboratorio o gabinete.

A) El momento entre las etapas subclínica y clínica. El horizonte clínico es el momento que tiene lugar entre las etapas subclínica y clínica, marcando la transición en la que la enfermedad comienza a presentar signos y síntomas clínicos evidentes.

C) Prevenir o evitar la aparición de enfermedades orales. La Odontología Preventiva se enfoca en prevenir o evitar la aparición de diferentes enfermedades orales, o en disminuir el grado de malignidad o destrucción de las estructuras bucodentales en caso de que aparezcan. Su objetivo es promover la salud bucodental y evitar complicaciones o intervenciones más invasivas.

C) La práctica y la ciencia de prevenir enfermedades orales y promover la salud oral a través de esfuerzos organizados de la comunidad. La Odontología Comunitaria se define como la práctica y la ciencia de prevenir las enfermedades orales, promover la salud oral y mejorar la calidad de vida a través de los esfuerzos organizados de la comunidad. Participa tanto de la odontología preventiva como de diversas disciplinas como las ciencias sociales, economía, bioestadística, ecología, entre otras.

B) La ausencia de enfermedades y trastornos que afectan boca, cavidad bucal y dientes. La OMS define la salud bucodental como la ausencia de enfermedades y trastornos que afectan la boca, la cavidad bucal y los dientes. Esto incluye una variedad de condiciones como el cáncer de boca o garganta, llagas bucales, defectos congénitos como el labio leporino o el paladar hendido, enfermedades periodontales, caries dental y dolor orofacial crónico. Esta definición subraya la importancia de mantener todas las partes de la boca libres de enfermedades para asegurar una buena salud bucodental.

¿Cuál es una posible evolución de la enfermedad en la etapa clínica?

A) Recuperación.
B) Cronicidad.
C) Invalidez.
D) Todas las anteriores.

¿Cuál es el objetivo de la prevención primaria?

A) Limitar la aparición de la enfermedad mediante el control de sus causas y actuar sobre los factores de riesgo.
B) Interrumpir la afección mediante un tratamiento precoz.
C) Minimizar las secuelas de la enfermedad en fases avanzadas.
D) Procurar la recuperación física, psicológica y social del individuo.

¿Qué incluye el primer nivel de prevención: promoción de la salud?

A) Aplicación tópica de flúor.
B) Fluorización de aguas de bebida.
C) Medidas que mantienen y promueven la salud del individuo como alimentación, vivienda y educación.
D) Realización de sellados.

¿Cuál es el objetivo de la prevención secundaria, protección específica?

A) Limitar la aparición de la enfermedad.
B) Interrumpir la afección mediante un tratamiento precoz y oportuno.
C) Minimizar las secuelas de la enfermedad en fases avanzadas.
D) Procurar la recuperación física, psicológica y social del individuo.

¿De qué se ocupa el tercer nivel de prevención?

A) Tratamiento temprano.
B) Protección específica.
C) Diagnóstico precoz.
D) A y C son correctas.

225

16D

D) Todas las anteriores. En la etapa clínica, la evolución de la enfermedad en el huésped puede llevar a diferentes resultados, como la recuperación (volviendo al estado anterior a la enfermedad), cronicidad (la enfermedad permanece en estado subclínico), invalidez (la enfermedad deja secuelas permanentes) o muerte (el individuo no se recupera y muere).

17A

A) Limitar la aparición de la enfermedad mediante el control de sus causas y actuar sobre los factores de riesgo. La prevención primaria tiene como objetivo limitar la aparición de la enfermedad mediante el control de sus causas y actuar sobre los factores de riesgo. Esto incluye medidas como la promoción de la salud y la protección específica.

18C

C) Medidas que mantienen y promueven la salud del individuo como alimentación, vivienda y educación. El primer nivel de prevención, promoción de la salud, incluye medidas que mantienen y promueven la salud del individuo, como una buena alimentación, condiciones adecuadas de vivienda, educación, condiciones de trabajo y exámenes periódicos.

19B

B) Interrumpir la afección mediante un tratamiento precoz y oportuno. La prevención secundaria tiene como objetivo interrumpir la afección mediante un tratamiento precoz y oportuno de la enfermedad, con el fin de conseguir la curación o evitar secuelas, incluye medidas que protegen y previenen la aparición de alguna enfermedad en particular. En el área bucodental, esto puede incluir la aplicación tópica de flúor, la fluorización de aguas de bebida y la realización de sellados.

20D

D) A y C son correctas. Tercer nivel de prevención: diagnóstico precoz y tratamiento temprano. Comprende acciones que llevan al reconocimiento y la eliminación temprana de la enfermedad.

¿Cuál es el objetivo de la prevención terciaria?

A) Limitar la aparición de la enfermedad.
B) Interrumpir la afección mediante un tratamiento precoz.
C) Minimizar las secuelas de la enfermedad en fases avanzadas y conseguir la recuperación del individuo.
D) Mantener y promover la salud del individuo.

¿Qué medida se incluye en la prevención secundaria para el diagnóstico precoz y tratamiento temprano?

A) Aplicación tópica de flúor.
B) Radiografía dental.
C) Colocación de implantes.
D) Fluorización de aguas de bebida.

¿Qué acciones comprende el tercer nivel de prevención: diagnóstico precoz y tratamiento temprano?

A) Radiografía dental y biopsia de lesiones sospechosas.
B) Aplicación tópica de flúor.
C) Colocación de puentes.
D) Fluorización de aguas de bebida.

¿Cuál es el objetivo del cuarto nivel de prevención?

A) Promover la salud del individuo durante la enfermedad.
B) Limitación del daño.
C) Prevenir la aparición de nuevo de la enfermedad una vez resuelta.
D) La B es falsa.

¿Cuál es el objetivo del quinto nivel de prevención: rehabilitación?

A) Limitar la aparición de la enfermedad.
B) Interrumpir la afección mediante un tratamiento precoz.
C) Minimizar las secuelas de la enfermedad en fases avanzadas.
D) Procurar la recuperación física, psicológica y social del individuo.

C) Minimizar las secuelas de la enfermedad en fases avanzadas y conseguir la recuperación del individuo. La prevención terciaria tiene como objetivo minimizar las secuelas de la enfermedad en fases avanzadas y conseguir la recuperación del individuo. Esto incluye tratamientos que limitan el daño y medidas de rehabilitación física, psicológica y social.

C) Proteger y prevenir la aparición de alguna enfermedad en particular. El segundo nivel de prevención, protección específica, incluye medidas que protegen y previenen la aparición de alguna enfermedad en particular. En el área bucodental, esto puede incluir la aplicación tópica de flúor, la fluorización de aguas de bebida y la realización de sellados.

A) Radiografía dental y biopsia de lesiones sospechosas. El tercer nivel de prevención, diagnóstico precoz y tratamiento temprano, comprende acciones que llevan al reconocimiento y la eliminación temprana de la enfermedad, como radiografías dentales, biopsias de lesiones sospechosas, restauraciones tempranas y obturaciones incipientes.

B) Limitación del daño. Este nivel se encuentra compartido entre la prevención secundaria y la prevención terciaria. El cuarto nivel de prevención, limitación del daño, incluye tratamientos adecuados para detener la enfermedad y evitar que siga avanzando, como endodoncias y apicectomías. Dependiendo de la clasificación, estos tratamientos pueden considerarse parte de la prevención secundaria o terciaria.

D) Procurar la recuperación física, psicológica y social del individuo. El quinto nivel de prevención, rehabilitación, tiene como objetivo procurar la recuperación física, psicológica y social del individuo. Esto incluye medidas como la colocación de puentes, implantes y la rehabilitación funcional bucal.

¿Qué tipo de problemas de salud pública requieren acción gubernamental amplia?

A) Problemas nutricionales y tuberculosis.
B) Fluorización del agua.
C) Relación paciente-profesional.
D) Acción individual.

¿Qué caracteriza la acción gubernamental restringida en el segundo nivel de aplicación de medidas preventivas?

A) Requiere la acción coordinada de todos los departamentos gubernamentales.
B) Está limitada a uno o dos departamentos gubernamentales.
C) Depende exclusivamente de decisiones individuales.
D) Involucra la relación paciente-profesional.

¿Qué medidas se incluyen en el programa de odontología preventiva domiciliaria?

A) Correcta higiene bucodental y utilización de dentífricos con flúor.
B) Control de placa y aplicación de fluoruros profesionales.
C) Realización de sellados y enseñanza de técnicas de higiene oral.
D) Control de actividad de caries y seguimiento con una frecuencia determinada.

¿Cuál es la primera fase de aplicación del programa de odontología preventiva en la consulta?

A) Introducción del paciente en la filosofía de la odontología preventiva.
B) Diagnóstico y evaluación de las necesidades preventivas del paciente.
C) Explicación del plan de tratamiento al paciente.
D) Desarrollo del plan.

¿Qué fase sigue al diagnóstico y evaluación de las necesidades preventivas del paciente?

A) Introducción del paciente en la filosofía de la odontología preventiva.
B) Explicación del plan de tratamiento al paciente.
C) Desarrollo del plan.
D) Evaluación de los progresos del paciente.

A) Problemas nutricionales y tuberculosis. Problemas de salud pública como ciertas deficiencias nutricionales y tuberculosis requieren una acción gubernamental amplia, que implica programas de envergadura capaces de mejorar el nivel de vida de las poblaciones y una acción coordinada de todos los departamentos gubernamentales.

B) Está limitada a uno o dos departamentos gubernamentales. La acción gubernamental restringida en el segundo nivel de aplicación de medidas preventivas está limitada a uno o dos departamentos gubernamentales. Ejemplos de estas acciones son la yodación de la sal y la fluoración del agua.

A) Correcta higiene bucodental y utilización de dentífricos con flúor. El programa de odontología preventiva domiciliaria incluye medidas que cada persona puede utilizar en su domicilio, como la correcta higiene bucodental, la utilización de dentífricos y colutorios con flúor, la realización de una dieta adecuada y la asistencia a las revisiones odontológicas.

A) Introducción del paciente en la filosofía de la odontología preventiva. La primera fase de aplicación del programa de odontología preventiva en el consultorio es la introducción del paciente en la filosofía de la odontología preventiva. Esto ayuda a que el paciente comprenda la importancia de las medidas preventivas y se comprometa con el programa.

B) Explicación del plan de tratamiento al paciente. Después del diagnóstico y evaluación de las necesidades preventivas del paciente, la siguiente fase es la explicación del plan de tratamiento al paciente. Esto asegura que el paciente entienda el plan y esté de acuerdo con las medidas a seguir.

31

¿Cuál es la fase final del programa de odontología preventiva en el consultorio?

A) Diagnóstico y evaluación de las necesidades preventivas del paciente.
B) Introducción del paciente en la filosofía de la odontología preventiva.
C) Explicación del plan de tratamiento al paciente.
D) Control del proceso.

32

¿Qué se debe procurar determinar en el primer contacto con el paciente en el consultorio dental?

A) Los miedos del paciente.
B) Los conocimientos del paciente sobre odontología preventiva.
C) A Y B son verdaderas.
D) B y C son falsas.

33

¿Cuál es uno de los motivos de la importancia que tiene el registro de los depósitos de placa?

A) Para verificar el estado de higiene bucal del paciente.
B) Por curiosidad del paciente y hacerle responsable.
C) Para evaluar la eficacia de su cepillo de dientes.
D) A y C son correctas.

34

¿Por qué es importante informar al paciente de la importancia de su implicación en el tratamiento?

A) Para que el paciente se sienta más cómodo.
B) Para que el paciente entienda que su participación es crucial para el éxito del tratamiento preventivo.
C) Para que el paciente no tenga que volver al consultorio.
D) Para que el paciente pueda evitar la higiene bucal.

35

¿Qué técnica complementaria se puede utilizar para diagnosticar las necesidades preventivas del paciente?

A) Solo una inspección visual.
B) Radiografías de aleta de mordida.
C) La necesidad de ortodoncia.
D) Determinación del poder cariogénico del medio bucal.

31D

D) Control del proceso. La fase final del programa de odontología preventiva en el consultorio es el control del proceso. Esta fase asegura que el plan de tratamiento se mantenga y se ajusten las medidas según sea necesario para mantener la salud bucodental del paciente.

32C

C) A Y B son verdaderas. En el primer contacto con el paciente en el consultorio dental, se debe procurar determinar quién es el paciente, qué espera de la visita, sus miedos sobre la salud bucodental, sus conocimientos sobre odontología preventiva y la importancia de su implicación en el tratamiento. Esto ayuda a crear un clima de confianza y comprensión.

33A

A) Para verificar el estado de higiene bucal del paciente. El registro de los depósitos de placa es importante para realizar estudios epidemiológicos destinados a definir la relación causa-efecto entre factores locales y enfermedad, verificar el estado de higiene bucal del paciente y evaluar la eficacia de programas preventivos y agentes antimicrobianos.

34C

C) Para que el paciente entienda que su participación es crucial para el éxito del tratamiento preventivo. Informar al paciente de la importancia de su implicación en el tratamiento es crucial para que entienda que su participación activa es esencial para el éxito del programa preventivo y para mantener su salud bucodental a largo plazo.

35B

B) Radiografías de aleta de mordida. Para diagnosticar y evaluar las necesidades preventivas del paciente, se puede utilizar una inspección global del área bucodental complementada con técnicas como las radiografías de aleta de mordida, que proporcionan una visión más detallada de la salud dental del paciente.

Según la Carta de Ottawa de 1986, ¿qué es la promoción de la salud?

A) Proceso que permite a las personas incrementar el control sobre su salud para mejorarla.
B) Combinación de actividades informativas y educativas para mantener a las personas sanas.
C) A y B son correctas.
D) Todas son falsas.

La Carta de Ottawa, elaborada en 1986, propuso cinco mecanismos para la promoción de la salud, señala la respuesta correcta.

A) Desarrollo de habilidades personales.
B) Promoción de políticas saludables.
C) A y B son correctas.
D) Todas son falsas.

Describe las tres estrategias básicas para la promoción de la salud identificadas en la Carta de Ottawa de 1986.

A) Abogacía por la salud, facilitar el desarrollo del potencial de salud, y mediar a favor de la salud.
B) Establecer una política pública saludable, crear entornos que apoyen la salud, y fortalecer la acción comunitaria.
C) A y B son correctas.
D) Todas son falsas.

¿Quién elaboró una de las primeras definiciones de Educación para la Salud en 1926?

A) Gilbert.
B) Woods.
C) Comité de Expertos en Educación Higiénica del Público.
D) Smith .

¿Cuál es el objetivo fundamental de la Educación para la Salud según las definiciones clásicas?

A) La promoción de la medicina alopática(medicamentos, radiación, cirugia...).
B) La adquisición de conocimientos y actitudes y la modificación de la conducta.
C) La implementación de programas de Salud Pública Dental.
D) La instrucción en materia de higiene.

A) Proceso que permite a las personas incrementar el control sobre su salud para mejorarla. Según la Carta de Ottawa de 1986, la promoción de la salud es el proceso que permite a las personas incrementar el control sobre su salud para mejorarla. Este enfoque busca empoderar a las personas para que tomen decisiones informadas y adopten comportamientos saludables.

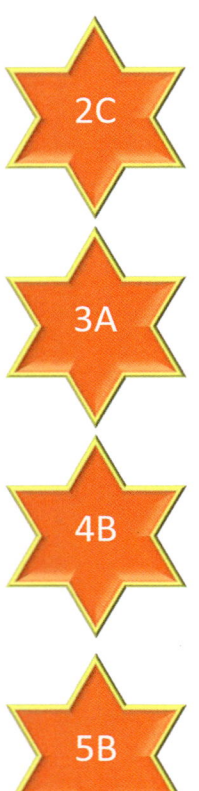

C) A y B son correctas. Las cinco áreas de acción prioritarias contempladas en la Carta de Ottawa para la promoción de la salud son establecer una política pública saludable, crear entornos que apoyen la salud, fortalecer la acción comunitaria para la salud, desarrollar las habilidades personales, y reorientar los servicios sanitarios. Estas áreas de acción buscan crear un entorno propicio para la salud y empoderar a las personas y comunidades.

A) Abogacía por la salud, facilitar el desarrollo del potencial de salud, y mediar a favor de la salud. Las tres estrategias básicas para la promoción de la salud identificadas en la Carta de Ottawa de 1986 son la abogacía por la salud, que busca crear las condiciones sanitarias esenciales; facilitar que todas las personas puedan desarrollar su completo potencial de salud; y mediar a favor de la salud entre los distintos intereses encontrados en la sociedad.

B) Woods. Woods fue uno de los primeros en definir la Educación para la Salud en 1926. Según su definición, la Educación para la Salud es una suma de experiencias que influyen favorablemente sobre los hábitos, actitudes y conocimientos relacionados con la salud del individuo y de la comunidad.

B) La adquisición de conocimientos y actitudes y la modificación de la conducta. Las definiciones clásicas de Educación para la Salud se centran en la adquisición de conocimientos y actitudes y en la modificación de la conducta individual y colectiva en asuntos relacionados con la salud. Sin embargo, no mencionan los factores ambientales externos que también influyen en dicha conducta.

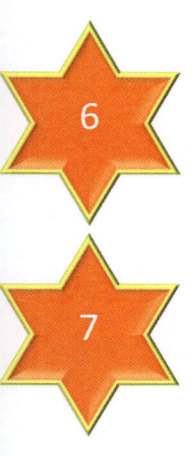

¿En qué disciplinas buscó sus bases la Educación para la Salud a partir de los años 60?

A) Psiquiatría.
B) Sociología, antropología, pedagogía y psicología.
C) Higiene y salud pública.
D) Biomedicina y farmacología.

¿Qué es la Educación para la Salud (EPS) según la OMS?

A) Un conjunto de actividades recreativas.
B) Un proceso de tratamiento médico.
C) Una combinación de actividades informativas y educativas.
D) Un programa de ejercicios físicos.

¿Cuál es uno de los objetivos principales de la Educación para la Salud?

A) Mejorar la alfabetización sanitaria.
B) Promover la medicina alternativa.
C) Desarrollar programas de ejercicios.
D) Reducir el uso de medicamentos.

¿Cómo se relaciona la Educación para la Salud con la Promoción de la Salud?

A) Son conceptos opuestos.
B) La Educación para la Salud es un elemento de la Promoción de la Salud.
C) La Promoción de la Salud es una parte de la Educación para la Salud.
D) No tienen relación alguna.

¿Qué caracteriza a los métodos bidireccionales en Educación Sanitaria según la clasificación de la OMS?

A) No permiten la discusión del mensaje.
B) Permiten un intercambio entre el docente y el discente.
C) Utilizan medios de comunicación de masas.
D) Se basan en la proyección de imágenes.

B) Sociología, antropología, pedagogía y psicología. A partir de los años 60, la Educación para la Salud comenzó a enfrentar el problema de la elevada mortalidad y morbilidad asociada a estilos de vida no saludables. Por ello, buscó sus bases en teorías procedentes de la sociología, antropología, pedagogía y, sobre todo, de la psicología para modificar las conductas.

C) Una combinación de actividades informativas y educativas. Según la OMS, la Educación para la Salud (EPS) es cualquier combinación de actividades informativas y educativas que llevan a una situación en la que las personas deseen estar sanas, sepan cómo hacerlo, hagan todo lo posible individual y colectivamente para mantenerse sanas y busquen ayuda cuando lo necesiten. Este enfoque integral busca no solo informar, sino también motivar y capacitar a las personas para que tomen decisiones saludables y adopten comportamientos que promuevan su bienestar general.

A) Mejorar la alfabetización sanitaria. La Educación para la Salud tiene como objetivo mejorar la alfabetización sanitaria, lo que implica aumentar el conocimiento de la población sobre temas de salud y desarrollar habilidades personales que conduzcan a la mejora de la salud. Esto incluye enseñar a las personas cómo prevenir enfermedades, cómo mantener un estilo de vida saludable y cómo buscar y utilizar los servicios de salud de manera efectiva. Al mejorar la alfabetización sanitaria, se empodera a los individuos para que tomen decisiones informadas sobre su salud y la de sus comunidades.

B) La Educación para la Salud es un elemento de la Promoción de la Salud. La Educación para la Salud es una parte integral de la Promoción de la Salud. Ambas tienen como objetivo mejorar el acceso a la información y a los servicios relacionados con la salud, permitiendo que las personas obtengan un mayor control sobre su propia salud y bienestar. La Promoción de la Salud abarca una amplia gama de actividades y políticas que buscan crear entornos saludables y apoyar comportamientos saludables, mientras que la Educación para la Salud se centra específicamente en proporcionar conocimientos y habilidades que capaciten a las personas para tomar decisiones informadas sobre su salud.

B) Permiten un intercambio entre el docente y el discente. Los métodos bidireccionales en Educación Sanitaria, según la clasificación de la OMS, se caracterizan por permitir un intercambio activo entre el docente (emisor) y el discente (receptor). Esto significa que ambos pueden intercambiar sus roles, facilitando una comunicación más dinámica y participativa. Este tipo de métodos fomenta la interacción y el diálogo, lo que puede conducir a un aprendizaje más profundo y significativo. Ejemplos de métodos bidireccionales incluyen la entrevista terapéutica personalizada, donde el educador y el individuo pueden discutir temas de salud específicos, y la discusión grupal, donde se promueve el intercambio de ideas y experiencias entre los participantes. Otros ejemplos son los diálogos, las charlas y las entrevistas, que permiten una retroalimentación constante y la posibilidad de aclarar dudas en tiempo real.

11

¿Cuál de los siguientes es un ejemplo de un método unidireccional en Educación Sanitaria?

A) Diálogo.
B) Entrevista.
C) Carteles.
D) Discusión en grupo.

12

Según Salleras, ¿qué caracteriza a los métodos directos en Educación Sanitaria?

A) Utilizan una gran variedad de recursos técnicos combinados.
B) Existe una relación directa entre el emisor y el receptor.
C) Se dirigen a la población en general.
D) Se basan en la proyección de imágenes.

13

¿Qué técnica audiovisual consiste en la observación de un trabajo fotográfico a través de la proyección cruzada de imágenes diapositivas?

A) Cine.
B) Vídeo.
C) Diaporamas.
D) Radio.

14

Analiza los métodos indirectos en la Educación para la Salud y proporciona ejemplos de recursos utilizados.

A) Son unidireccionales y dirigidos a individuos, grupos o población en general, con una distancia en tiempo y espacio entre el emisor y el receptor; ejemplos incluyen carteles, prensa, cine y radio.
B) Son bidireccionales y dirigidos a individuos o grupos, con una relación directa entre el emisor y el receptor; ejemplos incluyen diálogos y charlas.
C) Utilizan principalmente medios visuales y audiovisuales; ejemplos incluyen carteles, vídeos y grabaciones.
D) A y C son correctas.

15

¿Qué caracteriza a los medios directos (bidireccionales) en la Educación para la Salud según la OMS?

A) Permiten la aclaración de dudas y problemas que pueden aparecer en las personas que están recibiendo Educación Sanitaria.
B) No permiten la discusión del mensaje entre el receptor y el educador.
C) Se utilizan principalmente en medios de comunicación de masas.
D) A y B son correctas.

C) Carteles. Métodos unidireccionales en Educación Sanitaria son aquellos que no permiten la posibilidad de discutir el mensaje entre receptor y educador. Se caracterizan por una comunicación de una sola vía, donde la información se transmite de manera unilateral sin interacción directa. Ejemplos de métodos unidireccionales: los medios de comunicación de masas (televisión y la radio) así como materiales impresos (carteles, folletos y posters). Métodos útiles para llegar a un público amplio y proporcionar información básica y general sobre temas de salud. Su limitación radica en la falta de interacción, puede dificultar la aclaración de dudas y personalización de información.

B) Existe una relación directa entre el emisor y el receptor. Según Salleras, los métodos directos en Educación Sanitaria se caracterizan por la existencia de una relación directa entre el emisor (educador) y el receptor (educando). Generalmente utilizan la palabra hablada y se apoyan en técnicas didácticas y medios o recursos técnicos para facilitar el aprendizaje. La relación directa permite una comunicación más personalizada y adaptada a las necesidades específicas de los individuos o grupos.

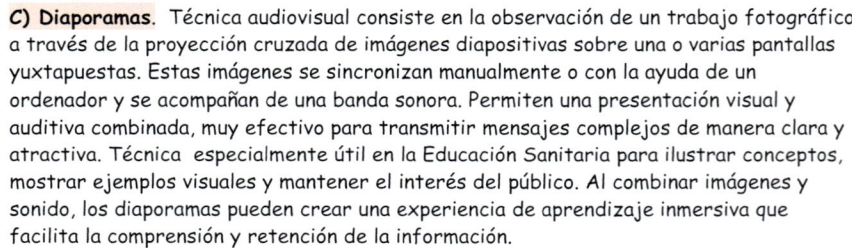

C) Diaporamas. Técnica audiovisual consiste en la observación de un trabajo fotográfico a través de la proyección cruzada de imágenes diapositivas sobre una o varias pantallas yuxtapuestas. Estas imágenes se sincronizan manualmente o con la ayuda de un ordenador y se acompañan de una banda sonora. Permiten una presentación visual y auditiva combinada, muy efectivo para transmitir mensajes complejos de manera clara y atractiva. Técnica especialmente útil en la Educación Sanitaria para ilustrar conceptos, mostrar ejemplos visuales y mantener el interés del público. Al combinar imágenes y sonido, los diaporamas pueden crear una experiencia de aprendizaje inmersiva que facilita la comprensión y retención de la información.

D) A y C son correctas. Los métodos indirectos en la Educación para la Salud son unidireccionales y dirigidos a individuos, grupos o población en general, con una distancia en tiempo y espacio entre el emisor y el receptor. Utilizan una gran variedad de recursos o medios técnicos combinados, como medios visuales (carteles, prensa, folletos, pizarra, posters, diapositivas, transparencias), audiovisuales (cine, vídeo, T.V., diaporamas) y sonoros (radio, grabaciones).

A) Permiten la aclaración de dudas y problemas que pueden aparecer en las personas que están recibiendo Educación Sanitaria. Según la Organización Mundial de la Salud (OMS), los medios directos o bidireccionales en la Educación para la Salud se caracterizan por permitir una interacción activa entre el educador y el receptor. Esto significa que: Hay comunicación en ambos sentidos (de ahí el término *bidireccional*). Se pueden resolver dudas, aclarar conceptos y adaptar el mensaje a las necesidades del grupo o individuo. Favorecen la participación activa, el diálogo y la reflexión crítica.Este tipo de medios incluye, por ejemplo, talleres, charlas participativas, entrevistas individuales o grupales, etc.

Señala la verdadera sobre diferencia entre métodos directos y métodos indirectos en la Educación para la Salud según la clasificación de Salleras.

A) Métodos directos son bidireccionales, métodos indirectos unidireccionales.
B) Métodos directos utilizan principalmente medios visuales y audiovisuales; métodos indirectos utilizan principalmente la palabra hablada.
C) Métodos directos unidireccionales, métodos indirectos bidireccionales.
D) Métodos directos se utilizan en medios de comunicación de masas; métodos indirectos se utilizan en la educación personalizada.

Señala la respuesta verdadera sobre las ventajas y desventajas de la charla educativa como método directo en la Educación para la Salud.

A) Ventajas: más económica que otras técnicas y llega a muchas personas a la vez;
B) Desventajas: debe ser promocionada por el propio grupo al que va dirigida y las condiciones del lugar deben ser óptimas.
C) Ventajas: se utiliza principalmente en medios de comunicación de masas; desventajas: no permite la aclaración de dudas.
D) Ay B son correctas.

En el contexto de los métodos directos en la Educación para la Salud, ¿qué es un panel y cómo se utiliza?

A) Es un método de discusión.
B) Es una técnica de trabajo colectivo, se divide el grupo en subgrupos de 6 personas
C) Es una conversación entre personas.
D) Es una técnica que combina tareas de investigación, estudio o redacción de un trabajo original.

Características de la dinámica de grupo como método directo en la Educación para la Salud y su importancia. Señala la correcta.

A) Se utiliza principalmente en medios de comunicación de masas.
B) Se basa en la participación activa de la persona para la resolución de un problema.
C) Es una técnica de trabajo colectivo, se divide el grupo en subgrupos de 6 personas.
D) Es una conversación entre personas que intenta transmitir una serie de ideas.

Técnica 66 o Philips 66 dentro de la dinámica de grupo. Señala la correcta.

A) Técnica 66 o Philips 66 es un método de discusión en el que un pequeño grupo de personas discuten frente a una audiencia.
B) Técnica 66 o Philips 66 conversación de personas y en grupos masivos.
C) Técnica 66 o Philips 66 es una técnica de trabajo colectivo, se divide el grupo en subgrupos pequeños de 6 personas.
D) Técnica 66 o Philips 66 es una técnica que combina tareas de investigación.

A) Métodos directos son bidireccionales, métodos indirectos unidireccionales. Según clasificación de Salleras, los métodos directos en la Educación para la Salud son bidireccionales y permiten una relación directa entre el emisor y el receptor, utilizando generalmente la palabra hablada con el apoyo de técnicas didácticas y medios o recursos técnicos. Los métodos indirectos son unidireccionales y tienen una distancia en tiempo y espacio entre el emisor y el receptor, utilizando una gran variedad de recursos o medios técnicos combinados.

D) Ay B son correctas. La charla educativa es uno de los instrumentos más usados por los profesionales de la salud para dirigirse a grupos. Sus ventajas incluyen ser más económica que otras técnicas y llegar a muchas personas a la vez. Sin embargo, debe ser promocionada por el propio grupo al que va dirigida, y las condiciones del lugar deben ser óptimas.

A) Es un método de discusión. Un panel es un método de discusión en el que un pequeño grupo de personas (4-8) discuten frente a una audiencia que generalmente participa después mediante preguntas. Este método reproduce las características de un grupo de discusión con el fin de ofrecer a la audiencia una visión más amplia de la cuestión tratada.

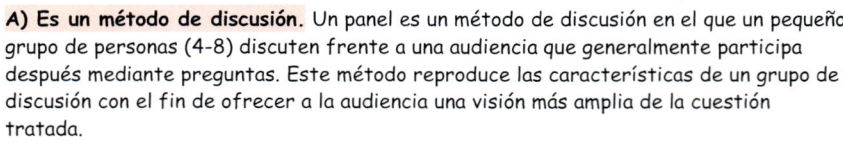

B) Se basa en la participación activa de la persona para la resolución de un problema. La dinámica de grupo es una técnica que se basa en la participación activa de la persona para la resolución de un problema. Es importante porque crea una corriente de empatía e interacción entre los miembros del grupo, permitiendo que los participantes expresen sus opiniones, ideas o sentimientos en presencia de los demás. Esto ayuda a superar el temor a hablar, recibir opiniones de otros miembros del grupo y descubrir nuevos enfoques y opiniones.

C) La Técnica 66 o Philips 66 es una técnica de trabajo colectivo en donde se divide el grupo en subgrupos pequeños de 6 personas. Su propósito es conocer lo que sabe el grupo sobre un tema, problema o situación, y motivar a los participantes en el análisis y estudio de dicha cuestión. Cada subgrupo debate sobre un tópico o pregunta relacionado con el tema objeto de análisis y extrae conclusiones que se exponen al gran grupo.

21

Señala el principal inconveniente de la clase como método de educación sanitaria.

A) Impulsa más el conocimiento que el cambio de actitudes.
B) Es costosa y requiere muchos recursos.
C) No permite la participación activa de los oyentes.
D) Todas son verdaderas.

22

¿Qué técnica se basa en la participación activa de la persona para la resolución de un problema?

A) Mesa redonda.
B) Dinámica de grupo.
C) Panel.
D) Seminario.

23

¿Cuál es la duración recomendada para una clase en educación sanitaria?

A) 15 a 30 minutos.
B) 30 a 45 minutos.
C) 45 a 60 minutos.
D) Todas son falsas.

24

¿Qué técnica combina la discusión de grupo con el panel?

A) Mesa redonda.
B) Seminario.
C) Dinámica de grupo.
D) Entrevista clínica.

25

¿Qué técnica se utiliza para profundizar en el estudio de un tema mediante la investigación y la obtención de conclusiones?

A) Panel.
B) Seminario.
C) Clase.
D) Charla.

A) Impulsa más el conocimiento que el cambio de actitudes. El principal inconveniente de la clase es que se centra más en transmitir conocimiento que en cambiar actitudes, lo cual no es ideal para la educación de adultos en temas de salud. Este método es más adecuado para grupos específicos como trabajadores de empresas o madres.

B) Dinámica de grupo. La dinámica de grupo se basa en la participación activa de las personas para resolver problemas, lo que fomenta un verdadero aprendizaje. Esta técnica permite a los participantes expresar sus opiniones y recibir retroalimentación, creando una interacción empática y enriquecedora.

B) 30 a 45 minutos. La duración recomendada para una clase en educación sanitaria es de 30 a 45 minutos. Más tiempo no sería productivo, ya que los participantes pueden perder la concentración y la efectividad de la enseñanza disminuiría.

A) Mesa redonda. La mesa redonda es una técnica que combina la discusión de grupo con el panel. En esta técnica, un moderador regula las intervenciones de los participantes y asegura que se aborden los temas de manera ordenada y efectiva.

B) Seminario. El seminario es una técnica que combina tareas de investigación, estudio y redacción de un trabajo original. Se utiliza para profundizar en el estudio de un tema específico mediante la investigación y la obtención de conclusiones basadas en esa investigación.

¿Qué es la motivación ?

A) Un estado interno o disposición para llevar a cabo una conducta o modificar una ya existente.
B) Un estímulo externo que provoca una reacción.
C) Una técnica de comunicación.
D) Una herramienta de evaluación.

¿Cuál es la fórmula de la motivación ?

A) Motivación = deseo + valor del objetivo.
B) Motivación = esfuerzo + recompensa.
C) Motivación = necesidad + satisfacción.
D) Motivación = interés + resultado.

¿Cuál de las siguientes es una causa intrínseca de motivación?

A) Deseo de atención y afecto.
B) Informar al paciente de su enfermedad.
C) Refuerzo positivo.
D) Reconocimiento social.

¿Cuál es una de las causas extrínsecas de motivación ?

A) Informar al paciente de su enfermedad y tratamiento.
B) Resolver problemas y adquirir nuevos conocimientos.
C) Deseo de ser aceptado y valorado.
D) Todas las anteriores.

¿Cuál es la etapa en la que el paciente no ve ningún problema y no tiene conciencia de su conducta?

A) Contemplación.
B) Determinación.
C) Precontemplación.
D) Acción.

A) Un estado interno o disposición para llevar a cabo una conducta o modificar una ya existente. La motivación se define como un estado interno o disposición que impulsa a una persona a realizar una conducta o modificar una ya existente. Es fundamental para ayudar a los pacientes a cambiar y mantener hábitos saludables.

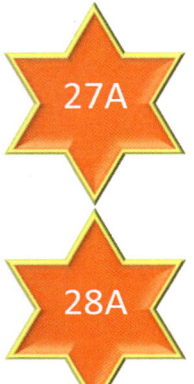

A) Motivación = deseo + valor del objetivo. La motivación se describe como la combinación del deseo y el valor del objetivo. Esto significa que para que una persona esté motivada, debe tener un deseo de alcanzar un objetivo que considere valioso.

A) Deseo de atención y afecto. Las causas intrínsecas de motivación son aquellas que provienen de fuerzas interiores, como el deseo de atención y afecto. Estas motivaciones están relacionadas con las necesidades emocionales y sociales del individuo.

A) Informar al paciente de su enfermedad y tratamiento. Las causas extrínsecas de motivación son estímulos externos que se relacionan con las necesidades interiores del paciente. Informar al paciente sobre su enfermedad y tratamiento es un ejemplo de una causa extrínseca intelectual.

C) Precontemplación. En la etapa de precontemplación, el paciente no reconoce que tiene un problema y no tiene conciencia de su conducta. Es el primer paso en el proceso de modificación de conducta.

244

¿Cuál es la fase del modelo PRECEDE-PROCEDE que implica la ejecución de la acción educativa?

A) Diagnóstico de la situación.
B) Evaluación.
C) Implementación.
D) Programación de la intervención educativa.

¿Qué mecanismo de aprendizaje es muy poderoso en el ser humano debido a las "neuronas espejo"?

A) La repetición.
B) El razonamiento.
C) El ejemplo, la imitación o el modelado.
D) La selección de la información.

¿Qué facilita la automatización de comportamientos en nuestra rutina diaria?

A) La selección de la información.
B) La eliminación de obstáculos.
C) El cambio de creencias.
D) La repetición.

¿Qué tipo de conductas pueden ser superficiales y basadas en la moda?

A) Conductas espontáneas.
B) Conductas dirigidas.
C) Conductas imitadas.
D) Conductas racionales.

¿Qué tipo de conductas son instruidas por un maestro o educador?

A) Conductas espontáneas.
B) Conductas programadas.
C) Conductas imitadas.
D) Conductas dirigidas.

C) Implementación. La fase de implementación en el modelo PRECEDE-PROCEDE se refiere a la ejecución de la acción educativa planificada. Es el momento en que se llevan a cabo las actividades diseñadas para modificar la conducta. **PRECEDER-PROCEDER** es un marco utilizado en la promoción de la salud y el desarrollo comunitario. Enfatiza que la salud y las conductas están determinadas por múltiples factores, y que las acciones multisectoriales y multidisciplinarias son fundamentales para lograr cambios de conducta esperados. Para realizar un diagnóstico comunitario amplio, abordando determinantes de salud y permitiendo la participación activa de la población. Organizador avanzado para la reconceptualización del proceso de enseñanza-aprendizaje en educación y promoción de la salud.

C) El ejemplo, la imitación o el modelado. Las "neuronas espejo" en nuestro cerebro nos incitan a imitar lo que vemos u oímos, haciendo del ejemplo, la imitación o el modelado un mecanismo de aprendizaje muy poderoso en el ser humano.

D) La repetición. La repetición facilita la automatización de comportamientos, haciendo que se conviertan en parte de nuestra rutina diaria sin necesidad de pensar en ellos conscientemente.

A) Conductas espontáneas. Las conductas espontáneas pueden ser superficiales y basadas en la moda o en el deseo de imitar a alguien, a diferencia de las conductas dirigidas que son instruidas por un maestro o educador.

D) Conductas dirigidas. Las conductas dirigidas son aquellas que son instruidas por un maestro o educador, en contraste con las conductas espontáneas que pueden ser superficiales o imitativas.

¿Cuál es el objetivo general del protocolo de atención bucodental en embarazadas?

A) Mejorar la salud general de las mujeres embarazadas.
B) Mejorar la salud oral en las mujeres embarazadas y en su futuro hijo.
C) Prevenir enfermedades crónicas en las mujeres embarazadas.
D) Aumentar la frecuencia de visitas al odontólogo.

¿Cuál de los siguientes es un objetivo específico del protocolo?

A) Evitar cualquier tipo de tratamiento dental durante el embarazo.
B) Reducir el número de visitas al odontólogo.
C) Aumentar el consumo de productos dentales.
D) Favorecer la relación entre equipo de odontología y matronas.

¿Qué personal interviene en el protocolo de atención bucodental en embarazadas?

A) El equipo de Odontología.
B) Odontólogos y médicos de familia.
C) Odontólogos, médicos de familia, higienistas dentales, matronas y personal administrativo.
D) Solo matronas y odontólogos.

Cuál es la respuesta verdadera con respecto a procedimientos bucodentales en embarazadas

A) Realizar tratamientos dentales solo en el primer trimestre.
B) Diferenciar etapas de acuerdo con los períodos del embarazo y el estado de la boca de la embarazada.
C) Evitar cualquier tipo de tratamiento dental durante el embarazo.
D) Realizar tratamientos dentales solo en el tercer trimestre.

¿Qué se valora en la exploración de la cavidad oral durante la primera visita?

A) Valorar la presencia de náuseas y vómitos.
B) El estado gingival y si es necesario tartrectomía.
C) Lesiones en la mucosa oral, dientes que precisan tratamiento urgente, estado gingival y periodontal, higiene oral y dieta.
D) Control de la dieta.

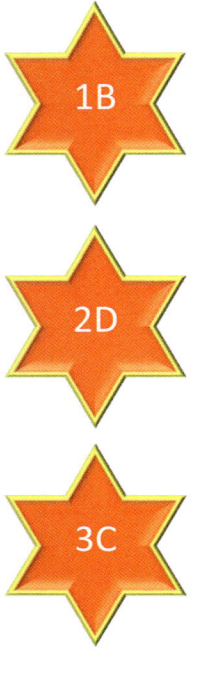

B) Mejorar la salud oral en las mujeres embarazadas y en su futuro hijo. El objetivo general del protocolo es mejorar la salud oral tanto de las mujeres embarazadas como de sus futuros hijos. Durante el embarazo, las mujeres experimentan cambios hormonales y conductuales que pueden afectar su salud bucal, y una buena salud oral puede tener un impacto positivo en la salud del bebé. Por lo tanto, es crucial implementar medidas preventivas y tratamientos adecuados durante el embarazo para asegurar una buena salud bucodental.

D) Favorecer la relación entre equipo de odontología y matronas. Uno de los objetivos específicos del protocolo es fomentar una colaboración estrecha entre odontólogos y matronas. Esta colaboración es esencial para asegurar que las mujeres embarazadas reciban la atención bucodental adecuada desde el inicio del embarazo. Las matronas pueden desempeñar un papel crucial en la captación y derivación de las mujeres embarazadas a los servicios odontológicos, facilitando así la prevención y el tratamiento temprano de las patologías orales.

C) Odontólogos, médicos de familia, higienistas dentales, matronas y personal administrativo. El protocolo de atención bucodental en embarazadas involucra a un equipo multidisciplinario que incluye odontólogos, médicos de familia, higienistas dentales, matronas y personal administrativo. Cada uno de estos profesionales desempeña un papel específico en la atención y seguimiento de la salud oral de las mujeres embarazadas, asegurando un enfoque integral y coordinado.

B) Diferenciar etapas de acuerdo con los períodos del embarazo y el estado de la boca de la embarazada. El protocolo menciona que se deben diferenciar etapas de acuerdo con los períodos del embarazo y el estado de la boca de la embarazada. Esto permite adaptar las intervenciones y tratamientos a las necesidades específicas de cada etapa del embarazo, asegurando una atención adecuada y segura para la madre y el futuro hijo.

C) Lesiones en la mucosa oral, dientes que precisan tratamiento urgente, estado gingival y periodontal, higiene oral y dieta. La exploración incluye: Detección de lesiones en la mucosa oral: Identificar cualquier anomalía o lesión en los tejidos blandos de la boca. Dientes que necesitan tratamiento urgente: Evaluar si hay dientes que requieren atención inmediata. Estado gingival y periodontal: Valorar la salud de las encías y los tejidos que soportan los dientes. Higiene oral: Revisar los hábitos de limpieza bucal del paciente. Dieta: Proporcionar recomendaciones dietéticas para mantener una buena salud bucodental. Estas evaluaciones son fundamentales para asegurar una atención integral y preventiva desde el inicio del embarazo.

¿Qué acción realiza la matrona una vez hecho el diagnóstico de embarazo?

A) Realiza una tartrectomía.
B) Remite a la mujer embarazada al equipo de salud bucodental.
C) Realiza una endodoncia.
D) Controla el índice de placa.

¿Qué se debe controlar en el segundo trimestre de embarazo?

A) El cumplimiento de las instrucciones sobre higiene y dieta.
B) La realización de endodoncias.
C) La educación sanitaria para el futuro bebé.
D) Solo la presencia de náuseas y vómitos.

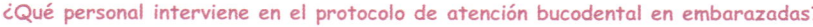

¿Qué personal interviene en el protocolo de atención bucodental en embarazadas?

A) El equipo de Odontología.
B) Odontólogos y médicos de familia.
C) Odontólogos, médicos de familia, higienistas dentales, matronas y personal administrativo.
D) Solo matronas y odontólogos.

¿Qué tratamientos dentales se pueden realizar en el segundo trimestre?

A) Solo exodoncias.
B) Solo obturaciones.
C) Se puede realizar cualquier tratamiento que precise.
D) Solo tartrectomías.

¿Qué se debe controlar en el tercer trimestre?

A) Solo la presencia de náuseas y vómitos.
B) Solo el estado gingival.
C) El cumplimiento de las instrucciones sobre higiene y dieta y el índice de placa.
D) Solo la dieta.

B) Remite a la mujer embarazada al equipo de salud bucodental. Según el protocolo, una vez que la matrona ha diagnosticado el embarazo, remite a la mujer embarazada al equipo de salud bucodental para asegurar una atención adecuada desde el inicio del embarazo.

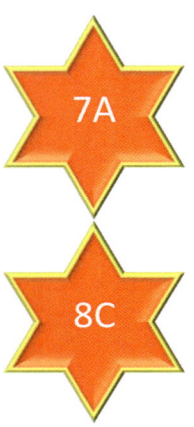

A) El cumplimiento de las instrucciones sobre higiene y dieta. En el segundo trimestre, se controla el cumplimiento de las instrucciones sobre higiene y dieta, además de realizar una nueva valoración del estado gingival y periodontal y practicar los tratamientos dentales necesarios.

C) Odontólogos, médicos de familia, higienistas dentales, matronas y personal administrativo. El protocolo de atención bucodental en embarazadas involucra a un equipo multidisciplinario que incluye odontólogos, médicos de familia, higienistas dentales, matronas y personal administrativo. Cada uno de estos profesionales desempeña un papel específico en la atención y seguimiento de la salud oral de las mujeres embarazadas, asegurando un enfoque integral y coordinado.

C) Se puede realizar cualquier tratamiento que precise. Durante el segundo trimestre, se pueden realizar diversos tratamientos dentales necesarios, incluyendo exodoncias, obturaciones, endodoncias, además de la tartrectomía. Ya que no hay problema en utilizar anestesia local o administrar ciertos fármacos.

C) El cumplimiento de las instrucciones sobre higiene y dieta y el índice de placa. En el tercer trimestre, se controla el cumplimiento de las instrucciones sobre higiene y dieta, así como el índice de placa, y se realiza una nueva valoración del estado gingival y periodontal.

¿Cuál es el objetivo general del protocolo de atención bucodental en embarazadas?

A) Mejorar la salud general de las mujeres embarazadas.
B) Mejorar la salud oral en las mujeres embarazadas y en su futuro hijo.
C) Prevenir enfermedades crónicas en las mujeres embarazadas.
D) Aumentar la frecuencia de visitas al odontólogo.

¿Qué tipo de educación sanitaria se proporciona en el tercer trimestre?

A) Educación sobre la dieta de la madre.
B) Educación sanitaria relacionada con las necesidades de salud oral del futuro bebé.
C) Educación sobre la higiene personal de la madre.
D) Educación sobre la actividad física durante el embarazo.

En la revisión postnatal ¿qué se debe valorar?

A) Solo la salud general de la madre.
B) La salud del bebé.
C) El estado gingival y periodontal de la madre.
D) La frecuencia de visitas que ha tenido durante el embarazo al odontólogo.

¿Qué precaución se debe tomar al colocar a una embarazada en el sillón dental?

A) Colocarla en posición supina.
B) Colocarla en posición lateral.
C) Colocarla en posición prona.
D) Colocarla en posición semisentada.

¿Qué estrategia se recomienda para disminuir el miedo al tratamiento odontológico en embarazadas?

A) Realizar tratamientos largos.
B) Evitar explicar el tratamiento.
C) Explicar el tratamiento y su importancia, citas cortas y evitar posiciones incómodas.
D) No realizar ningún tratamiento.

B) Mejorar la salud oral en las mujeres embarazadas y en su futuro hijo. El objetivo general del protocolo es mejorar la salud oral tanto de las mujeres embarazadas como de sus futuros hijos. Esto se debe a que la salud oral de la madre puede influir en la salud oral del niño. Por lo tanto, es crucial implementar medidas preventivas y tratamientos adecuados durante el embarazo para asegurar una buena salud bucodental

B) Educación sanitaria relacionada con las necesidades de salud oral del futuro bebé. En el tercer trimestre, se proporciona educación sanitaria relacionada con las necesidades de salud oral del futuro bebé, para asegurar que los padres estén informados sobre cómo prevenir patologías orales en su hijo.

C) El estado gingival y periodontal de la madre. En la revisión posnatal, se valora específicamente el estado gingival y periodontal de la madre, además de proporcionar información sobre los cuidados necesarios para el desarrollo de la cavidad oral del bebé.

D) Colocarla en posición semisentada. La posición semisentada es la más recomendada para evitar el riesgo de aspiración gástrica y el síndrome hipotensivo en decúbito supino, que puede ocurrir debido a la compresión de la vena cava inferior por el útero.

C) Explicar el tratamiento y su importancia, citas cortas y evitar posiciones incómodas. Para disminuir el miedo al tratamiento odontológico, se recomienda explicar el tratamiento y su importancia, programar citas cortas y evitar posiciones incómodas para la paciente.

¿Qué medida se debe tomar al realizar un diagnóstico radiológico en una embarazada?

A) Proteger el abdomen y cuello con collarín y delantal de plomo.
B) A las embarazadas no se les puede hacer radiografías.
C) No hace falta protección para radiografías periapicales.
D) Evitar el uso de cualquier equipo radiológico.

¿Qué se debe hacer para educar a la mujer embarazada sobre el uso de fármacos?

A) Fomentar la automedicación.
B) Evitar la automedicación.
C) Administrar cualquier fármaco sin consultar al especialista.
D) Usar fármacos de complacencia.

¿Qué tipo de medicación se absorbe principalmente si es liposoluble?

A) Medicación oral.
B) Medicación tópica.
C) Medicación intravenosa.
D) Medicación intramuscular.

¿Por qué se debe evitar colocar a la embarazada tumbada en el sillón dental?

A) Para evitar el síndrome hipotensivo en decúbito supino.
B) Para evitar la incomodidad.
C) Para mejorar la visibilidad del odontólogo.
D) Para reducir el tiempo de tratamiento.

¿Cuál es la principal razón por la que las mujeres embarazadas no acuden al dentista?

A) Falta de tiempo.
B) Costos elevados.
C) Falta de educación sanitaria
D) Miedo al dolor.

A) Proteger el abdomen y cuello con collarín y delantal de plomo. Al realizar un diagnóstico radiológico en una embarazada, es importante proteger el abdomen y el cuello de la paciente con un collarín y delantal de plomo para minimizar la exposición a la radiación.

B) Evitar la automedicación. Es importante educar a la mujer embarazada para evitar la automedicación y asegurarse de que cualquier fármaco que se administre sea bajo el consejo de un especialista.

B) Medicación tópica. La medicación tópica se absorbe principalmente si es liposoluble, lo que significa que puede penetrar mejor en la piel y ser absorbida por el cuerpo.

A) Para evitar el síndrome hipotensivo en decúbito supino. Colocar a la embarazada tumbada en el sillón dental puede aumentar el riesgo de aspiración gástrica y causar el síndrome hipotensivo en decúbito supino debido a la compresión de la vena cava inferior por el útero.

C) Falta de educación sanitaria. La principal razón mencionada en el texto por la que las mujeres embarazadas no acuden al dentista es la falta de educación sanitaria. Muchas mujeres creen erróneamente que los cuidados dentales pueden ser perjudiciales para el feto, lo que subraya la necesidad de que los profesionales de la salud eduquen y tranquilicen a las embarazadas sobre la seguridad y la importancia de estos cuidados.

¿Qué riesgo corren los niños nacidos de madres con pobre salud oral?

A) Riesgo de padecer caries.
B) Riesgo de enfermedades respiratorias.
C) Riesgo de problemas de visión.
D) Riesgo de alergias alimentarias.

¿Qué efectos pueden tener los cambios hormonales durante el embarazo en la salud oral?

A) No tienen ningún efecto.
B) Reducen el riesgo de caries.
C) Mejoran la salud de las encías.
D) Pueden causar una respuesta inflamatoria exagerada.

¿Qué problemas pueden causar el ácido del reflujo gástrico y los vómitos frecuentes durante el embarazo?

A) Erosión dentaria.
B) Mejora de la salud oral.
C) Reducción de la placa bacteriana.
D) Fortalecimiento de los dientes.

¿Cómo se pueden transmitir las bacterias cariogénicas de la madre al niño?

A) A través de la saliva.
B) A través del aire.
C) A través de la piel.
D) A través de la leche materna.

¿Qué cambios en la saliva pueden ocurrir durante el embarazo y la lactancia?

A) Incremento de la producción de saliva.
B) Cambios en la composición de la saliva.
C) Disminución de la producción de saliva.
D) No hay cambios en la saliva.

A) Riesgo de padecer caries. Los niños nacidos de madres con mala salud oral y altos niveles de bacterias cariogénicas en saliva tienen un mayor riesgo de desarrollar caries. La caries es la enfermedad infantil más prevalente y, aunque es prevenible, sigue siendo un problema significativo. Por ello, es fundamental educar a las mujeres embarazadas sobre la salud oral durante el periodo prenatal para mejorar la salud bucodental de sus hijos.

D) Pueden causar una respuesta inflamatoria exagerada. En el embarazo, los niveles elevados de hormonas como el estrógeno y la progesterona pueden aumentar la respuesta inflamatoria del cuerpo frente a las bacterias presentes en la placa dental. Esto puede resultar en: Encías enrojecidas e inflamadas: Las encías pueden volverse más sensibles y propensas a la inflamación. Sangrado de encías: Es común que las encías sangren más fácilmente durante el cepillado o el uso del hilo dental. Gingivitis del embarazo: Forma leve de enfermedad periodontal, puede desarrollarse debido a la inflamación. Riesgo de pérdida dentaria: Si no se trata, inflamación e infección pueden progresar, afectando los tejidos de soporte de los dientes.

A) Erosión dentaria. El ácido del reflujo gástrico y los vómitos frecuentes pueden causar erosión dentaria, debilitando el esmalte de los dientes y aumentando el riesgo de caries y otros problemas dentales. 1.Ácido del Reflujo Gástrico: - Desgaste del Esmalte: El ácido del estómago es muy fuerte y, cuando llega a la boca debido al reflujo, puede desgastar el esmalte dental. -Frecuencia del Reflujo: Durante el embarazo, el reflujo gástrico puede ser más frecuente debido a los cambios hormonales y la presión del útero en crecimiento sobre el estómago. 2.Vómitos Frecuentes: - Exposición a Ácidos: Los vómitos frecuentes, especialmente en el primer trimestre del embarazo, exponen los dientes repetidamente a los ácidos gástricos. Esta exposición constante puede acelerar el proceso de erosión del esmalte. - Debilitamiento del Esmalte: Exposición repetida a los ácidos puede debilitar significativamente el esmalte dental.

A) A través de la saliva. Las bacterias que causan caries pueden pasar de la madre al niño mediante el contacto con la saliva. Esto puede ocurrir a través de acciones como: Compartir utensilios: Usar la misma cuchara o tenedor. Probar la comida del bebé: Probar la comida antes de dársela al bebé. Besar al bebé en la boca: Transmitir saliva directamente.

B) Cambios en la composición de la saliva. Estos cambios en la composición de la saliva pueden predisponer temporalmente a la erosión y a la caries dental. Sin embargo, no hay datos convincentes que demuestren un incremento significativo en la incidencia de caries durante la gestación o en el periodo postparto inmediato.

¿Qué es la xerostomía fisiológica y cuál es su causa principal durante el embarazo?

A) Aumento de la producción de saliva debido a la dieta.
B) No hay cambios en la producción de saliva.
C) Incremento de la producción de saliva debido a la hidratación.
D) Disminución de la producción de saliva debido a cambios hormonales y medicación.

¿Qué consecuencias puede tener la hiposalivación y el aumento de la acidez en la boca durante el embarazo?

A) Mejora de la salud oral.
B) Incremento del riesgo de caries.
C) Reducción de la placa bacteriana.
D) Fortalecimiento de los dientes.

¿Qué es la gingivitis del embarazo y cómo se puede reducir?

A) Inflamación de las encías debido a la placa bacteriana, reducida con buenos hábitos de cepillado e higiene interdentaria.
B) Inflamación de las encías debido a la dieta, reducida con cambios alimenticios.
C) Inflamación de las encías debido a la genética, reducida con medicamentos.
D) Inflamación de las encías debido al estrés, reducida con técnicas de relajación.

¿Qué es la periodontitis y cuáles son sus posibles consecuencias durante el embarazo?

A) Inflamación leve de las encías sin consecuencias graves.
B) Afectación del hueso de soporte, pudiendo causar movilidad y pérdida del diente.
C) Incremento de la producción de saliva sin consecuencias grave.
D) Mejora de la salud oral sin consecuencias graves.

¿Qué medidas se pueden tomar para neutralizar los ácidos después del vómito durante el embarazo?

A) Enjuagarse con agua y bicarbonato, 30 minutos antes de cepillarse, masticar chicle con xilitol y usar colutorio fluorado.
B) Cepillarse inmediatamente después del vómito, evitar el uso de colutorios.
C) Enjuagarse con agua y sal, cepillarse inmediatamente después del vómito y evitar el uso de colutorios.
D) No hacer nada y esperar a que los síntomas desaparezcan.

D) Disminución de la producción de saliva debido a cambios hormonales y medicación. La xerostomía fisiológica, también conocida como sequedad bucal, es una condición común durante el embarazo. Se caracteriza por una disminución en la producción de saliva, lo que puede causar incomodidad y afectar la salud bucal. Puede aparecer durante el embarazo, por la disminución de la producción de saliva. Su principal causa son los cambios hormonales y el uso de ciertos medicamentos. Puede causar incomodidad y afectar la salud bucal.

B) Incremento del riesgo de caries. La hiposalivación y el aumento de la acidez en la boca, consecuencia de los reflujos gástricos y el consumo de alimentos y bebidas azucaradas, pueden incrementar el riesgo de caries en la embarazada. Además, la disminución de las prácticas de higiene también contribuye a este riesgo. La hiposalivación, o disminución de la producción de saliva, junto con el aumento de la acidez en la boca, puede tener varias consecuencias negativas para la salud oral durante el embarazo.

A) Inflamación de las encías debido a la placa bacteriana, reducida con buenos hábitos de cepillado e higiene interdentaria. La gingivitis del embarazo es una inflamación de las encías causada por una respuesta inflamatoria aumentada frente a la placa bacteriana. Se puede reducir mediante un correcto hábito de cepillado e higiene interdentaria. **Causas:** Cambios Hormonales y Placa Bacteriana. **Síntomas:** Encías Rojas e Hinchadas, Sangrado y Mal Aliento, debido a la acumulación de placa.

B) Afectación del hueso de soporte del diente, pudiendo causar movilidad y pérdida del diente. La periodontitis es una enfermedad periodontal que ocurre cuando la gingivitis no tratada progresa, afectando el hueso de soporte del diente. Esto puede resultar en la movilidad y pérdida del diente, lo que subraya la importancia de tratar la gingivitis durante el embarazo. Síntomas: Encías Inflamadas y Sangrantes, Retracción de las encías, Mal Aliento Persistente, Movilidad Dental.

A) Enjuagarse con agua y bicarbonato, esperar 30 minutos antes de cepillarse, masticar chicle con xilitol y usar colutorio fluorado. Enjuagarse con agua y bicarbonato: Ayuda a neutralizar los ácidos gástricos presentes en la boca, reduciendo el riesgo de daño al esmalte dental. Esperar 30 minutos antes de cepillarse: Cepillarse inmediatamente después de vomitar puede dañar el esmalte dental, ya que los ácidos del vómito debilitan temporalmente el esmalte. Esperar permite que la saliva neutralice los ácidos y que el esmalte se remineralice. Masticar chicle con xilitol: El xilitol estimula la producción de saliva, ayuda a neutralizar los ácidos y a limpiar la boca. Usar colutorio fluorado: sin alcohol antes de acostarse puede ayudar a fortalecer el esmalte dental y a proteger los dientes contra los ácidos. Flúor remineraliza el esmalte y previene la caries.

¿Qué incluye la exploración preventiva de la cavidad oral a mujeres embarazadas según el Real Decreto 1030/2006?

A) Solo instrucciones sanitarias en materia de dieta.
B) Instrucciones sanitarias en materia de dieta y salud bucodental, adiestramiento en higiene bucodental y aplicación de flúor tópico.
C) Solo adiestramiento en higiene bucodental.
D) Solo aplicación de flúor tópico.

¿Cuál de los siguientes es un objetivo específico del protocolo?

A) Evitar cualquier tipo de tratamiento dental durante el embarazo.
B) Reducir el número de visitas al odontólogo.
C) Aumentar el consumo de productos dentales.
D) Favorecer la relación entre odontólogos y matronas.

¿Qué personal interviene en el protocolo de atención bucodental en embarazadas?

A) El equipo de Odontología.
B) Odontólogos y médicos de familia.
C) Odontólogos, médicos de familia, higienistas dentales, matronas y personal administrativo.
D) Solo matronas y odontólogos.

Respuesta verdadera con respecto a procedimientos bucodentales en embarazadas

A) Realizar tratamientos dentales solo en el primer trimestre.
B) Diferenciar etapas de acuerdo con los períodos del embarazo y el estado de la boca de la embarazada.
C) Evitar cualquier tipo de tratamiento dental durante el embarazo.
D) Realizar tratamientos dentales solo en el tercer trimestre.

¿Qué se valora en la exploración de la cavidad oral durante la primera visita?

A) Valorar la presencia de náuseas y vómitos.
B) El estado gingival y si es necesario tartrectomía.
C) Lesiones en la mucosa oral, dientes que precisan tratamiento urgente, estado gingival y periodontal, higiene oral y dieta.
D) Control de la dieta.

B) Instrucciones sanitarias en materia de dieta y salud bucodental, adiestramiento en higiene bucodental y aplicación de flúor tópico. La exploración preventiva incluye una serie de medidas para asegurar la salud bucodental de las embarazadas, como instrucciones sobre dieta y salud bucodental, adiestramiento en higiene bucodental y la aplicación de flúor tópico según las necesidades individuales.

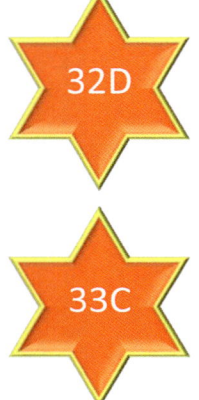

D) Favorecer la relación entre odontólogos y matronas. Uno de los objetivos específicos del protocolo es fomentar una colaboración estrecha entre odontólogos y matronas. Esta colaboración es esencial para asegurar que las mujeres embarazadas reciban la atención bucodental adecuada desde el inicio del embarazo. Las matronas pueden desempeñar un papel crucial en la captación y derivación de las mujeres embarazadas a los servicios odontológicos, facilitando así la prevención y el tratamiento temprano de las patologías orales.

C) Odontólogos, médicos de familia, higienistas dentales, matronas y personal administrativo. El protocolo de atención bucodental en embarazadas involucra a un equipo multidisciplinario que incluye odontólogos, médicos de familia, higienistas dentales, matronas y personal administrativo. Cada uno de estos profesionales desempeña un papel específico en la atención y seguimiento de la salud oral de las mujeres embarazadas, asegurando un enfoque integral y coordinado.

B) Diferenciar etapas de acuerdo con los períodos del embarazo y el estado de la boca de la embarazada. El protocolo menciona que se deben diferenciar etapas de acuerdo con los períodos del embarazo y el estado de la boca de la embarazada. Esto permite adaptar las intervenciones y tratamientos a las necesidades específicas de cada etapa del embarazo, asegurando una atención adecuada y segura para la madre y el futuro hijo.

C) Lesiones en la mucosa oral, dientes que precisan tratamiento urgente, estado gingival y periodontal, higiene oral y dieta. La exploración incluye: Detección de lesiones en la mucosa oral: Identificar cualquier anomalía o lesión en los tejidos blandos de la boca. Dientes que necesitan tratamiento urgente: Evaluar si hay dientes que requieren atención inmediata. Estado gingival y periodontal: Valorar la salud de las encías y los tejidos que soportan los dientes. Higiene oral: Revisar los hábitos de limpieza bucal del paciente. Dieta: Proporcionar recomendaciones dietéticas para mantener una buena salud bucodental. Estas evaluaciones son fundamentales para asegurar una atención integral y preventiva desde el inicio del embarazo.

¿Quiénes son los responsables de la atención a la salud bucodental de las embarazadas en SESCAM?

A) El ginecólogo.
B) El médico de familia.
C) El odontólogo y el higienista de la USBD.
D) La matrona.

¿Qué se debe hacer en el primer trimestre del embarazo según el protocolo?

A) Solo la exploración de la cavidad oral.
B) Historia clínica, exploración de la cavidad oral, educación para la salud, control de placa y administración de flúor profesional.
C) Solo la administración de flúor profesional.
D) Solo la educación para la salud.

¿Qué actividades se incluyen en la educación para la salud bucodental de las embarazadas?

A) Recomendaciones sobre la higiene dental.
B) Medidas dietéticas.
C) Prevención de caries en el niño.
D) Todas son verdaderas.

¿Qué se debe hacer en el tercer trimestre del embarazo según el protocolo?

A) Hábitos dietéticos
B) Continuar con motivación para la higiene oral. saludables
C) Administración de flúor profesional.
D) Todas son verdaderas.

¿Qué indicador se mide anualmente para evaluar la cobertura del protocolo de salud bucodental en embarazadas?

A) La cantidad de flúor administrado.
B) El número de gestantes a las que se les realiza al menos una visita.
C) La cantidad de tratamientos odontológicos realizados.
D) La cantidad de sesiones de educación para la salud.

C) El odontólogo y el higienista de la USBD. La exploración preventiva de la cavidad oral a mujeres embarazadas: Incluye instrucciones sanitarias en materia de dieta y salud bucodental, acompañadas de adiestramiento en higiene bucodental, y aplicación de flúor tópico de acuerdo a las necesidades individuales de cada mujer embarazada. La atención a la salud bucodental de embarazadas le corresponde al odontólogo y al higienista de la USBD (Unidad de Salud Bucodental) de área que le corresponda y esto es responsabilidad del odontólogo y del higienista de la Unidad de Salud Bucodental (USBD) correspondiente.

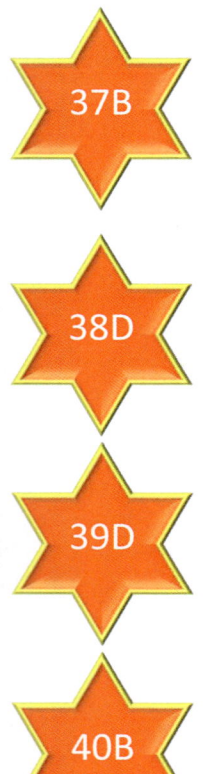

B) Historia clínica, exploración de la cavidad oral, educación para la salud, control de placa y administración de flúor profesional. Además de tratar procesos agudos no demorables.

D) Todas son verdaderas. La educación para la salud incluye información sobre los cambios orales durante el embarazo, medidas dietéticas, recomendaciones sobre la higiene dental y prevención de caries en el niño.

D) Todas son verdaderas. En el tercer trimestre, se deben continuar las mismas indicaciones que en el primer trimestre, incluyendo la motivación para la higiene oral, hábitos dietéticos saludables, control de placa, administración de flúor profesional y tratamientos de procesos agudos no demorables.

B) El número de gestantes a las que se les realiza al menos una visita. Anualmente se mide el indicador de cobertura, que es el número de gestantes a las que se les realiza al menos una visita, comparado con el número de nacidos vivos.

¿Qué se considera actualmente como la causa principal de la caries dental en la infancia?

A) Deficiencia de vitamina D.
B) Consumo de azúcares.
C) Alimentación basada en proteínas.
D) Uso de dentífrico de marcas no conocidas.

¿Qué repercusiones puede tener la caries dental en la salud general del niño?

A) Dolor intenso.
B) Infecciones faciales.
C) Disminución en el desarrollo físico.
D) Todas son correctas.

¿Qué se recomienda para mantener una boca sana desde la infancia hasta la edad adulta?

A) Realizar una consulta con el odontopediatra antes del primer año de vida del bebé
B) Llevar al niño al dentista a partir de los 7 años.
C) Cepillar con pasta y flúor desde la erupción del 1º diente.
D) La B no es correcta.

¿Qué implica el concepto de "cuidados centrados en la familia"?

A) Una estrategia de planificación y provisión de salud oral.
B) Una asociación mutuamente beneficiosa entre familias y profesionales de salud oral.
C) Reconocer a los padres como gerentes principales de los cuidados de salud oral de sus hijos.
D) A y B son correctas.

¿Qué se debe hacer para ofrecer a los pacientes la posibilidad de vivir sin enfermedades orales?

A) Dedicar más esfuerzos preventivos y educativos.
B) Utilizar enfoques restauradores tradicionales.
C) A y D son correctas.
D) Implementar prácticas preventivas de salud oral.

B) Consumo de azúcares. La caries dental enfermedad crónica más frecuente en la infancia, especialmente en preescolares españoles. Esta enfermedad infecciosa se considera actualmente una disbiosis causada por el consumo de azúcares, lo que significa que es una enfermedad azúcar-dependiente. El consumo de azúcares altera el equilibrio de la microbiota oral, favoreciendo el crecimiento de bacterias cariogénicas como Streptococcus mutans, que producen ácidos que desmineralizan el esmalte dental y causan caries.

D) Todas son correctas. La caries dental puede tener graves repercusiones en la salud general del niño, incluyendo dolor intenso, infecciones faciales, hospitalizaciones, visitas de urgencia, disminución en su desarrollo físico y en la capacidad de aprendizaje, entre otras.

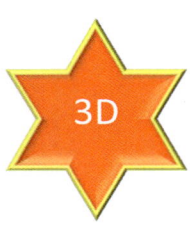

D) La B no es correcta. Para mantener una boca sana desde la infancia hasta la edad adulta, se recomienda realizar una consulta con el odontopediatra antes del primer año de vida del bebé, llevar al bebé al dentista para prevenir caries y recibir consejos y asesoramiento temprano. Además de cepillar con pasta con flúor desde la erupción del 1° diente.

D) A y B son correctas. El concepto de "cuidados centrados en la familia" implica una estrategia de planificación y provisión de salud oral basada en una asociación mutuamente beneficiosa entre las familias y los profesionales de la salud oral. Además, reconoce a los padres como los principales gerentes de los cuidados de la salud oral de sus hijos.

C) A y D son correctas. Para ofrecer a los pacientes la posibilidad de vivir sin enfermedades orales, se deben dedicar más esfuerzos preventivos y educativos, así como implementar prácticas preventivas de salud oral. Los enfoques restauradores tradicionales han fracasado en disminuir la caries durante las últimas décadas, por lo que se necesita un cambio hacia la prevención y la educación.

Edad que considerada la Organización Mundial de la Salud (OMS) adecuada para alimentar al niño exclusivamente con lactancia materna

A) 6 meses.
B) 3 meses.
C) 9 meses.
D) 12 meses.

¿Por qué es importante la lactancia materna (LM) en los primeros meses de vida del niño?

A) Porque la leche materna es cariogénica.
B) Porque reemplaza la necesidad de alimentos sólidos.
C) Porque evita la necesidad de higiene oral.
D) Porque estimula un correcto crecimiento y desarrollo del aparato estomatognático.

¿Qué se recomienda hacer una vez que erupciona el primer diente de leche?

A) Aumentar la frecuencia de las tomas nocturnas.
B) Disminuir gradualmente la lactancia materna durante las noches.
C) Limpieza dental después de las tomas, con gasa y pasta sin flúor.
D) La C es correcta.

¿Cuándo se debe abandonar definitivamente el uso del biberón?

A) Entre los 12-18 meses.
B) A los 26 meses
C) A los 24 meses.
C) Da igual el tiempo.

¿Qué tipo de tetina se recomienda para prevenir maloclusiones en bebés?

A) Tetina anatómica con un orificio pequeño.
B) Tetina redonda con un orificio pequeño.
C) Tetina de silicona con forma de pezón.
D) Tetina de látex con orificio mediano.

A) 6 meses. Si la lactancia materna es adecuada, el niño estará perfectamente alimentado hasta los 6 meses, momento en el que se introduce la alimentación complementaria. La Organización Mundial de la Salud recomienda que los bebés sean amamantados exclusivamente durante los primeros seis meses de vida, y después introducir alimentos complementarios nutricionalmente adecuados y seguros, mientras se continúa con la lactancia materna hasta los dos años de edad o más.

D) Porque estimula un correcto crecimiento y desarrollo del aparato estomatognático. La lactancia materna (LM) ofrece múltiples ventajas nutricionales y psicológicas, y también juega un papel crucial en el estímulo del correcto crecimiento y desarrollo del aparato estomatognático. Esto es importante para asegurar que el niño desarrolle una estructura dental y maxilar saludable. Aunque la leche materna por sí sola no es cariogénica, una falta de higiene oral adecuada y la frecuencia de las tomas pueden aumentar el riesgo de caries de la infancia precoz (CIP).

B) Disminuir gradualmente la lactancia materna durante las noches. Desde el punto de vista de la conservación de los dientes, se recomienda que una vez erupcionado el primer diente de leche, se debe disminuir gradualmente la lactancia materna durante las noches, ya que es importante realizar la limpieza dental después de la toma y dejar espacio entre tomas para que los dientes tengan tiempo de recuperarse de los ataques ácidos.

A) Entre los 12-18 meses. El uso del biberón debe abandonarse progresivamente a partir de los 12 meses para favorecer el cambio de succión a masticación. Sin embargo, después de los 18 meses, la masticación se vuelve más eficiente con la aparición de los primeros molares y caninos, y es cuando se debe abandonar definitivamente el biberón para evitar la aparición de deglución atípica y maloclusiones.

A) Tetina anatómica con un orificio pequeño. Se recomienda el uso de una tetina anatómica con un orificio pequeño para prevenir maloclusiones. Este tipo de tetina favorece el movimiento anterior de la mandíbula y la coordinación de la succión, la deglución y la respiración, lo cual es crucial para el desarrollo adecuado de la cavidad oral del bebé.

¿Qué problemas puede causar la persistencia del uso del biberón después de los 18 meses?

A) Deglución atípica.
B) Maloclusiones.
C) Problemas digestivos.
D) A y B son correctas.

Entre los beneficios de la lactancia materna NO se encuentra:

A) Puede prevenir hasta en un 13% de la mortalidad infantil en el mundo.
B) Favorece el correcto desarrollo de las estructuras de la cara.
C) Aumento de las maloclusiones en dentición primaria.
D) Favorece el crecimiento de los maxilares.

Señala la respuesta incorrecta sobre el uso del biberón:

A) El biberón tiene mayor flujo que el pecho.
B) La succión de la tetina del biberón ocurre por presión negativa.
C) La alimentación con biberón que es una succión nutritiva.
D) El acto de succión es totalmente igual al de lactancia materna.

Señala la correcta:

A) No se debe cambiar el tamaño del chupete a medida que crece el niño.
B) Debe cesar el hábito del chupete en torno a los 4 años.
C) Las alteraciones por el uso de chupetes y tetinas a nivel bucal son diferentes que con la succión del dedo.
D) A y C son correctas.

¿A qué llamamos FASE ORAL?

A) Fase en la que el bebé en sus primeros 6 meses, conoce el mundo y explora a través de la boca.
B) Fase en la que el bebé comienza a decir sus primeras palabras.
C) Fase en la que el bebé comienza la alimentación mixta.
D) Todas son correctas.

D) A y B son correctas. La persistencia del uso del biberón después de los 18 meses puede favorecer la aparición de deglución atípica y maloclusiones. A partir de esta edad, la masticación se vuelve más eficiente con la aparición de los primeros molares y caninos, por lo que es importante abandonar el biberón para evitar estos problemas.

C) Aumento de las maloclusiones en dentición primaria. La Lactancia materna (LM) puede prevenir el 13% de la mortalidad infantil en el mundo, 36% en la disminución del riesgo de muerte súbita del lactante. Favorece el correcto desarrollo de estructuras de cara y de funciones de deglución, masticación y respiración. Disminución de maloclusiones, de frecuencia, intensidad y duración del uso del chupete. Mejora del tono muscular y adecuado desarrollo del macizo maxilofacial, músculos faciales se fortalecen durante los intervalos de succión. Crecimiento inadecuado de la mandíbula afecta a la respiración y como consecuencia influye en el sueño, en la memoria y en la concentración.

D) El acto de succión es totalmente igual al de lactancia materna. Succión de la tetina del biberón por presión negativa, por fuerza y no por masaje. El biberón tiene mayor flujo que el pecho, el acto de succión es totalmente diferente al de lactancia materna, (LM) los movimientos son más pasivos, no avanza la mandíbula al succionar por lo tanto los músculos de la mandíbula no se desarrollan totalmente. Lactancia artificial induce a la respiración oral. La estimulación muscular es mínima. La succión al biberón es superficial, saliendo la leche por gravedad solo moviendo el biberón de manera inclinada.

A) No se debe cambiar el tamaño del chupete a medida que crece el niño. Cuanto más pequeño menos riesgos de alteraciones orales al ocupar menos espacio en el paladar, más espacio hay para la lengua.

A) Fase en la que el bebé en sus primeros 6 meses, conoce el mundo y explora a través de la boca. El bebé en sus inicios de la vida más o menos en sus primeros 6 meses, el mundo lo va conociendo y explorando a través de la boca, por esta razón todo se lo lleva todo a la boca, distintas texturas, temperaturas, a esta fase se la conoce como FASE ORAL.

La caries es una enfermedad infecciosa transmisible, señala la incorrecta:

A) No compartir utensilios con el bebé (cepillos dentales, cucharas, juguetes, etc.), especialmente durante los primeros 2 años de vida.
B) Limpiar el chupete del bebé con saliva cuando el chupete se ha ensuciado.
C) No enfriar la comida soplando directamente sobre la cuchara del bebe
D) No darle besos en la boca durante el primer año.

¿Qué factores de riesgo contribuyen a la aparición de la caries de la infancia precoz (CIP)?
A) Ejercicio regular y alimentación balanceada.
B) Insuficiente higiene oral y consumo frecuente de carbohidratos fermentables.
C) Consumo de agua y frutas frescas.
D) Visitas periódicas a la Unidad de Salud Bucodental.

¿Qué impacto tiene la caries en dientes primarios en la vida adulta del niño?

A) No tiene ningún impacto en la vida adulta.
B) Reduce la necesidad de restauraciones dentales en la dentición permanente.
C) Probablemente será un adulto con múltiples caries y restauraciones en la dentición permanente.
D) Mejora la salud bucal en la dentición permanente.

¿Qué puede favorecer la persistencia del uso del biberón después de los 18 meses?

A) Un patrón de succión infantil y la aparición de deglución atípica.
B) Una mejor higiene oral.
C) El desarrollo inadecuado de la mandíbula.
D) A y C son correctas.

Factores implicados en la caries de la primera infancia. Señala la correcta:

A) Factores biológicos.
B) Factores microbiológicos.
C) Factores de medio ambiente.
D) Todas son verdaderas.

B) Limpiar el chupete del bebé con saliva cuando el chupete se ha ensuciado. La caries es una enfermedad infecciosa transmisible y la mayoría de los niños adquieren las bacterias cariogénicas de manera vertical de la saliva de sus madres o cuidadores. Cuanto más temprana sea la colonización mayor es el riesgo de caries. Los niños cuyas madres presentan mayores niveles de Streptococcus mutans tienen mayor riesgo de contagio temprano. Por ello se sugiere mejorar higiene y disminuir los Streptococcus en la madre para reducir la transmisión bacteriana durante el periodo prenatal.

B) Insuficiente higiene oral y consumo frecuente de carbohidratos fermentables. La caries de la infancia precoz (CIP) se ve influenciada por varios factores de riesgo, incluyendo la insuficiente higiene oral, el consumo frecuente de carbohidratos fermentables (tanto sólidos como líquidos), y la colonización bacteriana precoz. Otros factores de riesgo son la presencia de placa bacteriana visible, antecedentes de caries, niveles elevados de Streptococcus mutans, flujo o función salival reducida, y un bajo nivel socioeconómico de los padres, así como un conocimiento limitado sobre salud oral.

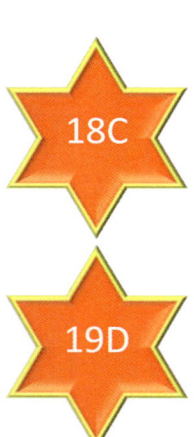

C) Probablemente será un adulto con múltiples caries y restauraciones en la dentición permanente. Un niño que sufre de caries en los dientes primarios es más probable que sea un adulto con múltiples caries y restauraciones en la dentición permanente. Esto se debe a la persistencia de hábitos orales inadecuados y factores de riesgo que continúan afectando la salud bucal a lo largo de la vida del individuo.

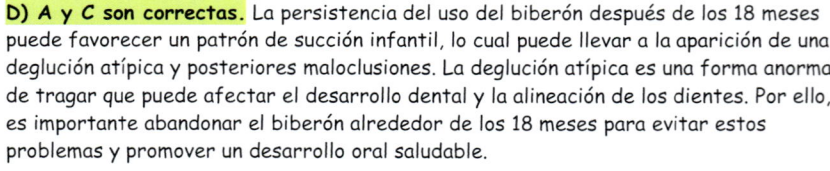

D) A y C son correctas. La persistencia del uso del biberón después de los 18 meses puede favorecer un patrón de succión infantil, lo cual puede llevar a la aparición de una deglución atípica y posteriores maloclusiones. La deglución atípica es una forma anormal de tragar que puede afectar el desarrollo dental y la alineación de los dientes. Por ello, es importante abandonar el biberón alrededor de los 18 meses para evitar estos problemas y promover un desarrollo oral saludable.

D) Todas son verdaderas. Causada por: - Factores biológicos: factores hereditarios, - Factores microbiológicos: placa dental o biofilm al ser dos conceptos que están íntimamente ligados, capacidad de adherencia., capacidad acidúrica (capacidad de algunas bacterias de seguir produciendo ácidos a pH bajo), resistencia a niveles de pH bajos - Factores de medio ambiente: Cantidad y momento de ingestión de los azúcares, historia familiar de caries, presencia de dientes y sus características - Estilos de vida.

¿De qué manera pueden adquirir los niños las bacterias cariogénicas?

A) A través del agua contaminada.
B) Por la erupción de los dientes.
C) De manera vertical de la saliva de sus madres o cuidadores.
D) Por el aire.

¿De qué depende la dinámica de la cadena neuromuscular relacionada con la respiración, masticación, deglución y fonación?

A) Del amamantamiento.
B) De la introducción de alimentos sólidos.
C) Del uso del chupete.
D) De la posición al dormir.

¿Por qué es importante evitar azúcares de consistencia pegajosa en la dieta de los niños?

A) Porque son fáciles de limpiar de los dientes.
B) La A es falsa.
C) Porque tienen un mayor potencial de adherirse a los dientes y causar caries.
D) Porque aumentan el riesgo de caries.

¿Cómo deben colocarse los padres para asegurar una buena visibilidad de la boca del niño?

A) Sentarse frente al niño.
B) Colocarse detrás del niño o colocar la cabeza del niño entre las piernas.
C) Sentarse a un lado del niño.
D) Dejar que el niño se cepille solo.

¿Qué cantidad de pasta dental fluorada se recomienda para niños menores de 3 años con alto riesgo de caries?

A) Cantidad equivalente a un guisante.
B) Cantidad mínima, como un "granito de arroz".
C) Cantidad excesiva para asegurar la protección.
D) Sin usar pasta dental.

C) De manera vertical de la saliva de sus madres o cuidadores. Los niños adquieren las bacterias cariogénicas de manera vertical de la saliva de sus madres o cuidadores, coincidiendo con la erupción de los primeros dientes o incluso antes. La transmisión temprana aumenta el riesgo de caries, especialmente si las madres presentan altos niveles de Estreptococos Mutans (EM).

A) Del amamantamiento. El amamantamiento juega un papel crucial en el desarrollo de la cadena neuromuscular relacionada con la respiración, masticación, deglución y fonación. Todos estos sistemas están interconectados y el amamantamiento proporciona la base necesaria para su desarrollo adecuado. Desarrollo de la respiración: El bebé aprende a coordinar la succión, la deglución esencial para desarrollar los músculos y nervios involucrados en el proceso respiratorio. Masticación: Un buen desarrollo muscular en esta etapa facilita la transición a la alimentación sólida. Deglución: el bebé debe tragar la leche mientras sigue succionando y respirando. Esto prepara al bebé para una deglución eficiente y segura de alimentos sólidos en el futuro. Fonación: Los músculos utilizados para succionar y tragar son los mismos que se utilizan para hablar.

B) La A es falsa. Los azúcares de consistencia pegajosa tienen un mayor potencial de adherirse a los dientes, lo que dificulta su eliminación y aumenta el riesgo de caries. Estos azúcares proporcionan un sustrato ideal para las bacterias cariogénicas, incrementando la desmineralización del esmalte dental y la aparición de caries.

B) Colocarse detrás del niño o colocar la cabeza del niño entre las piernas. Para asegurar una buena visibilidad de la boca del niño y mantener su cabeza en una posición estable, los padres pueden colocarse detrás del niño, sentarse en una silla si el niño está de pie, o colocar la cabeza del niño entre las piernas. Esto facilita el cepillado y garantiza una limpieza más efectiva.

B) Cantidad mínima, como un "granito de arroz". Para niños menores de 2 años con alto riesgo de caries, se recomienda el uso de pasta dental fluorada en una cantidad mínima, equivalente a un "granito de arroz". Esto asegura que la cantidad de flúor ingerida sea segura y proporciona el beneficio anticaries.

¿Qué herramienta bucodental se conoce como Flossers y para qué sirve en la higiene de los niños?

A) Es un posicionador de hilo para facilitar su uso en los niños
B) Es un tipo de raspador lingual infantil.
C) Raspador lingual.
D) Es un reloj de arena pequeño que indica el tiempo necesario de duración del cepillado dental.

¿Qué tipo de carbohidratos están estrechamente asociados con la caries de la primera infancia (CPI)?

A) Carbohidratos complejos.
B) Carbohidratos fermentables.
C) Carbohidratos no fermentables.
D) Carbohidratos simples.

Consumo de azúcares, señala la respuesta falsa:

A) Es preferible consumir los alimentos cariogénicos (golosinas) todos juntos.
B) Repartirlos durante el día.
C) Los líquidos azucarados deben considerarse como cariogénicos.
D) Más importante la frecuencia de ingesta de alimentos que su contenido.

¿Cuál es el objetivo de establecer un "hogar dental" para los niños?

A) Reducir el número de visitas al dentista.
B) Control del estado de salud bucodental a domicilio.
C) Fomentar una relación estrecha y continua entre odontólogo, niño y familia.
D) B y C son verdaderas.

Recomendaciones para una boca sana desde la erupción del primer diente, señala la verdadera :

A) Introducir en la dieta del niño los azúcares lo más tarde posible.
B) Limpiar con una gasa húmeda el diente.
C) No utilizar pasta con flúor hasta los 3 años de edad.
D) Todas son verdaderas.

A) Es un posicionador de hilo para facilitar su uso en los niños. Los flossers (posicionadores de hilo) se pueden utilizar para facilitar la tarea de pasar el hilo dental en los niños. Estos dispositivos ayudan a los padres a limpiar las zonas interproximales de manera más eficiente y cómoda.

B) Carbohidratos fermentables. Caries de la 1ª infancia (CPI) estrechamente asociada al consumo frecuente de carbohidratos fermentables. Carbohidratos, presentes en golosinas, galletas, jugos industriales y refrescos, metabolizados por bacterias cariogénicas como Streptococcus mutans. Durante este proceso, las bacterias producen ácidos que desmineralizan el esmalte dental, lo que lleva a la formación de caries. La presencia constante de estos carbohidratos en la dieta del niño aumenta significativamente el riesgo de desarrollar caries.

B) Repartirlos durante el día. Azúcares son rápidamente degradados por microorganismos en productos metabólicos finales, ácidos, responsables de la desmineralización del diente. Proceso que depende de: Frecuencia de ingesta de hidrato de carbono, contenido de azúcar en la dieta, tiempo que el azúcar permanece en boca depende del tipo y flujo salival y de las propiedades físicas del alimento (alimentos pegajosos, viscosidad). Preferible consumir los alimentos cariogénicos todos juntos y no repartirlos durante el día y luego cepillarse. Líquidos azucarados deben considerarse como cariogénicos, así como también los medicamentos en forma de jarabe. Más importante la frecuencia de ingesta de alimentos que su contenido

C) Fomentar una relación estrecha y continua entre odontólogo, niño y familia. Para una buena salud bucal desde la infancia mediante visitas regulares, orientación temprana y un programa preventivo individualizado. Comprende: Todos los aspectos de la salud bucodental que resulta de la interacción entre paciente, padres, equipo de salud bucodental y otras especialidades sanitarias. El Hogar Dental en edades tempranas (entre los 6 y los 12 meses de edad) supone una oportunidad decisiva a la hora de generar hábitos y rutinas que reducirán de manera importante el riesgo y la exposición al desarrollo de patologías dentales.

A) Introducir en la dieta del niño los azúcares lo más tarde posible. Mejor si hasta los 2 años el niño solo ha probado el dulce de la fruta. No miel, no galletas, no yogures azucarados, no cereales azucarados ni zumos comerciales. Cepillarle los dientes como mínimo 2 veces al día desde la erupción del 1º diente con cepillo de dientes. Utilizar pasta dentífrica con flúor, no menos de 1000 ppm de flúor, adecuar la cantidad de flúor según la edad no la concentración. o Utilizar la técnica LL, levantar el labio para cepillar entre encía y dientes. Visitar al odontopediatra desde su primer año de vida.

¿A qué llamamos la técnica LL?

A) A la técnica que consiste en levantar el labio superior del bebé.
B) A la técnica cuyo objetivo es "Limpiar y Lograr" un buen cepillado dental.
C) A la técnica que consiste en " Lavar y Lavar" para recordar que hay que hacer higiene bucodental 2 veces al día mínimo.
D) A y B son correctas.

Higiene oral en lactantes y niño/as edad infantil, señala la verdadera:

A) Mojar el cepillo de dientes antes del cepillado.
B) Utilizar un cepillo dental suave, cabeza pequeña y filamentos naturales.
C) Cepillar con pasta con flúor de 500ppm hasta los 3 años.
D) Todas son falsas.

Para qué se utilizan los dediles de silicona en los bebés:

A) Para cepillar los primeros dientes del niño.
B) Para masajear las encías irritadas.
C) Para utilizarlo como juguete.
D) A y B son correctas.

Limpieza de las encías con gasa, después de cada toma.

A) No se debe limpiar con gasa los restos de leche después de cada toma.
B) Se debe limpiar con gasa los restos de leche después de cada toma.
C) Se debe limpiar con gasa humedecida con un poco de pasta con flúor después de cada toma.
D) B y C son verdaderas.

Cuidados del cepillo dental, señala la falsa:

A) No tapar.
B) Taparlo si hay que trasladarlo.
C) Guardar los de la familia juntos en un vaso.
D) Mantenerlo lejos del inodoro.

A) A la técnica que consiste en levantar el labio superior del bebé. Consiste en levantar el labio superior del bebé y observar que no haya ningún cambio de color en la estructura del diente. Detectar manchas blancas, que son caries, en la unión de la encía con el diente. Permite cepillar los dientes del bebé para eliminar los restos de hidratos que puedan quedar en la zona que se encuentra en la unión encía – diente, zona de depósitos de placa bacteriana, lo cual sumado a que el labio dificulta la higiene y hace que esa placa quede pegada en la superficie del diente, hay un mayor riesgo de comienzo de caries.

D) Todas son falsas. Se comenzará la higiene de la boca del recién nacido tan pronto erupcione el 1º diente ayudándonos de un cepillo dental suave, pequeño y CON pasta con flúor. no se moja el cepillo de dientes porque si mojamos el cepillo se forma más espuma y el niño puede tragar pasta más de lo necesario e incluso atragantarse, la pasta al diluirla con el agua reduce sus efectos, el flúor no es tan efectivo, reduce la eficacia del cepillado al ablandar los filamentos.

B) Para masajear las encías irritadas. Se pueden utilizar dedales de silicona, SÓLO para masajear las encías irritadas por la erupción de los dientes No limpian los dientes, sirven para aliviar las encías doloridas.

A) No se debe limpiar con gasa los restos de leche después de cada toma. Actuales estudios han demostrado que NO es conveniente hacerlo, cuando se combina leche materna y saliva del bebé, aumenta el peróxido de Hidrógeno éste desencadena un sistema para crear un mayor número de especies antimicrobianas en la leche materna. Leche materna y saliva del bebé, forman un equipo que protege frente a infecciones, unidos ayudan a una buena flora bucal e intestinal, pilares fundamentales para el sistema inmunológico del bebé. Al retirar con gasa esa leche se altera esa flora perfecta del bebé, afectando su sistema inmunológico y fomentando la aparición de infecciones oportunistas como los hongos además de otras infecciones.

C) Guardar los de la familia juntos en un vaso. NO TAPAR, porque la humedad de los filamentos del cepillo es el ambiente ideal para que proliferen bacterias y hongos que luego trasferimos a la boca , SOLO taparlo si hay que trasladarlo, por ejemplo, al irnos de viaje, en casa mantenerlo destapado, mantenerlo lejos del inodoro, pues al tirar de la cadena, esos vapores que emanan pueden llegar a nuestro cepillo, guardarlos separados unos de otros, en vasos distintos, de manera individual.

¿Cuál es la concentración mínima de flúor en pasta dental que ha demostrado ser eficaz en la reducción de caries?

A) 500 ppm.
B) 750 ppm.
C) 1000 ppm.
D) 1500 ppm.

¿Por qué se consideran los centros escolares como lugares recomendables para la educación en salud bucodental?

A) Porque los niños pasan la mayor parte del día en la escuela.
B) Porque es el momento idóneo para adquirir hábitos saludables.
C) A es correcta.
D) A y B son correctas.

¿Cómo ayudan los colegios a disminuir las desigualdades en salud dentro de la población infantil?

A) Proporcionando acceso a recursos educativos y de salud a todos los niños.
B) Ofreciendo programas de salud solo a los niños con mayores necesidades.
C) Enfocándose únicamente en la educación académica.
D) A y B son correctas.

¿Qué beneficios tienen las escuelas como puntos de encuentro entre alumnos, padres y profesorado?

A) Permiten trabajar de manera conjunta en la salud bucodental.
B) Facilitan la comunicación y el refuerzo de hábitos saludables en el hogar.
C) Ayudan a los padres a aprender sobre la salud bucodental de sus hijos.
D) Todas son correctas.

¿Por qué es importante promover la salud bucodental entre los niños de 5 años de educación infantil?

A) Porque es la edad en la que comienzan a perder los dientes temporales.
B) Porque es el momento idóneo para adquirir hábitos saludables.
C) Porque los niños de esta edad tienen más tiempo libre
D) Porque los niños de esta edad tienen menos riesgo de caries.

C) 1000 ppm. Estudios recientes indican que solo los dentífricos con concentraciones de 1000 partes por millón (ppm) de flúor o más han probado ser eficaces en la reducción de caries. Las pastas dentales con menor concentración de flúor no han demostrado proporcionar una prevención adecuada contra las caries .

D) A y B son correctas. Los centros escolares son recomendables para la educación en salud bucodental porque los niños pasan la mayor parte del día en la escuela y es el momento idóneo para adquirir hábitos y estilos de vida saludables que se prolongarán para toda la vida, como el cepillado de los dientes y una alimentación sana. *Hábitos saludables* son comportamientos y rutinas que contribuyen al bienestar físico y mental, como una buena higiene oral y una dieta equilibrada.

A) Proporcionando acceso a recursos educativos y de salud a todos los niños. Los colegios ayudan a disminuir las desigualdades en salud dentro de la población infantil proporcionando acceso a recursos educativos y de salud a todos los niños, independientemente de su origen socioeconómico. Esto asegura que todos los niños tengan la oportunidad de aprender y adoptar hábitos saludables. *Desigualdades en salud* se refieren a las diferencias en el estado de salud y en el acceso a servicios de salud entre diferentes grupos de población, a menudo influenciadas por factores socioeconómicos.

D) Todas son correctas. Las escuelas, como puntos de encuentro entre alumnos, padres y profesorado, permiten trabajar de manera conjunta en la salud bucodental, facilitan la comunicación y el refuerzo de hábitos saludables en el hogar, y ayudan a los padres a aprender sobre la salud bucodental de sus hijos. Esta colaboración es esencial para asegurar que los niños adopten y mantengan buenos hábitos de higiene oral. *Puntos de encuentro* son lugares o situaciones donde diferentes personas pueden reunirse y colaborar para alcanzar objetivos comunes.

B) Porque es el momento idóneo para adquirir hábitos saludables. Promover la salud bucodental entre los niños de 5 años de educación infantil es importante porque esta edad es considerada el momento idóneo para adquirir hábitos y estilos de vida saludables que se prolongarán para toda la vida. *Hábitos saludables* son comportamientos y rutinas que contribuyen al bienestar físico y mental, como una buena higiene oral y una dieta equilibrada.

Qué factores pueden influir en el miedo y la ansiedad del niño frente al tratamiento odontológico?

A) Estado emocional general del niño.
B) Miedos adquiridos de los padres o familiares.
C) Experiencias previas negativas y/o dolorosas.
D) Todas son correctas.

¿Cuál es la causa más frecuente del comportamiento inadecuado de los niños en el consultorio dental?

A) Falta de sueño.
B) Temor a lo desconocido, al daño y/o dolor.
C) Hambre.
D) A y B son correctas.

¿Qué elementos pueden influir en la ansiedad del niño ante el odontólogo?

A) Sexo y edad del paciente.
B) Frecuencia y número de visitas dentales.
C) Personalidad del niño.
D) Todas son correctas.

¿Qué técnicas básicas de manejo de conducta se utilizan en odontopediatría?

A) Postura autoritaria y sin comunicación.
B) Control de voz manteniendo un tono alto.
C) Reforzamiento positivo y distracción.
D) Todas son correctas.

¿Qué técnicas avanzadas de manejo de conducta se pueden utilizar en casos más difíciles?

A) Mano sobre boca y restricción física.
B) Ofrecerle al niño un regalo y dejarle ir.
C) Comunicación no verbal y distracción.
D) A y C son correctas.

D) Todas son correctas. El miedo y la ansiedad del niño frente al tratamiento odontológico pueden ser influenciados por varios factores, como el estado emocional general del niño, miedos adquiridos de los padres o familiares, y experiencias previas negativas y/o dolorosas. Estos factores pueden afectar la cooperación del niño durante el tratamiento dental.

B) Temor a lo desconocido, al daño y/o dolor. La causa más frecuente del comportamiento inadecuado de los niños en el consultorio dental es el temor a lo desconocido, al daño y/o dolor. Este temor puede llevar a la aparición de ansiedad dental, lo que afecta negativamente el comportamiento del niño y la cooperación durante el tratamiento. *Comportamiento inadecuado* se refiere a las acciones o actitudes que dificultan el tratamiento dental y no son apropiadas para la situación.

D) Todas son correctas. La ansiedad del niño ante el odontólogo puede ser influenciada por varios elementos, como el sexo y la edad del paciente, la frecuencia y el número de visitas dentales, y la personalidad del niño. Estos factores pueden afectar la actitud del niño y su cooperación durante el tratamiento dental. *Personalidad* se refiere a las características individuales de una persona que influyen en su comportamiento y reacciones.

C) Reforzamiento positivo y distracción. Las técnicas básicas de manejo de conducta en odontopediatría incluyen la comunicación y guía comunicativa, el control de voz, la comunicación no verbal, el reforzamiento positivo y la distracción. Estas técnicas ayudan a mantener la comunicación con el niño y a manejar su comportamiento durante el tratamiento dental. *Reforzamiento positivo* es una técnica de modificación de conducta que implica recompensar comportamientos deseados para aumentar la probabilidad de que se repitan.

A) Mano sobre boca y restricción física. En casos más difíciles, se pueden utilizar técnicas avanzadas de manejo de conducta como la mano sobre boca, la restricción física, la sedación y la anestesia general. Estas técnicas se utilizan cuando las técnicas básicas no son suficientes para manejar el comportamiento del niño durante el tratamiento dental. *Sedación* es el uso de medicamentos para ayudar a un paciente a relajarse durante un procedimiento médico o dental. *Anestesia general* es un estado de inconsciencia inducido médicamente que permite realizar procedimientos sin que el paciente sienta dolor.

¿Cuál es una de las principales dificultades que enfrentan los ancianos para limpiar sus dientes naturales?

A) Falta de acceso a productos de higiene.
B) Inhabilidad o poca habilidad manual debido a patologías como artritis y artrosis.
C) Desinterés en mantener una buena higiene oral.
D) Falta de conocimientos sobre higiene oral.

¿Qué sustancias son efectivas para combatir la sensibilidad dentinaria?

A) Nitrato de potasio, cloruro de estroncio, cloruro de potasio.
B) Carbonato de calcio, bicarbonato de sodio.
C) Peróxido de hidrógeno, ácido cítrico.
D) Sulfato de magnesio, ácido acético.

¿Cuál es una recomendación para el cuidado de las prótesis dentales?

A) Usar ácidos y hipocloritos.
B) Enjuagar las prótesis con agua y frotarlas con una gasa o cepillo dental suave.
C) Dejar las prótesis puestas durante la noche.
D) No limpiarlas después de cada comida.

¿Cuál es una de las principales dificultades que presentan algunos ancianos para realizar correctamente el cepillado dental?

A) Falta de acceso a productos de higiene.
B) Inhabilidad o poca habilidad manual debido a patologías como artritis y artrosis.
C) Desinterés en mantener una buena higiene oral.
D) Falta de conocimientos sobre higiene oral.

¿Qué nutrientes ayudan a proteger las encías y otros tejidos del daño celular y la infección bacteriana?

A) Proteínas y grasas.
B) Antioxidantes como la vitamina C y otros nutrientes en frutas y verduras.
C) Azúcares refinados.
D) Hidratos de carbono.

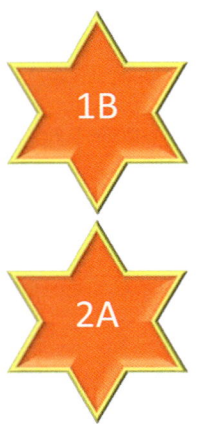

B) Inhabilidad o poca habilidad manual debido a patologías como artritis y artrosis. Una de las principales dificultades que enfrentan los ancianos para limpiar sus dientes naturales es la inhabilidad o poca habilidad manual debido a patologías como la artritis y artrosis. Estas condiciones pueden dificultar el uso de cepillos dentales, por lo que se recomienda adaptar los mangos de los cepillos o utilizar cepillos eléctricos.

A) Nitrato de potasio, cloruro de estroncio, cloruro de potasio. Estas sustancias ayudan a reducir la sensibilidad de los dientes a estímulos como cambios térmicos y ácidos, actúan bloqueando los túbulos dentinarios expuestos, reduciendo así la transmisión de estímulos que causan dolor. Estas sustancias pueden encontrarse en diversas combinaciones en las pastas dentales para potenciar sus efectos y ofrecer un alivio prolongado a quienes sufren de dientes sensibles.

B) Enjuagar las prótesis con agua y frotarlas con una gasa o cepillo dental suave. Para el cuidado de las prótesis dentales, se recomienda enjuagarlas con agua y frotarlas con una cepillo suave después de cada comida y antes de dormir. Esto ayuda a eliminar los depósitos blandos de placa bacteriana y mantener la prótesis limpia y en buen estado. El cuidado adecuado de las prótesis dentales es crucial para mantener la salud oral de los ancianos. Las prótesis pueden acumular placa bacteriana y restos de alimentos. Esto ayuda a prevenir infecciones y a mantener la prótesis en buen estado. En el caso de prótesis con elementos metálicos, se deben evitar productos que puedan causar corrosión, como ácidos y hipocloritos.

B) Inhabilidad o poca habilidad manual debido a patologías como artritis y artrosis. La artritis y artrosis son patologías que afectan la movilidad y destreza manual de los ancianos, dificultando tareas diarias como la higiene oral. Estas condiciones pueden hacer que cepillarse los dientes sea un desafío, lo que puede llevar a una higiene oral deficiente y aumentar el riesgo de caries y enfermedades periodontales. Para solucionar esto, se recomienda adaptar los mangos de los cepillos dentales para facilitar su uso o utilizar cepillos eléctricos, que requieren menos esfuerzo manual y pueden ser más efectivos en la limpieza dental.

B) Antioxidantes como la vitamina C y otros nutrientes en frutas y verduras. Juegan un papel crucial en la protección de las encías y otros tejidos bucales. Estos nutrientes ayudan a prevenir el daño celular y a combatir las infecciones bacterianas, contribuyendo a una mejor salud oral. Además, una dieta rica en antioxidantes puede fortalecer el sistema inmunológico y mejorar la resistencia del cuerpo a enfermedades.

¿Qué factores influyen en el envejecimiento de la cavidad bucal?

A) El tipo de alimentación.
B) El nivel educativo.
C) El soporte social.
D) Factores como el estilo de vida, tipo de alimentación, nivel educativo, factores socioeconómicos y soporte social.

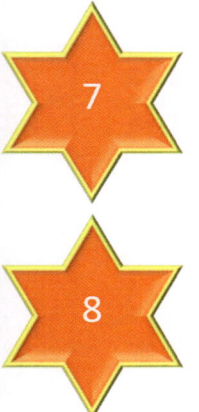

¿Qué debe incluir la anamnesis en el cuidado dental de las personas mayores?

A) Solo es necesario el historial dental.
B) Solo el historial médico.
C) Un análisis médico-dental meticuloso que comprenda una actualización permanente de las enfermedades y medicamentos.
D) Ninguna información sobre medicamentos.

¿Qué se recomienda en el caso de que el paciente no recuerde el nombre de los medicamentos que ingiere?

A) Prescribir el tratamiento requerido.
B) Pedir al paciente que traiga el envoltorio la próxima sesión o llamar al médico tratante.
C) Administrar el tratamiento más leve posible .
D) Ninguna es correcta.

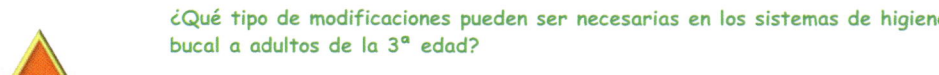

¿Qué tipo de modificaciones pueden ser necesarias en los sistemas de higiene bucal a adultos de la 3ª edad?

A) Ninguna modificación.
B) Evitar los cepillos dentales eléctricos y usar aditamentos para sostener el hilo dental.
C) Usar cepillos de dientes de niños.
D) Cambiar los cepillos dentales por cepillos eléctricos y usar aditamentos para sostener el hilo dental.

¿Qué es recomendable verificar al dar instrucciones sobre higiene oral a adultos de la 3ª edad?

A) Solo la comprensión textual.
B) Solo la comprensión auditiva.
C) La comprensión tanto textual como auditiva y la capacidad del paciente para poner en práctica lo aprendido.
D) Ninguna verificación es necesaria.

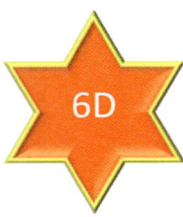

D) Factores como el estilo de vida, tipo de alimentación, nivel educativo, factores socioeconómicos y soporte social. El envejecimiento de la cavidad bucal es influenciado por una variedad de factores, incluyendo el estilo de vida de la persona, el tipo de alimentación, el nivel educativo, los factores socioeconómicos y el soporte social. Estos factores pueden afectar significativamente el estado de la salud oral en el adulto mayor, ya que cada uno de ellos puede contribuir a prácticas de higiene oral deficientes o a la falta de acceso a cuidados dentales adecuados.

B) Un análisis médico-dental meticuloso que comprenda una actualización permanente de las enfermedades y medicamentos. La anamnesis en el cuidado dental de las personas mayores debe incluir un análisis médico-dental meticuloso que comprenda una actualización permanente de las enfermedades y medicamentos que el paciente está tomando. Esto es importante porque muchos medicamentos pueden afectar la salud oral, y es esencial conocer todas las condiciones médicas del paciente para proporcionar un cuidado dental adecuado y personalizado.

B) Pedir al paciente que traiga el envoltorio la próxima sesión o llamar al médico tratante. Si el paciente no recuerda el nombre de los medicamentos que ingiere, se recomienda pedirle que traiga el envoltorio la próxima sesión o llamar al médico tratante para obtener la información necesaria. Conocer los medicamentos que el paciente está tomando es crucial para evitar interacciones adversas y asegurar un tratamiento dental seguro y efectivo.

D) Cambiar los cepillos dentales por cepillos eléctricos y usar aditamentos para sostener el hilo dental. Los sistemas de higiene bucal de los ancianos pueden requerir modificaciones debido a sus limitaciones físicas. Se recomienda el uso de cepillos eléctricos, que pueden ser más fáciles de manejar, y aditamentos para sostener el hilo dental, lo que facilita la limpieza interproximal. Estas herramientas pueden ayudar a los ancianos a mantener una higiene oral adecuada a pesar de sus limitaciones.

C) La comprensión tanto textual como auditiva y la capacidad del paciente para poner en práctica lo aprendido. Al dar instrucciones sobre higiene oral a los ancianos, es importante verificar que hayan comprendido la información tanto de manera textual como auditiva, y que sean capaces de poner en práctica lo aprendido. Esto asegura que los pacientes puedan seguir las recomendaciones de manera efectiva y mejorar su higiene oral.

¿Qué medidas adicionales pueden tomarse para pacientes con limitaciones en su higiene oral?

A) Aplicar barnices o geles de clorhexidina y flúor.
B) Evitar la limpieza dental profesional
C) Usar únicamente enjuagues bucales.
D) No tomar ninguna medida adicional.

Algunas de las consecuencias de una mala higiene oral en el adulto mayor son:

A) Resequedad en la boca y encías.
B) Dolor en dientes y encías.
C) Problemas estéticos.
D) Todas son verdaderas.

Sobre la resequedad de la boca:

A) Se debe tomar asiduamente zumos de frutas.
B) Masticar constantemente gajos de limón para segregar saliva .
C) Masticar chicles con azúcar .
D) Todas son falsas.

Entre las patologías que se cree que son comunes exclusivamente en los adultos mayores nos encontramos con:

A) Recesión de encías.
B) Formación de cálculo dental.
C) A es correcta .
D) A y B son correctas.

¿Por qué es importante las visitas periódicas al dentista en la 3ª edad ?

A) Para mantener sanos los dientes si tiene.
B) Para control del estado de prótesis dentales en caso de tenerlas.
C) Control de alteraciones en mucosa oral.
D) Todas son correctas.

B) Aplicar barnices o geles de clorhexidina y flúor. Para pacientes con limitaciones en su higiene oral, se pueden tomar medidas adicionales como la aplicación de barnices o geles de clorhexidina y flúor. Estos productos ayudan a reducir la placa bacteriana y prevenir caries, mejorando la salud oral del paciente. Además, es importante realizar una higiene dental profesional regularmente para asegurar una limpieza adecuada.

D) Todas son verdaderas. La higiene bucodental en el adulto mayor debe evitar ser descuidada. Algunas de las consecuencias de este descuido. Resequedad en la boca y encías lo cual afecta el habla dando problemas para masticar y tragar. Dolor en dientes y encías que dificultan la alimentación. Problemas estéticos que perjudican la autoestima de la persona. Ocasiona problemas de salud en general como diabetes, infecciones, enfermedades del tipo cardiovascular, entre otras.

D) Todas son falsas. La resequedad de la boca es uno de los padecimientos más comunes en las personas de la 3era edad. Puede ocasionar caries, infecciones bacterianas y fúngicas tanto en dientes como encías pueden provocar pérdidas de piezas dentales que también son causa de diversas enfermedades. Para combatir esta sintomatología, la persona debe mantenerse hidratada tomando mucha agua, cuando esta sequedad se debe a algún problema de salud o es una reacción a algún tipo de medicamento, se debe consultar al médico para la prescripción de algún tipo de medicamento específico.

D) A y B son correctas. Recesión de encías y cálculo dental son patologías comunes en los adultos mayores, se puede evitar tomando las precauciones necesarias como evitar el cepillado muy fuerte y el uso de cepillos de filamentos suaves. Para impedir la formación del cálculo dental, mantener un buen hábito de higiene bucodental, cepillarse con cremas dentales que contengan flúor al igual que el uso de enjuague bucal, entre algunas herramientas adicionales al cepillado.

D) Todas son correctas. El cuidado bucodental se debe mantener a lo largo de toda la vida, sobre todo en el caso del adulto mayor por estar más expuesto a enfermedades bucales. En estas visitas se pueden detectar: problemas a tiempo, se dan indicaciones referentes a las pautas particulares que se deben seguir para tener una boca sana, detección precoz de cáncer oral, el cual incrementa su incidencia con la edad, y estas revisiones permiten diagnosticar de forma temprana su existencia aumentando así las posibilidades de éxito al tratarlo. Es muy importante acudir a la consulta ante cualquier cambio o molestia que sienta el adulto mayor en la boca.

¿Qué tipo de colutorio se recomienda para el control de la gingivitis en pacientes mayores?

A) Colutorio con alcohol.
B) Colutorio con sabor a menta.
C) Colutorio con clorhexidina al 0,12%.
D) Colutorio con bicarbonato de sodio.

¿Qué se recomienda hacer con las prótesis por la noche?

A) Dejarlas puestas.
B) Quitarlas y dejarlas en un vaso con agua .
C) Guardarlas en un estuche cerrado.
D) Sumergirlas en agua caliente.

¿Qué factores agravan la retención de placa en los ancianos?

A) Presencia de restauraciones, dientes ausentes y recesión gingival,
B) Algunas personas falta destreza manual y dificultad en el cepillado dental correcto.
C) Consumo de frutas y verduras.
D) A y B son correctas.

¿Por qué adquiere especial relevancia un adecuado diagnóstico en el adulto mayor?

A) Porque es más fácil de realizar.
B) Debido a circunstancias específicas como su estado físico y mental general.
C) Porque no influye en las decisiones terapéuticas.
D) Porque no requiere una valoración exhaustiva.

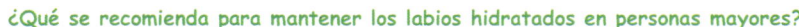

¿Qué se recomienda para mantener los labios hidratados en personas mayores?

A) Usar un hidratante labial no derivado de hidrocarburos.
B) Usar pasta de dientes.
C) Pasar la lengua por los labios para humedecerlos.
D) Usar aceite de oliva.

C) Colutorio con clorhexidina al 0,12%. Control de gingivitis se recomienda el uso de un colutorio con clorhexidina al 0,12% dos veces al día un periodo de dos semanas, seguido de periodo de descanso. Es un antiséptico eficaz ayuda a reducir las bacterias de la placa y controla la gingivitis y complementa el control mecánico de placa. Especialmente útil en pacientes mayores con discapacidades físicas y mentales. Eficaz en la reducción de mucositis oral y candidiasis en pacientes inmunosuprimidos, como los que reciben quimioterapia o radioterapia. Su uso es beneficioso para mantener la salud oral en pacientes que tienen dificultades para realizar una higiene bucal adecuada por sí mismos.

B) Quitarlas y dejarlas en un vaso con agua. Por la noche, esto permite que las encías descansen y ayuda a mantener la prótesis limpia y en buen estado. Las encías descansan del apoyo de las prótesis removibles para evitar la irritación y permitir la recuperación de las encías. Ayuda a mantener la salud de los tejidos bucales y prevenir problemas a largo plazo.

D) A y B son correctas. La retención de placa se ve agravada por varios factores. Presencia de restauraciones dentales, dientes ausentes y recesión gingival crean superficies irregulares y espacios donde la placa puede acumularse más fácilmente. Uso de prótesis puede contribuir a la acumulación de placa, y dificultades físicas como reducción de destreza manual, visión deteriorada o limitaciones físicas asociadas con afecciones como el accidente cerebrovascular, enfermedad de Parkinson o artritis severa, dificultan la eliminación mecánica de la placa.

B) Debido a circunstancias específicas como su estado físico y mental general. Un diagnóstico adecuado en el adulto mayor es especialmente relevante debido a varias razones: Estado físico: Los adultos mayores a menudo tienen múltiples condiciones crónicas que pueden interactuar entre sí, complicando el diagnóstico y tratamiento: diabetes, hipertensión y enfermedades cardíacas pueden influir en la salud bucal y en la respuesta a los tratamientos. Estado mental: demencia, depresión y otros trastornos mentales pueden afectar la capacidad del paciente para comunicar sus síntomas y seguir las recomendaciones médicas. Un diagnóstico preciso debe tener en cuenta estas circunstancias para adaptar el tratamiento a las necesidades específicas del paciente. Polimedicación: Los adultos mayores suelen tomar múltiples medicamentos, lo que puede aumentar el riesgo de interacciones medicamentosas y efectos secundarios. Un diagnóstico adecuado debe considerar estos factores para evitar complicaciones.

A) Usar un hidratante labial no derivado de hidrocarburos. Es importante que los labios estén siempre bien hidratados, y se recomienda usar un hidratante labial que no sea un derivado de hidrocarburos, especialmente en pacientes con problemas respiratorios.

21

¿Qué se debe evitar consumir para combatir el síndrome de boca seca (xerostomía)?

A) Café y té.
B) Agua.
C) Frutas y verduras.
D) Proteínas.

22

¿Qué se debe hacer con el cepillo dental después de cada uso?

A) Guardarlo en un estuche cerrado.
B) Enjuagarlo bien con agua, secarlo y dejarlo en un lugar seco.
C) Usar enjuague bucal para limpiarlo.
D) Guardarlo en el lavabo.

23

¿Qué beneficios aportan los adhesivos para prótesis?

A) Mejoran la estética de la prótesis es, más brillante.
B) Aumentan la comodidad del paciente únicamente.
C) Solo facilitan la limpieza de la prótesis.
D) Solo aumentan la comodidad del paciente.

24

¿Qué se debe hacer con la boca después de retirar la prótesis para limpiarla?

A) No hace falta hacer nada.
B) Limpiar la boca con un cepillo muy suave, incluyendo dientes remanentes y mucosa.
C) Usar enjuague bucal durante 3 minutos.
D) Es suficiente con cepillar los dientes remanentes.

25

¿Cuándo debe realizarse la limpieza interdentaria?

A) Por la mañana, antes del cepillado.
B) Por la tarde, después del almuerzo.
C) Una vez al día, por las noches, después del cepillado.
D) Dos veces al día, antes del cepillado.

A) Café y té. Contienen cafeína, un efecto diurético y puede reducir más la producción de saliva, pueden tener un efecto deshidratante en el cuerpo, lo que agrava la sequedad bucal. Recomendaciones adicionales para manejar la xerostomía: Mantenerse hidratado: Beber agua regularmente a lo largo del día. Evitar alcohol y tabaco: Ambos pueden contribuir a la sequedad bucal. Chupar caramelos sin azúcar o masticar chicle sin azúcar: Estimula la producción de saliva. Consumir alimentos ricos en agua: Frutas y verduras como pepinos, sandía y naranjas. Usar enjuagues bucales específicos: Algunos diseñados para ayudar a aliviar la sequedad bucal.

B) Enjuagarlo bien con agua, secarlo y dejarlo en un lugar seco. Enjuagarlo bien con agua: elimina los restos de pasta dental y partículas de comida que puedan quedar atrapadas en los filamentos. Secarlo: Agitar el cepillo y eliminar el exceso de agua, ayuda a prevenir el crecimiento de bacterias y hongos, que prosperan en ambientes húmedos. Dejarlo en lugar seco: Colocar el cepillo en posición vertical en un portacepillos abierto y bien ventilado. Evitar guardarlo en un estuche cerrado, ya que esto puede crear un ambiente húmedo propicio para el crecimiento de microorganismos.

D) Solo aumentan la comodidad del paciente. Aumentan la retención, aportan soporte y estabilidad, y reducen la filtración de restos y microorganismos. Aumento de la retención: ayudan a mantener la prótesis en su lugar, evitando que se desplace o se afloje durante el uso diario, útil para como comer y hablar. Aporte de soporte y estabilidad: mejora la retención, proporcionan un soporte adicional y estabilidad a la prótesis, aumentando la confianza de la persona Reducción de la filtración de restos y microorganismos: crean un sello entre la prótesis y las encías, ayuda a prevenir la entrada de partículas de alimentos y bacterias, reduce el riesgo de infecciones y mejorar la higiene bucal, comodidad general del paciente, aliviando la irritación y las molestias que pueden surgir del movimiento de la prótesis.

B) Limpiar la boca con un cepillo muy suave, incluyendo dientes remanentes y mucosa. Filamentos suaves para limpiar todas las áreas de la boca. Incluye: Dientes remanentes: dientes naturales restantes, para eliminar placa o restos de alimentos. Mucosa: Cepillar suavemente encías, paladar y mucosa oral para mantenerlas limpias y saludables, previene la acumulación de bacterias y reduce el riesgo de irritación o infecciones. Enjuague bucal: recomendable usar enjuague bucal, sin alcohol para ayudar a eliminar bacterias y refrescar el aliento. Higiene de la prótesis

C) Una vez al día, por las noches, después del cepillado. Eliminación de residuos acumulados durante el día: Limpiar los espacios interdentales por la noche asegura que estos residuos no permanezcan en boca en la noche, reduciendo el riesgo de caries y enfermedades encías. Complemento al cepillado: Limpieza interdentaria (hilo dental, cepillos interdentales o irrigadores bucales), complementa el cepillado y asegura una limpieza más completa. Prevención de enfermedades periodontales: Acumulación de placa entre los dientes puede llevar a la inflamación de las encías y a enfermedades periodontales.

¿Cómo debe realizarse el cepillado de la lengua?

A) De fuera hacia dentro.
B) De dentro hacia fuera.
C) Con movimientos circulares.
D) Con movimientos de arriba hacia abajo.

¿Qué se debe hacer con un cepillo eléctrico para limpiar los dientes?

A) Frotar con fuerza cada diente.
B) Desplazar suavemente el cepillo por la superficie de cada diente.
C) Usar movimientos circulares rápidos.
D) Presionar fuertemente el cepillo en cada diente.

¿Qué provoca las caries de raíz?

A) Problemas de higiene y dieta.
B) Retracción gingival.
C) Comer mucha proteína.
D) A y B son correctas.

¿Qué síntomas pueden indicar la presencia de estomatitis en un paciente mayor?

A) Dolor en los dientes.
B) Inflamación y enrojecimiento de la mucosa bucal en las zonas donde apoya la prótesis.
C) Dolor en las comisuras de los labios.
D) Lengua roja e inflamada.

¿Qué es la xerostomía y cuáles son sus posibles causas en los mayores?

A) Sensación de tener mucha saliva en la boca; causada por infecciones virales.
B) Sensación desagradable y a veces dolorosa causada por el consumo de medicamentos o patologías como el Alzheimer. Sensación de tener lengua inflamada.
C) Sensación de tener los dientes flojos; causada por caries.
D) Sensación desagradable y a veces dolorosa de tener muy poca saliva en la boca; causada por el consumo de medicamentos o patologías como el Alzheimer.

B) De dentro hacia fuera. Cepillado de la lengua es una parte importante de la higiene bucal, ayuda a eliminar las bacterias y los restos de alimentos que pueden acumularse en la superficie de la lengua, mejora el aliento y contribuye a la salud general de la boca. De dentro hacia fuera: desde la parte posterior hacia la punta, ayuda a arrastrar las bacterias y los restos de alimentos hacia fuera, evitando que se acumulen en la parte posterior de la lengua, donde pueden causar mal aliento. Usar un cepillo de dientes o un limpiador de lengua: Algunos cepillos de dientes tienen una superficie rugosa en la parte posterior de la cabeza del cepillo diseñada para limpiar la lengua. Aplicar presión suave: es suficiente para limpiar la lengua sin causar irritación. Enjuagar bien: Después de cepillar la lengua, con agua o un enjuague bucal para eliminar cualquier residuo suelto.

B) Desplazar suavemente el cepillo por la superficie de cada diente. Desplazar suavemente el cepillo. El movimiento del cepillo eléctrico está diseñado para limpiar eficazmente sin necesidad de aplicar presión adicional. Cubrir todas las superficies: Dedicar unos segundos a cada diente para garantizar una limpieza completa. Inclinar el cepillo: Cepillo en ángulo de 45° hacia la línea de las encías. No presionar fuertemente: Puede dañar las encías y el esmalte dental. Hay cepillos eléctricos que tienen sensores de presión que te avisan si estás aplicando demasiada fuerza. Usar movimientos suaves y controlados: Deja que el cepillo se desplace suavemente de un diente a otro.

D) A y B son correctas. Más comunes en adultos mayores por: Problemas de higiene y dieta. Higiene bucal deficiente y dieta alta en azúcares y carbohidratos contribuyen a la formación de caries en general, incluyendo las caries de raíz. La placa bacteriana se acumula en los dientes y las encías, produciendo ácidos que desmineralizan el esmalte y el cemento radicular, llevando a la formación de caries. Retracción gingival, exponiendo la raíz del diente. La raíz está cubierta por cemento radicular, es más suave y menos resistente a los ácidos que el esmalte dental. Cuando el cemento radicular queda expuesto, es más susceptible a la desmineralización y a la formación de caries.

B) Inflamación y enrojecimiento de la mucosa bucal en las zonas donde apoya la prótesis. Causas: infección por hongos, *Candida albicans* que puede desarrollarse debido a una higiene bucal inadecuada, uso prolongado de prótesis dentales sin limpieza adecuada, o sistema inmunológico debilitado, los pacientes pueden experimentar dolor, ardor, y en algunos casos, la presencia de placas blancas en la mucosa bucal.

D) Sensación desagradable y a veces dolorosa de tener muy poca saliva en la boca; causada por el consumo de medicamentos o patologías como el Alzheimer. En los mayores, puede ser causada por el consumo de medicamentos o por patologías como el Alzheimer. Esta condición puede afectar la calidad de vida y requiere manejo adecuado.

31

¿Qué puede causar úlceras dolorosas en las encías y mucosas de los mayores?

A) Caries dental.
B) Raspaduras accidentales.
C) Raspaduras accidentales o prótesis mal ajustadas.
D) Gingivitis.

32

¿Qué puede causar una inflamación severa de las encías en los mayores?

A) Periodontitis.
B) Caries dental.
C) Fracturas dentales.
D) Gingivitis.

33

¿Qué puede causar dolor en las comisuras de los labios en los adultos mayores?

A) Caries dental.
B) Queilitis angular debido a infección bacteriana o por hongos.
C) Fracturas dentales.
D) Gingivitis.

34

¿Qué síntomas pueden indicar la presencia de glositis en un paciente mayor?

A) Lengua roja e inflamada.
B) Dolor en las comisuras de los labios.
C) Dolor en los dientes.
D) Encías sangrantes.

¿Qué es la candidiasis oral y cómo se presenta?

35

A) Infección bacteriana en las encías.
B) Infección por hongos en la lengua, con parches de película blanca que se desprenden fácilmente al raspar.
C) Infección viral en los dientes.
D) Infección bacteriana en las comisuras de los labios.

C) Raspaduras accidentales o prótesis mal ajustadas. Raspaduras accidentales: Las úlceras pueden formarse debido a lesiones accidentales causadas por alimentos duros o afilados, cepillado dental agresivo, o mordeduras accidentales, pueden dañar la mucosa bucal, provocando dolor y molestias. Prótesis mal ajustadas: pueden rozar contra las encías y la mucosa, causando irritación y úlceras. Muy importante que las prótesis sean ajustadas adecuadamente por un profesional dental.

A) Periodontitis. La periodontitis es una enfermedad inflamatoria grave que afecta las encías y el hueso que soporta los dientes. Es una progresión de la gingivitis, que es una inflamación más leve de las encías. La periodontitis es causada por la acumulación de placa bacteriana en los dientes y encías. Si no se elimina adecuadamente mediante el cepillado y el uso de hilo dental, la placa puede endurecerse y convertirse en sarro, lo que irrita las encías y provoca inflamación. Síntomas: encías enrojecidas, hinchadas y sangrantes, retracción de las encías, mal aliento persistente, y en casos avanzados, la pérdida de dientes debido al daño en el hueso que los sostiene.

B) Queilitis angular debido a infección bacteriana o por hongos. La queilitis angular es una afección común en adultos mayores que puede causar dolor en las comisuras de los labios, una afección debida a una infección bacteriana o por hongos .Esta condición se caracteriza por la aparición de pequeñas fisuras o grietas en las comisuras de los labios, que pueden ser bastante dolorosas y molestas, requiere tratamiento adecuado para aliviar los síntomas y prevenir complicaciones. Causas de la Queilitis Angular Infección Bacteriana o Fúngica, Deficiencias Nutricionales, Prótesis Dentales Mal Ajustadas, Pérdida de Piezas Dentales.

A) Lengua roja e inflamada. La glositis se manifiesta con síntomas como una lengua roja e inflamada. Esta condición puede ser dolorosa y puede indicar la presencia de una infección por hongos o problemas de salud general que requieren atención médica. Síntomas de la Glositis: Lengua roja e inflamada, Dolor en la lengua, Dificultad para masticar, tragar o hablar, Cambio en la textura de la lengua, Cambio en el color de la lengua. Causas de la Glositis: Deficiencias nutricionales ,Alergias, Trauma o irritación, Enfermedades sistémicas

B) Infección por hongos en la lengua, con parches de película blanca que se desprenden fácilmente al raspar. La candidiasis oral, también conocida como muguet, es una infección causada por el hongo Candida albicans. Este hongo puede encontrarse de manera natural en la boca, pero bajo ciertas condiciones, puede crecer de manera descontrolada y causar una infección. La candidiasis oral se manifiesta principalmente en la lengua y otras áreas de la boca, como el interior de las mejillas, el paladar y la garganta. Los síntomas más característicos de la candidiasis oral incluyen la aparición de parches de película blanca o amarillenta que se asemejan a la leche cuajada, pueden desprenderse fácilmente al raspar, dejando una superficie enrojecida e inflamada que puede sangrar ligeramente.

¿Qué es la glositis y cuál es su causa?

A) Dolor en las encías debido a caries.
B) Dolor en las comisuras de los labios debido a infección bacteriana.
C) Dolor en los dientes debido a fracturas.
D) Dolor en la lengua debido a infección por hongos.

Con la edad se observan cambios en la cantidad y calidad de la dentina, señala la respuesta correcta

A) No hay cambios en la dentina.
B) Cambios en la cantidad (grosor) y calidad de la dentina, con pérdida gradual de transparencia.
C) Mejora en la calidad de la dentina.
D) Solo cambios en el esmalte.

¿Qué cambios se observan en el cemento dental con la edad?

A) El cemento se sigue formando durante toda la vida, pero la tasa de formación disminuye con la edad.
B) No hay cambios en el cemento.
C) Mejora en la calidad del cemento.
D) Solo cambios en la dentina.

¿Qué es la esclerosis dentinaria y cómo afecta a los dientes de las personas mayores?

A) Obturación gradual de los túbulos dentinarios, lo que reduce la transparencia de la dentina.
B) Disminución de la formación de dentina.
C) Mejora en la calidad de la dentina.
D) No hay cambios en la dentina.

¿Qué cambios clínicos se observan en la lengua de los adultos mayores?

A) Aumento de papilas filiformes.
B) Ningún cambio significativo.
C) Mejora en la función de la lengua.
D) Pérdida de papilas filiformes y desarrollo de varices sublinguales.

D) Dolor en la lengua debido a infección por hongos. La glositis es una afección inflamatoria que afecta la lengua, causando dolor, hinchazón y cambios en su color y textura. Puede ser causada por diversas razones, más común la infección por hongos, eso Candida albicans, la lengua suele aparecer roja e inflamada, y sensación de ardor o dolor, la superficie de la lengua puede volverse lisa debido a la pérdida de las papilas gustativas. No solo afecta la comodidad al hablar y comer, sino que también puede ser un indicativo de problemas de salud subyacentes que requieren atención médica, como deficiencias nutricionales, enfermedades autoinmunes o el uso prolongado de antibióticos.

B) Cambios en la cantidad (grosor) y calidad de la dentina, con pérdida gradual de transparencia. Con el envejecimiento, cambios tanto en cantidad como en calidad, incluyen un aumento en el grosor de la dentina secundaria y terciaria, y una disminución en la transparencia de la dentina. La dentina secundaria se forma de manera continua a lo largo de la vida, dando un aumento del grosor de la dentina y en respuesta a estímulos como caries, desgaste o traumatismos, se puede formar dentina terciaria, que contribuye al aumento del grosor. La calidad de la dentina, con el tiempo, los túbulos dentinarios, pueden volverse más estrechos debido a la deposición de minerales, "esclerosis dentinaria", reduce la permeabilidad de la dentina y disminuye su capacidad para responder a estímulos externos, como cambios temperatura o presión, la dentina puede volverse más opaca y perder su transparencia natural, lo que puede afectar la apariencia de los dientes, haciéndolos parecer más oscuros o amarillentos.

A) El cemento se sigue formando durante toda la vida, pero la tasa de formación disminuye con la edad. El cemento dental se sigue formando durante toda la vida, pero la tasa de formación disminuye con la edad. Bajo ciertas circunstancias, como la extrusión acelerada de un diente sin antagonista o un estímulo inflamatorio, pueden formarse cantidades excesivas de cemento (hipercementosis).

A) Obturación gradual de los túbulos dentinarios, lo que reduce la transparencia de la dentina. La esclerosis dentinaria es la obturación gradual de los túbulos dentinarios que ocurre con la edad. Este proceso reduce la transparencia de la dentina y puede afectar la apariencia y la función de los dientes.

D) Pérdida de papilas filiformes y desarrollo de varices sublinguales. En los adultos mayores, la lengua muestra cambios clínicos marcados, como la pérdida de papilas filiformes y el desarrollo de varices sublinguales. Estos cambios pueden afectar la función de la lengua y aumentar la susceptibilidad a diversas situaciones clínicas.

¿Cuál es una de las necesidades crecientes en las clínicas dentales en los últimos años?

A) Proporcionar tratamientos estéticos.
B) Proporcionar asistencia odontológica a personas con discapacidad.
C) Aumentar el número de consultas.
D) Reducir los costos de los tratamientos.

¿Qué porcentaje de la población con discapacidad sufre problemas odontológicos?

A) Un bajo porcentaje.
B) Un porcentaje moderado.
C) Un alto porcentaje.
D) Ningún porcentaje.

¿Cuál de los siguientes problemas es común en personas con discapacidad debido a una mala higiene bucal?

A) Gingivitis.
B) Caries.
C) Bruxismo.
D) A y B son correctas.

¿Qué tipo de problemas pueden tener las personas con discapacidad en relación con la nutrición?

A) Problemas de absorción.
B) Problemas de deglución.
C) Problemas de digestión.
D) Problemas de metabolismo.

¿Qué tipo de discapacidad puede requerir tratamiento odontológico con el uso de anestesia general además de la discapacidad física?

A) Discapacidad sensorial.
B) Discapacidad visual.
C) Discapacidad motora.
D) Discapacidad intelectual.

B) Proporcionar asistencia odontológica a personas con discapacidad. En los últimos años, se ha convertido en una necesidad para las clínicas dentales proporcionar una buena asistencia odontológica a las personas con discapacidad. Esto se debe a que un porcentaje significativo de los pacientes que acuden a la consulta odontológica padecen algún tipo de discapacidad. La alta demanda de tratamientos odontológicos en este grupo ha llevado a las clínicas a adaptarse y ofrecer servicios especializados para atender sus necesidades.

A) Un alto porcentaje. Los problemas odontológicos afectan a un alto porcentaje de la población con algún tipo de discapacidad. Esto significa que muchas personas con discapacidad tienen problemas dentales que requieren atención y tratamiento especializado. La alta prevalencia de estos problemas hace que la demanda de servicios odontológicos para personas con discapacidad sea considerable.

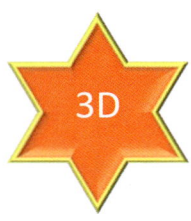

D) A y B son correctas. Entre los problemas más habituales en personas con discapacidad debido a una mala higiene bucal se encuentran las caries y el sarro. La caries es una enfermedad dental que se produce cuando los ácidos generados por las bacterias en la boca descomponen el esmalte dental. Las personas con discapacidad pueden tener dificultades para mantener una buena higiene bucal, lo que aumenta el riesgo de desarrollar caries y gingivitis.

B) Problemas de deglución. Las personas con discapacidad pueden tener problemas de deglución, estomatológicos y nutricionales, lo que afecta su salud general. La deglución es el proceso de tragar alimentos y líquidos, y las dificultades en este proceso pueden llevar a problemas nutricionales y de salud bucal. Estos problemas pueden requerir atención especializada para asegurar una adecuada nutrición y salud dental.

D) Discapacidad intelectual. Además de la discapacidad física, existen situaciones derivadas de la discapacidad intelectual que suelen requerir tratamiento odontológico con el uso de anestesia general. Esto incluye diferentes grados de retraso mental, síndrome de Down, y alteraciones psiquiátricas como la depresión, la ansiedad, psicosis, esquizofrenia, fármaco-dependencia, autismo, y trastornos de la alimentación como la bulimia y la anorexia nerviosa.

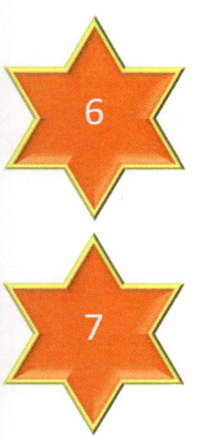

¿Qué tipo de personal es necesario para atender a personas con discapacidad intelectual en el ámbito odontológico?

A) Personal con experiencia en odontología estética dental.
B) Odontólogo, higienista y psicólogos.
C) Personal del equipo del odontología adecuadamente entrenado.
D) Odontólogo, higienista, psicólogo y terapeuta ocupacional.

¿Qué problema dental es menos común en pacientes con síndrome de Down en comparación con la población general?

A) Caries.
B) Bruxismo.
C) Maloclusión.
D) Macroglosia.

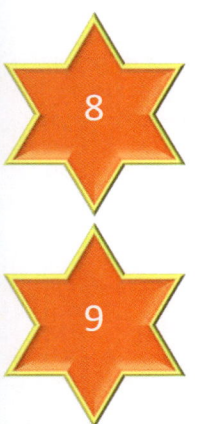

¿Qué problema dental es común en pacientes con parálisis cerebral, especialmente en los atetósicos?

A) Gingivitis.
B) Halitosis.
C) Arcos dentales angostos y largos.
D) Desgaste dental.

¿Qué condición se caracteriza por una lengua de mayor tamaño del habitual en pacientes con síndrome de Down?

A) Macroglosia.
B) Microglosia.
C) Gingivitis.
D) Halitosis.

¿Qué tipo de problemas dentales específicos pueden estar asociados con síndromes que generan retraso mental?

A) Problemas de esmalte.
B) Problemas de higiene dental.
C) Problemas de crecimiento.
D) Problemas de coloración.

C) Personal adecuadamente entrenado. La propia discapacidad intelectual requiere una atención odontológica especial, con un personal adecuadamente entrenado. Las personas con discapacidad psíquica presentan un alto grado de patología oral, por lo que necesitan una serie de medidas terapéuticas especiales y un equipo de profesionales que esté capacitado para manejar sus necesidades específicas.

A) Caries. Aunque muchos síndromes que generan retraso mental tienen asociados problemas dentales específicos, el texto menciona que los pacientes con síndrome de Down suelen tener una menor incidencia de caries respecto a la población general. Esto puede deberse a factores genéticos y a características específicas de la saliva y la microbiota oral en estos pacientes. Pero a su vez, una vez que aparece, suele ser mucho más agresiva por lo tanto hay que tratarla cuanto antes.

C) Arcos dentales angostos y largos. En pacientes con parálisis cerebral, especialmente en los atetósicos, es común encontrar arcos dentales angostos, largos, con paladares profundos. Estos problemas estructurales pueden dificultar la higiene bucal y aumentar el riesgo de desarrollar otras patologías dentales, como la maloclusión grave.

A) Macroglosia. La macroglosia, que es una lengua de mayor tamaño del habitual, es una condición común en pacientes con síndrome de Down. Esta característica puede contribuir a problemas de maloclusión y dificultades en la alimentación y el habla, requiriendo atención odontológica especializada.

B) Problemas de higiene dental. Muchos síndromes que generan retraso mental, como el síndrome de Down y el síndrome de Angelman, tienen asociados problemas dentales específicos. En líneas generales, estos pacientes presentan problemas de higiene dental, lo que puede llevar a la acumulación de placa y sarro, aumentando el riesgo de caries y enfermedades periodontales.

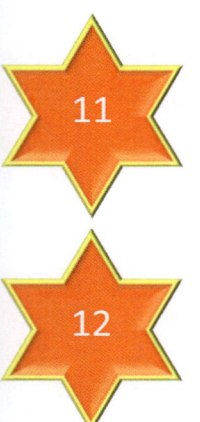

¿Qué tipo de maloclusión es común en pacientes con síndrome de Down?

A) Maloclusión leve.
B) Maloclusión moderada.
C) Maloclusión grave.
D) Maloclusión inexistente.

¿Qué es importante para facilitar la comunicación con pacientes con discapacidad sensorial en la consulta odontológica?

A) Utilizar lenguaje técnico.
B) Establecer una relación de confianza.
C) Realizar procedimientos rápidos.
D) Evitar el contacto visual.

¿Qué tipo de discapacidad puede requerir adaptaciones en el mobiliario de la consulta odontológica?

A) Discapacidad visual.
B) Discapacidad auditiva.
C) Discapacidad física.
D) Todas son correctas.

¿Qué problema puede dificultar el diagnóstico y tratamiento en pacientes con discapacidad sensorial?

A) Problemas de comunicación.
B) Problemas de motricidad.
C) Problemas de crecimiento.
D) Problemas de coloración dental.

¿Qué tipo de discapacidad puede no presentar una patología oral específica debido a su condición?

A) Discapacidad física.
B) Discapacidad motora.
C) Discapacidad intelectual.
D) Discapacidad sensorial.

C) Maloclusión grave. Los pacientes con síndrome de Down suelen presentar maloclusión grave, que es una alineación incorrecta de los dientes y la mandíbula. Esta condición puede dificultar la masticación y el habla, y puede requerir tratamiento ortodóntico especializado para corregir la alineación dental.

B) Establecer una relación de confianza. Para facilitar la comunicación con pacientes con discapacidad sensorial, es importante establecer una relación cordial y amable que les genere confianza. Esto ayuda a superar las barreras de comunicación y facilita el diagnóstico y tratamiento odontológico.

C) Discapacidad física. Las personas con discapacidad física, especialmente aquellas con movilidad reducida o en silla de ruedas, pueden requerir adaptaciones en el mobiliario de la consulta odontológica, como sillones y camillas, para asegurar que puedan acceder a los tratamientos de manera cómoda y segura.

A) Problemas de comunicación. Los pacientes con discapacidad sensorial, como la discapacidad visual, pueden presentar problemas de comunicación que dificultan el diagnóstico y tratamiento odontológico. Es importante que el profesional de la salud establezca una relación de confianza y utilice métodos de comunicación efectivos para superar estas barreras.

D) Discapacidad sensorial. Las personas con discapacidad visual o sensorial pueden no presentar, en muchos casos, una patología oral específica debida a su discapacidad. Sin embargo, es importante tener en cuenta que algunos de estos pacientes pueden presentar problemas de comunicación que pueden entorpecer el diagnóstico y la actuación del médico en la consulta.

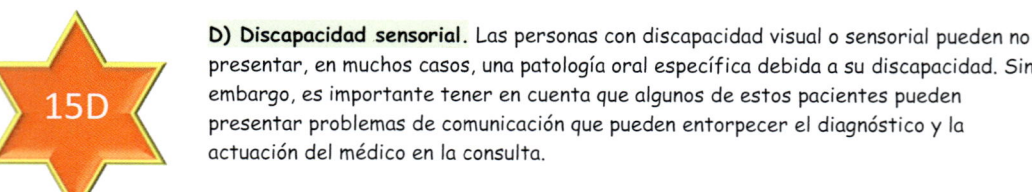

¿Qué tipo de problemas de salud buco-dental son comunes en personas con discapacidad física?

A) Problemas de esmalte.
B) Problemas de motricidad.
C) Problemas de coloración.
D) Problemas de crecimiento.

¿Qué factor contribuye a los problemas dentales en pacientes con trastorno de salud mental?

A) La dieta.
B) El ejercicio físico.
C) La genética.
D) El tratamiento farmacológico.

¿Qué situación puede aumentar el riesgo de problemas dentales en pacientes con trastorno de salud mental?

A) Situación de riesgo social.
B) Situación económica estable.
C) Situación de bienestar emocional.
D) Situación de actividad física regular.

¿Qué tipo de tratamiento bucodental es muy importante para los pacientes con necesidades especiales?

A) Tratamiento estético.
B) Tratamiento preventivo.
C) Tratamiento quirúrgico.
D) Tratamiento ortodóntico.

¿Qué lema es esencial recordar en la atención dental de pacientes con necesidades especiales?

A) "Siempre es mejor tratar que prevenir."
B) "Siempre es mejor prevenir que lamentar."
C) "Siempre es mejor esperar que actuar."
D) "Siempre es mejor observar que intervenir."

B) Problemas de motricidad. En las personas con discapacidad física, lo más común serían los problemas de salud buco-dental en las personas con problemas de motricidad. Estos problemas pueden dificultar la higiene bucal y aumentar el riesgo de desarrollar patologías dentales.

D) El tratamiento farmacológico. La mayoría de los pacientes con trastorno de salud mental están bajo tratamiento farmacológico, lo que puede contribuir a los problemas dentales. Los medicamentos pueden tener efectos secundarios que afectan la salud bucal, como la reducción de la producción de saliva, lo que aumenta el riesgo de caries y enfermedades periodontales.

A) Situación de riesgo social. Los pacientes con trastorno de salud mental a veces se encuentran en una situación de riesgo social, lo que puede aumentar el riesgo de problemas dentales. La falta de acceso a servicios de salud, la pobreza y el aislamiento social pueden dificultar el mantenimiento de una buena higiene bucal y el acceso a tratamientos odontológicos.

B) Tratamiento preventivo. El tratamiento estomatológico que se ofrece a los pacientes con necesidades especiales es, en la mayoría de los casos, el mismo que se brinda a cualquier otra persona, pero se pone énfasis en los métodos preventivos de control de enfermedades, como la caries dental y la enfermedad periodontal.

B) "Siempre es mejor prevenir que lamentar." Es esencial recordar el lema "Siempre es mejor prevenir que lamentar" en la atención dental de pacientes con necesidades especiales. La prevención es clave para evitar situaciones de negligencia y descuido extremos que pueden llevar a problemas graves de salud bucal.

¿Qué técnica es más usada en pacientes con problemas mentales para eliminar la ansiedad y el estrés durante la visita al dentista?

A) Anestesia general.
B) Terapia de relajación.
C) Sedación consciente.
D) Hipnosis.

¿Qué gas se utiliza en la técnica de sedación consciente para inducir un estado de bienestar controlado?

A) Oxígeno puro.
B) Dióxido de carbono.
C) Óxido nitroso.
D) Helio.

¿Qué se debe hacer para preparar a los pacientes con necesidades especiales antes de su tratamiento dental?

A) Realizar pruebas adicionales.
B) Evitar el contacto visual.
C) Administrar medicamentos preventivos.
D) Trabajar en estrecha relación con otros especialistas médicos.

¿Qué situaciones extremas pueden demostrar la realidad de la negligencia y descuido en la atención dental?

A) Pacientes con dientes perfectamente sanos.
B) Pacientes con dolor intenso y abscesos odontogénicos.
C) Pacientes con buena higiene bucal.
D) Pacientes sin problemas dentales.

¿Qué desaparece mediante el uso de la sedación consciente durante el tratamiento dental?

A) La necesidad de anestesia.
B) El ruido de los aparatos.
C) La presencia de acompañantes.
D) La necesidad de medicamentos.

C) Sedación consciente. La sedación consciente es una técnica utilizada con éxito en pacientes con problemas mentales para eliminar la ansiedad y el estrés que produce la visita al dentista. A través de esta técnica, el paciente respira una mezcla de óxido nitroso y oxígeno, entrando en un estado de bienestar controlado.

C) Óxido nitroso. En la técnica de sedación consciente, el paciente respira una mezcla de óxido nitroso y oxígeno, conocido como "gas de la risa", que induce un estado de bienestar controlado, permitiendo realizar el tratamiento dental en una sola sesión.

D) Trabajar en estrecha relación con otros especialistas médicos. Para preparar a los pacientes con necesidades especiales antes de su tratamiento dental, es importante trabajar en estrecha relación con otros especialistas médicos. Esto asegura que el paciente reciba una atención integral y sin riesgos, y que se controle adecuadamente su condición durante el tratamiento.

B) Pacientes con dolor intenso y abscesos odontogénicos. La realidad de la negligencia y descuido en la atención dental se demuestra en situaciones extremas donde los pacientes presentan dolor intenso, abscesos de origen odontogénico, múltiples lesiones cariosas, periodontitis severa, gingivorragia espontánea, entre otros problemas graves.

B) El ruido de los aparatos. Con la técnica de sedación consciente, el paciente permanece consciente, pero se consigue eliminar la ansiedad y el miedo. Además, el ruido de los aparatos, como la turbina, el micromotor, la aspiración y los ultrasonidos, desaparece, haciendo la experiencia más cómoda para el paciente.

¿Qué es un sellador o sellante dental?

A) Un tipo de pasta dental.
B) Una barrera física aplicada en las fosas y fisuras de los dientes.
C) Un instrumento de limpieza dental.
D) Un tipo de cepillo dental .

¿Cuál es una característica importante de los selladores dentales?

A) Baja resistencia a la abrasión.
B) Alta solubilidad en el medio oral.
C) Gran capacidad de fluidez.
D) Difícil manipulación.

¿Cuál es el objetivo principal de aplicar selladores dentales?

A) Blanquear los dientes.
B) Reducir el riesgo de aparición de caries dental.
C) Mejorar la estética dental.
D) Reducir la sensibilidad dental.

¿Qué material se utiliza para grabar la superficie del diente antes de aplicar el sellante?

A) Ácido clorhídrico.
B) Ácido fosfórico al 35%.
C) Ácido sulfúrico.
D) Ácido acético.

¿Cuál es una contraindicación para la aplicación de sellantes dentales?

A) Dientes con caries cavitadas más allá de esmalte.
B) Dientes sanos.
C) Dientes recién erupcionados.
D) Dientes con fisuras profundas.

B) Una barrera física aplicada en las fosas y fisuras de los dientes. Es una resina adhesiva que se aplica en las fosas y fisuras profundas de los dientes. Las fosas y fisuras son pequeñas hendiduras en la superficie de los dientes, especialmente en los molares, donde es más probable que se acumule placa bacteriana. La placa bacteriana es una película pegajosa de bacterias que se forma en los dientes y puede causar caries si no se elimina adecuadamente. Al aplicar un sellador, se crea una barrera física que cubre estas áreas vulnerables, lo que facilita la limpieza y reduce el riesgo de caries.

C) Gran capacidad de fluidez. Los selladores dentales deben tener una gran capacidad de fluidez para que puedan penetrar profundamente en las fosas y fisuras de los dientes. La fluidez es la capacidad de un líquido para moverse y llenar espacios pequeños. Esta característica es crucial porque asegura que el sellante cubra completamente las áreas donde se puede acumular placa bacteriana, proporcionando una protección efectiva contra las caries.

B) Reducir el riesgo de aparición de caries dental. El objetivo principal es modificar la superficie del diente en áreas con fosas y fisuras profundas para disminuir el acumulo de placa bacteriana, ya que las superficies de masticación de molares y premolares son zonas retentivas, al presentar surcos. La placa bacteriana es una de las principales causas de caries dental, y al facilitar su remoción, se reduce significativamente el riesgo de desarrollar caries. Esto se logra al crear una superficie más lisa y fácil de limpiar durante el cepillado y otras prácticas de higiene bucal.

B) Ácido fosfórico al 35%. El ácido fosfórico al 35% se utiliza para grabar la superficie del diente antes de aplicar el sellador. El grabado ácido es un proceso que crea microporosidades en el esmalte dental, lo que mejora la adhesión del sellador a la superficie del diente. Estas microporosidades aumentan la superficie de contacto y permiten que el sellador se adhiera de manera más efectiva, asegurando una protección duradera contra las caries.

A) Dientes con caries cavitadas más allá de esmalte. No se deben aplicar sellantes en dientes que ya tienen caries con una cavitación que va más allá de la capa de esmalte. Las caries son áreas de descomposición en los dientes causadas por la acumulación de placa bacteriana y ácidos. Aplicar un sellador sobre una caries cavitada que afecta no solo a esmalte no solo sería ineficaz, sino que también podría atrapar bacterias y ácidos debajo del sellador, empeorando la caries y complicando su tratamiento.

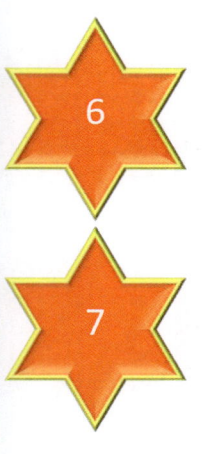

¿Qué se debe hacer si se encuentra una burbuja en el sellante durante la evaluación?

A) Dejarla como está.
B) Retirar el sellador completamente.
C) Grabar la superficie nuevamente por 10 segundos y repetir el procedimiento.
D) Aplicar más sellador encima.

¿Cuánto tiempo debe durar un sellador correctamente aplicado?

A) 6 meses.
B) 1-5 años.
C) 10 años.
D) Indefinidamente.

¿Qué se debe evitar después de aplicar un sellador dental?

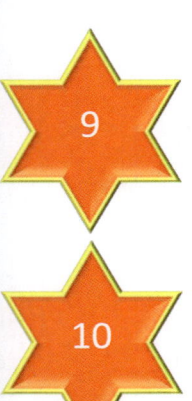

A) Cepillarse los dientes.
B) Consumir alimentos duros y pegajosos en 24 horas.
C) Beber agua.
D) Usar hilo dental.

¿Qué se utiliza para evaluar la oclusión después de aplicar el sellante?

A) Explorador.
B) Papel de articular de 8 micras.
C) Jeringa triple.
C) Contra ángulo.

¿Qué se debe hacer si el ácido fosfórico entra en contacto con la piel o mucosas?

A) Lavar con abundante agua.
B) Ignorarlo.
C) Aplicar más ácido.
D) Cubrir con un vendaje.

C) Grabar la superficie nuevamente por 10 segundos y repetir el procedimiento. Si se encuentra una burbuja en el sellador, es necesario grabar la superficie nuevamente por 10 segundos y repetir el procedimiento. Las burbujas pueden comprometer la integridad del sellador y su capacidad para proteger el diente. Al grabar nuevamente la superficie, se asegura que el sellante se adhiera correctamente y sin imperfecciones, proporcionando una protección completa y efectiva.

B) 1-5 años. Un sellador correctamente aplicado puede durar entre 1 y 5 años. La duración del sellador depende de varios factores, incluyendo la técnica de aplicación, la calidad del material utilizado y los hábitos de higiene bucal del paciente. Durante este tiempo, el sellador proporciona una barrera efectiva contra la acumulación de placa y el desarrollo de caries en las fosas y fisuras de los dientes.

B) Consumir alimentos duros y pegajosos en 24 horas. Después de aplicar un sellador dental, se recomienda evitar consumir alimentos duros y pegajosos durante 24 horas. Estos tipos de alimentos pueden dañar el sellador recién aplicado, comprometiendo su integridad y efectividad. Es importante permitir que el sellador se adhiera completamente y se cure adecuadamente antes de exponerlo a fuerzas que podrían desestabilizarlo.

B) Papel de articular de 8 micras. Se utiliza papel de articular de 8 micras para evaluar la oclusión después de aplicar el sellante. La oclusión se refiere a la forma en que los dientes superiores e inferiores se encuentran y se alinean al morder. El papel de articular ayuda a detectar áreas de mayor contacto donde puede haber exceso de material sellante. Estas áreas se pueden ajustar y pulir para asegurar una mordida cómoda y funcional.

A) Lavar con abundante agua. Si el ácido fosfórico entra en contacto con la piel o mucosas, se debe lavar inmediatamente con abundante agua. El ácido fosfórico es corrosivo y puede causar quemaduras químicas si no se elimina rápidamente. Lavar con agua ayuda a neutralizar el ácido y a minimizar el daño a los tejidos.

¿Qué porcentaje de retención total del sellador se observa al año de su aplicación?

A) 55%.
B) 60%.
C) 80%.
D) 92%.

¿Qué componente no es un ingrediente directo de los selladores dentales pero puede aparecer como producto final si la polimerización no es completa?

A) Bis-GMA.
B) UDMA.
C) TEGDMA.
D) BPA.

¿Cuál es la técnica de aislamiento recomendada para la aplicación de selladores?

A) Aislamiento absoluto con dique de goma.
B) Aislamiento relativo con rollos de algodón.
C) Aislamiento con láser.
D) Aislamiento con radiografías.

¿Cuál es la composición de las resinas dentales, incluyendo los selladores?

A) Bis-GMA, UDMA y TEGDMA.
B) Bis-GMA, UDMA y BPA.
C) UDMA, TEGDMA y BPA.
D) Bis-GMA, TEGDMA y BPA.

¿Qué se debe evitar durante la fase de grabado ácido para asegurar el éxito del sellador?

A) Uso de aire comprimido.
B) Contacto con tejido blando
C) Aplicación de agente secador
D) Uso de rollos de algodón.

D) 92%. La retención total del sellador es del 92% al año de su aplicación. Esto significa que la mayoría de los selladores permanecen en su lugar durante el primer año, lo que contribuye a su efectividad en la prevención de caries.

D) BPA. El bisfenol-A (BPA) no es un componente directo de los selladores dentales, pero puede aparecer como producto final si la polimerización no es completa. Aunque se ha planteado la hipótesis de que el BPA podría tener efectos estrogénicos nocivos, los estudios indican que las cantidades liberadas son mínimas y no pasan al torrente circulatorio.

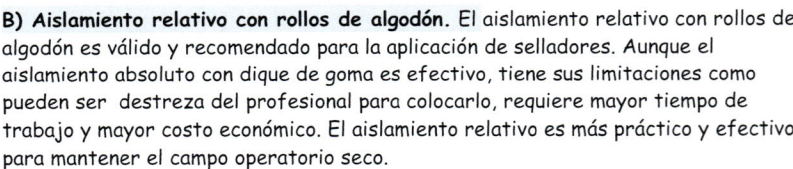

B) Aislamiento relativo con rollos de algodón. El aislamiento relativo con rollos de algodón es válido y recomendado para la aplicación de selladores. Aunque el aislamiento absoluto con dique de goma es efectivo, tiene sus limitaciones como pueden ser destreza del profesional para colocarlo, requiere mayor tiempo de trabajo y mayor costo económico. El aislamiento relativo es más práctico y efectivo para mantener el campo operatorio seco.

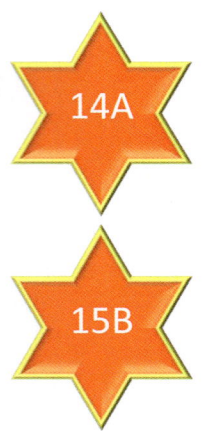

A) Bis-GMA, UDMA y TEGDMA. Las resinas dentales, incluyendo los selladores, tienen una composición similar que incluye bis-glicidildimetacrilaato (Bis-GMA), uretano dimetacrilato (UDMA) y trietilenoglicildimetacrilato (TEGDMA). Estos componentes son esenciales para la formación y durabilidad de los selladores dentales.

B) Contacto con tejido blando. Durante la fase de grabado ácido, es crucial evitar cualquier contacto con el tejido blando para prevenir irritaciones y asegurar el éxito del sellador. El ácido ortofosfórico a una concentración del 37% es efectivo para crear una superficie adecuada para la adhesión del sellador, pero debe manejarse con cuidado.

¿Qué indica una superficie dental de color opaca o blanco tiza después del secado?

A) Correcto grabado ácido.
B) Contaminación salival.
C) Presencia de caries.
D) Necesidad de repetir el procedimiento.

Objetivo principal del aislamiento durante la aplicación del sellador

A) Mejorar la estética dental.
B) Evitar la contaminación salival.
C) Reducir la sensibilidad dental.
D) Aumentar la producción de saliva.

¿Qué se debe hacer inmediatamente después del lavado del agente acondicionador durante la fase de grabado ácido?

A) Aplicar el sellador.
B) Colocar rollos de algodón húmedos para no dañar la mucosa.
C) Secar con aire seco.
D) Realizar una radiografía.

¿Qué se debe hacer si se produce una mínima contaminación salival durante el secado del diente grabado?

A) Continuar con la aplicación del sellador.
B) Repetir el grabado ácido.
C) Aplicar un agente secado.
D) Realizar una radiografía.

Importante no manipular demasiado el sellador durante su aplicación para:

A) Para evitar el cambio de color del sellador.
B) Para prevenir la formación de burbujas de aire en la resina.
C) Para aumentar la velocidad de polimerización.
D) Para mejorar la estética dental.

A) Correcto grabado ácido. Una superficie dental de color opaca o blanco tiza después del secado indica que el grabado ácido ha sido realizado correctamente. Este aspecto demuestra que la superficie está adecuadamente preparada para la adhesión del sellador dental.

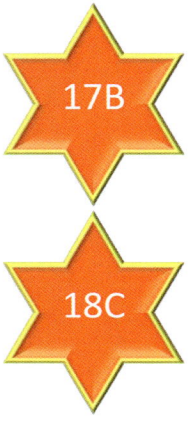

B) Evitar la contaminación salival. El objetivo principal del aislamiento durante la aplicación del sellador es evitar la contaminación salival. Cualquier contaminación antes de la completa polimerización de la resina puede llevar al fracaso de la técnica, por lo que es fundamental mantener el campo operatorio seco.

C) Secar con aire seco. Inmediatamente después del lavado del agente acondicionador, se debe secar la superficie dental con aire seco hasta obtener una superficie de color opaca o blanco tiza. Este paso es crucial para asegurar que el grabado ácido ha sido realizado correctamente y que la superficie está lista para la aplicación del sellador.

B) Repetir el grabado ácido. Si se produce una mínima contaminación salival durante el secado del diente grabado, se debe repetir el grabado ácido. Incluso una contaminación mínima puede alterar el patrón de grabado e interferir con la adhesión de la resina, por lo que es crucial asegurar que la superficie esté completamente libre de saliva antes de continuar.

B) Para prevenir la formación de burbujas de aire en la resina. Es importante no manipular demasiado el material sellador durante su aplicación para evitar que queden atrapadas burbujas de aire en el interior de la resina. Las burbujas de aire pueden comprometer la integridad y efectividad del sellador.

¿Qué se debe hacer después de colocar el sellador para asegurar su correcta aplicación?

A) Pulir con tiras de pulido de grano fino.
B) Pulir con fresa de bola de turbina.
C) Realizar una radiografía.
D) Comprobar la retención del sellador y la ausencia de burbujas.

¿Cuál es la diferencia principal entre los selladores autopolimerizables y los fotopolimerizables?

A) El color del sellador.
B) El tiempo de polimerización.
C) La técnica de aplicación.
D) La necesidad de aislamiento.

¿Por qué se recomienda esperar 15 segundos antes de iniciar la polimerización de los selladores fotopolimerizables?

A) Para que cambie el color el del sellador.
B) Para que comience el proceso de polimerización.
C) Para reducir la sensibilidad dental.
D) Para permitir que la resina fluya en el interior de la fisura y aumentar su retención.

¿Qué se debe hacer en caso de interferencia oclusal después de aplicar el sellador?

A) Retirar el material sobrante con una fresa redonda o llama tipo Arkansas.
B) Aplicar más sellador.
C) Levantarlo y volver a colocarlo desde el principio.
D) No tocarlo y dejarlo tal cual quede.

¿Qué se debe hacer para evitar la contaminación salival durante la aplicación del sellador?

A) Utilizar un cepillo de dientes.
B) Que se beba antes agua.
C) Realizar un correcto aislamiento del diente.
D) Cambiar el color del sellador.

D) Comprobar la retención del sellador y la ausencia de burbujas. Después de colocar el sellador, se debe comprobar que ha quedado bien retenido y que no existen zonas con déficit de material, burbujas ni sobreelevaciones superficiales. Estas verificaciones son cruciales para asegurar el éxito del sellador.

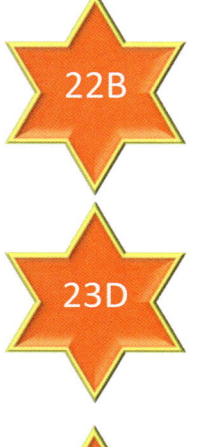

B) El tiempo de polimerización. La diferencia principal entre los selladores autopolimerizables y los fotopolimerizables es el tiempo de polimerización. Los selladores autopolimerizables dependen del tiempo especificado por el fabricante, mientras que los fotopolimerizables requieren la exposición a una luz especial para iniciar la polimerización.

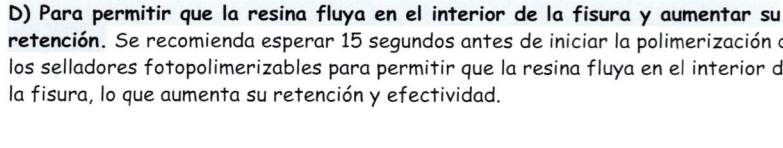

D) Para permitir que la resina fluya en el interior de la fisura y aumentar su retención. Se recomienda esperar 15 segundos antes de iniciar la polimerización de los selladores fotopolimerizables para permitir que la resina fluya en el interior de la fisura, lo que aumenta su retención y efectividad.

A) Retirar el material sobrante con una fresa redonda o llama tipo Arkansas. En caso de interferencia oclusal después de aplicar el sellador, se debe retirar el material sobrante con una fresa redonda o llama tipo Arkansas, pequeña y a baja revolución. Esto asegura que el sellador no interfiera con la mordida del paciente.

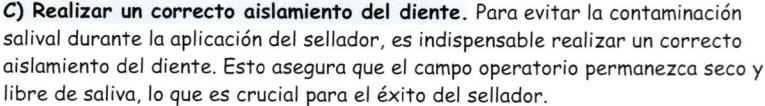

C) Realizar un correcto aislamiento del diente. Para evitar la contaminación salival durante la aplicación del sellador, es indispensable realizar un correcto aislamiento del diente. Esto asegura que el campo operatorio permanezca seco y libre de saliva, lo que es crucial para el éxito del sellador.

¿Cuál es el grupo etario prioritario para la aplicación de selladores a nivel comunitario?

A) 3-5 años.
B) 6-8 años.
C) 9-11 años.
D) 14-16 años.

¿Cuál es una de las variables sociodemográficas que se deben considerar en la priorización de la aplicación de selladores a nivel comunitario?

A) Rendimiento académico.
B) Nivel de socialización del paciente.
C) Nivel socioeconómico.
D) B y C son correctas.

¿Cuál es una de las contraindicaciones para la aplicación de selladores?

A) Dientes con caries incipiente de fisura limitada a esmalte.
B) Dientes con caries interproximal.
C) Dientes con morfología oclusal susceptible a la caries.
D) Dientes sanos.

¿Cuál es una de las indicaciones individuales para la aplicación de selladores?

A) Dientes con morfología oclusal susceptible a la caries.
B) Dientes con caries interproximal.
C) Dientes con caries clínica detectable con sonda.
D) Dientes con numerosas caries interproximales.

¿Cuál es el tiempo recomendado para el grabado ácido de la superficie dental?

A) 10 segundos.
B) 20 segundos.
C) 30 segundos.
D) 60 segundos.

B) 6-8 años. A nivel comunitario, el grupo etario prioritario para la aplicación de selladores son los niños de 6-8 años, ya que es el periodo en el que erupcionan los primeros molares permanentes. También se prioriza el grupo de 12-13 años para los segundos molares permanentes.

C) Nivel socioeconómico. En la priorización de la aplicación de selladores a nivel comunitario, se deben considerar variables sociodemográficas como el nivel socioeconómico de los sujetos, su grado de accesibilidad a los cuidados dentales, la presencia de otros programas preventivos y la prevalencia de caries.

B) Dientes con caries interproximal. Una de las contraindicaciones para la aplicación de selladores es la presencia de caries interproximal. Los selladores están diseñados para prevenir caries en las superficies oclusales y no son efectivos en áreas donde ya hay caries interproximal. Además, los molares o premolares con caries clínica detectable con sonda (fondo blando y/o caries en dentina) y pacientes con numerosas caries interproximales no son buenos candidatos para selladores, ya que estas condiciones requieren tratamientos más extensivos.

A) Dientes con morfología oclusal susceptible a la caries. Una de las indicaciones individuales para la aplicación de selladores es la presencia de dientes con morfología oclusal susceptible a la caries, como surcos profundos. Estos dientes tienen una mayor probabilidad de desarrollar caries debido a la acumulación de placa y restos de alimentos en las fisuras. Además, los molares hasta los 4 años tras su erupción, durante la fase de maduración posteruptiva del esmalte, son ideales para la colocación de selladores, ya que el esmalte es más vulnerable en este período. También se recomienda en casos de hipoplasias o fracturas del esmalte y para el sellado de márgenes de reconstrucciones con resinas compuestas.

C) 30 segundos. El tiempo recomendado para el grabado ácido de la superficie dental es de 30 segundos. Este tiempo es suficiente para crear una superficie adecuada para la adhesión del sellador dental. Durante este proceso, el ácido ortofosfórico a una concentración del 37% se aplica sobre la superficie del diente, lo que permite que el esmalte adquiera una textura rugosa que facilita la adhesión del sellador.

¿Cuál de las siguientes afirmaciones sobre el flúor es correcta?

A) Es altamente tóxico en estado puro.
B) Es el menos reactivo de los elementos.
C) No tiene afinidad por otros elementos químicos.
D) No se encuentra en la naturaleza en forma de compuesto.

¿Qué tipo de flúor es más importante en la prevención de la caries?

A) Flúor estructural.
B) Flúor lábil.
C) Flúor gaseoso.
D) Flúor sólido.

¿Cuál es el principal periodo en el que el flúor ejerce su efecto protector de la caries?

A) Pre-eruptiva.
B) Postnatal.
C) Prenatal.
D) Posteruptivo.

¿Cómo actúa el flúor sistémico en el periodo preeruptivo?

A) A través de la saliva.
B) A través de la circulación sanguínea.
C) A través del contacto directo con los dientes.
D) A través de la dieta.

¿Qué compuestos se forman cuando el flúor se incorpora a la estructura cristalina del esmalte?

A) Fluoruro de calcio y fluoruro de sodio.
B) Fluorapatita y fluorhidroxiapatita.
C) Fluoruro de magnesio y fluoruro de potasio.
D) Fluoruro de aluminio y fluoruro de litio.

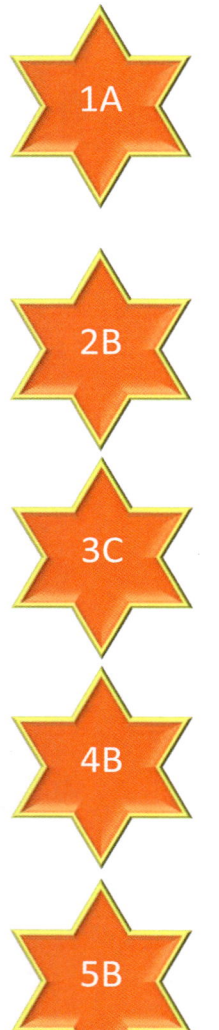

A) Es altamente tóxico en estado puro. El flúor es el elemento más electronegativo y reactivo de todos los elementos de la tabla periódica. Su alta reactividad lo hace extremadamente peligroso en su estado puro, ya que puede causar graves quemaduras químicas al contacto con la piel. Debido a su reactividad, el flúor tiene afinidad por casi todos los elementos químicos y, por lo tanto, en la naturaleza siempre se encuentra en forma de compuesto.

B) Flúor lábil. En la prevención de la caries dental, el flúor lábil juega un papel más importante que el flúor estructural. El flúor lábil está absorbido o unido de forma laxa a la apatita de la superficie del esmalte y a los depósitos de fluoruro cálcico. Este tipo de flúor es relativamente soluble y su disolución es dependiente del pH, lo que significa que se libera en condiciones ácidas, ayudando a remineralizar el esmalte dental y protegerlo contra los ataques ácidos que causan caries.

C) Posteruptivo. El flúor ejerce su efecto protector de la caries principalmente en el periodo posteruptivo, es decir, después de la erupción de los dientes. Esto se debe a su acción tópica, que implica el contacto directo del flúor con la superficie dental.

B) A través de la circulación sanguínea. El flúor sistémico actúa principalmente en el periodo preeruptivo, incorporándose al esmalte en desarrollo a través de la circulación sanguínea. Esto ayuda a fortalecer los dientes antes de que emerjan en la boca.

B) Fluorapatita y fluorhidroxiapatita. Cuando el flúor se incorpora a la estructura cristalina del esmalte, se forman compuestos como la fluorapatita y la fluorhidroxiapatita. Estos compuestos son más resistentes a la desmineralización, lo que ayuda a proteger los dientes contra la caries.

¿Cuál es uno de los mecanismos de acción del flúor tópico en la maduración posteruptiva del esmalte?

A) Disminuir la solubilidad del esmalte recién erupcionado.
B) Aumentar la solubilidad del esmalte recién erupcionado.
C) Reemplazar iones calcio por iones magnesio.
D) Formar cristales de carbonato y magnesio.

¿Cómo inhibe el flúor la desmineralización del esmalte?

A) Aumentando el pH de la placa dental.
B) Desplazándose junto con el ácido hacia los cristales de la subsuperficie dentaria.
C) Reemplazando los iones de calcio por iones de magnesio.
D) Formando cristales de carbonato y magnesio.

¿Qué efecto tiene el flúor en la remineralización del esmalte?

A) Cataliza el proceso de remineralización.
B) Inhibe la formación de nuevos núcleos cristalinos.
C) Disminuye el tamaño de los cristales.
D) Aumenta la solubilidad de los compuestos de fosfato cálcico.

¿Cómo disminuye el flúor el potencial cariogénico de la placa dental?

A) Aumentando la adherencia del S. mutans a la superficie del esmalte.
B) Aumentando el pH bucal.
C) Disminuyendo la tolerancia de las bacterias al medio ácido.
D) Disminuyendo la difusión de ácido fluorhídrico (FH) en las bacteria.

¿Qué puede provocar el uso prolongado de flúor en las bacterias?

A) Aumento de la acidogenicidad del S. mutans.
B) Aumento de la cariogenicidad del S. mutans.
C) Desarrollo de resistencias en las bacterias.
D) Disminución de la resistencia del esmalte.

A) Disminuir la solubilidad del esmalte recién erupcionado. El flúor tópico favorece la maduración posteruptiva del esmalte al reemplazar los grupos hidroxilo y los iones carbonato y magnesio por iones calcio, fosfato y flúor. Esto forma nuevos cristales de hidroxiapatita, fluorapatita y fluorhidroxiapatita, que son más resistentes a la disolución ácida, disminuyendo así la solubilidad del esmalte recién erupcionado.

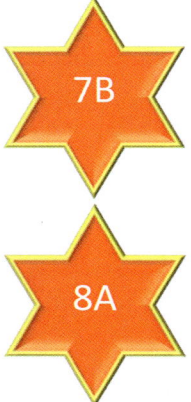

B) Desplazándose junto con el ácido hacia los cristales de la subsuperficie dentaria. El flúor inhibe la desmineralización del esmalte al desplazarse junto con el ácido generado por las bacterias hacia los cristales de la subsuperficie dentaria, protegiéndolos de su disolución.

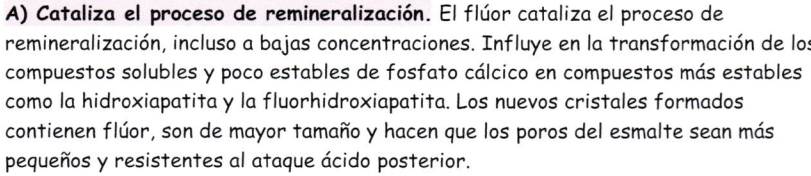

A) Cataliza el proceso de remineralización. El flúor cataliza el proceso de remineralización, incluso a bajas concentraciones. Influye en la transformación de los compuestos solubles y poco estables de fosfato cálcico en compuestos más estables como la hidroxiapatita y la fluorhidroxiapatita. Los nuevos cristales formados contienen flúor, son de mayor tamaño y hacen que los poros del esmalte sean más pequeños y resistentes al ataque ácido posterior.

C) Disminuyendo la tolerancia de las bacterias al medio ácido. El flúor disminuye el potencial cariogénico de la placa dental al difundir en las bacterias como ácido fluorhídrico (FH) cuando el pH bucal es bajo. Dentro de la célula bacteriana, el FH se disocia en F- y H+, lo que acidifica el citoplasma celular y reduce la tolerancia de las bacterias al medio ácido. Esto también disminuye la adherencia del S. mutans a la superficie del esmalte.

C) Desarrollo de resistencias en las bacterias. El uso prolongado de flúor puede provocar el desarrollo de resistencias en las bacterias. Sin embargo, aunque las bacterias como el S. mutans desarrollen resistencias, serán menos acidógenas y menos cariogénicas, lo que reduce su capacidad de causar caries.

¿Qué ocurre con los cristales de la superficie del esmalte cuando el pH cae debido a la formación de ácidos?

A) Se vuelven más solubles y se disuelven.
B) Se vuelven menos solubles y se endurecen.
C) Se transforman en cristales de carbonato y magnesio.
D) Se mantienen sin cambios.

¿Cómo influye el flúor en la transformación de compuestos de fosfato cálcico durante la remineralización?

A) Convierte compuestos solubles en compuestos más estables.
B) Disminuye la formación de hidroxiapatita.
C) Aumenta la solubilidad de los compuestos de fosfato cálcico.
D) Inhibe la formación de nuevos núcleos cristalinos.

¿Qué cambios produce el uso prolongado de flúor en el S. mutans?

A) Aumenta la acidogenicidad del S. mutans.
B) Aumenta la cariogenicidad del S. mutans.
C) Reduce la adherencia del S. mutans al esmalte.
D) Disminuye la resistencia del esmalte.

¿Cómo se absorbe el flúor en el organismo?

A) Solo en el estómago.
B) A través de un mecanismo activo de transporte.
C) Solo en el intestino grueso.
D) A través de un proceso pasivo.

¿Qué forma de flúor tiene efectos biológicos significativos en odontología, medicina y salud pública?

A) Flúor en forma iónica.
B) Flúor en forma de compuestos insolubles.
C) Flúor en forma de fluoruros orgánicos.
D) Flúor en forma de gas.

A) Se vuelven más solubles y se disuelven. Cuando el pH cae debido a la formación de ácidos provenientes del metabolismo de la placa, los cristales de la superficie del esmalte se vuelven más solubles y se disuelven. Este proceso permite la reestructuración de los cristales, donde los grupos hidroxilo y los iones carbonato y magnesio son reemplazados por iones calcio, fosfato y flúor, formando cristales más resistentes a la disolución ácida.

A) Convierte compuestos solubles en compuestos más estables. El flúor cataliza el proceso de remineralización al influir en la transformación de compuestos solubles y poco estables de fosfato cálcico, procedentes del ataque ácido, en compuestos más estables como la hidroxiapatita y la fluorhidroxiapatita. Esto ayuda a fortalecer el esmalte dental y a hacerlo más resistente a futuros ataques ácidos.

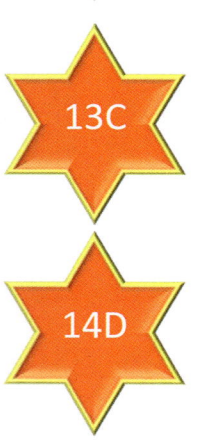

C) Reduce la adherencia del S.mutans al esmalte. El uso prolongado de flúor puede provocar resistencias en las bacterias como el S. mutans. Sin embargo, estas bacterias serán menos acidógenas y menos cariogénicas, lo que reduce su capacidad de causar caries. Además, el flúor disminuye la adherencia del S. mutans a la superficie del esmalte, lo que contribuye a la protección contra la caries dental.

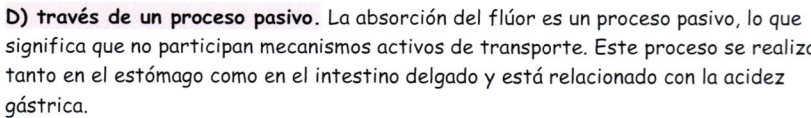

D) través de un proceso pasivo. La absorción del flúor es un proceso pasivo, lo que significa que no participan mecanismos activos de transporte. Este proceso se realiza tanto en el estómago como en el intestino delgado y está relacionado con la acidez gástrica.

A) Flúor en forma iónica. Solo la absorción de flúor en forma iónica tiene efectos biológicos significativos en odontología, medicina y salud pública. Los compuestos insolubles o los fluoruros orgánicos no deben ser considerados en relación con la salud oral de la población.

¿Por qué es importante la rapidez en la adopción de medidas en caso de intoxicación accidental por flúor?

A) Porque la concentración máxima de flúor en plasma se produce a los 30 minutos.
B) Porque la concentración máxima de flúor en plasma se produce a las 2 horas.
C) Porque la concentración máxima de flúor en plasma se produce a los 10 minutos.
D) Porque la concentración máxima de flúor en plasma se produce a las 24 horas.

Es preferible utilizar barnices de flúor en pacientes con mal control de la deglución ¿por qué?

A) Porque los barnices tienen una menor concentración de flúor.
B) Porque los barnices se aplican en mayor cantidad.
C) Porque los barnices tienen una mayor concentración de flúor pero se aplican en menor cantidad.
D) Porque los barnices realmente no contienen flúor.

¿Cuál es la diferencia entre el flúor iónico y el flúor no iónico en el plasma?

A) El flúor iónico circula unido a proteínas plasmáticas.
B) El flúor no iónico circula libremente en el plasma.
C) El flúor iónico circula libremente en el plasma.
D) El flúor no iónico es importante en odontología.

¿Cuál es la forma de flúor que circula libremente en el plasma y es importante en odontología?

A) Flúor iónico.
B) Flúor unido a proteínas plasmáticas.
C) Flúor no iónico.
D) Flúor unido a la albúmina.

¿Qué porcentaje del contenido total de flúor en el organismo se encuentra en los tejidos calcificados (hueso y dientes)?

A) 50%.
B) 75%.
C) 90%.
D) 99%.

A) Porque la concentración máxima de flúor en el plasma se produce a los 30 minutos. La concentración máxima de flúor en el plasma se alcanza aproximadamente a los 30 minutos después de la ingestión, independientemente de la cantidad de flúor ingerida. Por esta razón, es crucial adoptar medidas rápidamente en caso de intoxicación accidental para minimizar los efectos tóxicos del flúor en el organismo.

C) Porque los barnices tienen una mayor concentración de flúor pero se aplican en menor cantidad. En pacientes con mal control de la deglución, es preferible utilizar barnices de flúor porque, aunque tienen una mayor concentración de flúor, se aplican en menor cantidad. Esto reduce el riesgo de ingestión accidental de flúor y minimiza el riesgo de toxicidad, al tiempo que proporciona una protección eficaz contra la caries dental.

C) El flúor iónico circula libremente en el plasma. En el plasma, el flúor se presenta en dos formas: iónica y no iónica. El flúor iónico es la forma que circula libremente en el plasma y es la más relevante en odontología debido a sus efectos biológicos significativos. Esta forma de flúor no se une a proteínas plasmáticas y puede interactuar directamente con los tejidos. Por otro lado, el flúor no iónico circula en el plasma unido a la albúmina, una proteína plasmática. Esta unión puede influir en la distribución y eliminación del flúor en el organismo.

A) Flúor iónico. El flúor iónico es la forma que circula libremente en el plasma y es la más relevante en odontología debido a sus efectos biológicos significativos. Esta forma de flúor no se une a proteínas plasmáticas y puede interactuar directamente con los tejidos, incluyendo los dientes y huesos. El flúor no iónico, por otro lado, circula en el plasma unido a la albúmina, una proteína plasmática, y tiene una función diferente en el cuerpo.

D) 99%. Los tejidos calcificados, como los huesos y dientes, contienen el 99% del contenido total de flúor en el organismo. La cantidad de flúor acumulada en estos tejidos depende de varios factores, incluyendo la cantidad ingerida, la duración de la exposición, el grado de mineralización de los tejidos duros y la edad del individuo. Estos tejidos actúan como un reservorio de flúor, liberándolo lentamente para mantener niveles adecuados en el cuerpo.

¿Cuál es la ingesta óptima de flúor al día para un niño preescolar?

A) 0.01-0.03 mg/kg.
B) 0.3-0.5 mg/kg.
C) 0.1-0.2 mg/kg.
D) 0.05-0.07 mg/kg.

¿Qué es la fluorosis dental y cómo se manifiesta?

A) Un exceso de calcio en los dientes, causando manchas blancas.
B) Un estado de hipomineralización del esmalte, causando mayor porosidad.
C) Una deficiencia de flúor en los dientes, causando debilidad.
D) Una infección bacteriana en los dientes, causando caries.

¿Cuál es la dosis letal cierta de flúor?

A) 10-20 mg/kg.
B) 20-30 mg/kg.
C) 30-60 mg/kg.
D) 60-90 mg/kg.

¿Cuándo es el momento más crítico para el desarrollo de fluorosis dental?

A) Durante el primer año de vida.
B) Durante el estadio temprano de maduración del esmalte durante la edad adulta.
C) Durante el final del estadio de secreción y el estadio temprano de maduración del esmalte.
D) Durante la edad adulta.

¿Cuál es el principal transportador de flúor tópico en la boca?

A) La saliva.
B) La placa dental.
C) El esmalte dental.
D) Las encías.

D) 0.05-0.07 mg/kg. La ingesta óptima de flúor al día para un niño preescolar es entre 0.05 y 0.07 mg/kg. Esta cantidad es crucial durante la etapa preescolar porque es cuando se desarrollan los dientes permanentes. Una ingesta adecuada de flúor ayuda a fortalecer el esmalte dental y a prevenir la caries. Sin embargo, es importante no exceder esta cantidad para evitar el riesgo de fluorosis, una condición que puede causar manchas y defectos en el esmalte dental debido a la exposición excesiva al flúor durante los estadios de desarrollo dental.

B) Un estado de hipomineralización del esmalte, causando mayor porosidad. La fluorosis dental es un estado de hipomineralización permanente del esmalte, que resulta en una mayor porosidad de la superficie y subsuperficie del esmalte en comparación con el esmalte normal. Es causada por un exceso de flúor que alcanza el diente durante los estadios de desarrollo. La fluorosis se manifiesta clínicamente con manchas blancas opacas en formas leves y con un aspecto moteado o de estriaciones con manchas de color amarillo o marrón en formas más severas. La fluorosis afecta principalmente a los dientes permanentes y puede comprometer la estética dental.

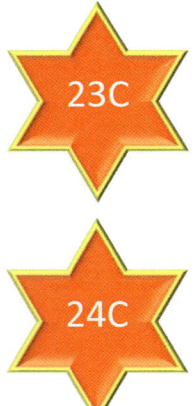

C) 30-60 mg/kg. La dosis letal cierta de flúor oscila entre 30 y 60 mg/kg. Esta cantidad de flúor puede ser fatal y requiere un tratamiento de urgencia inmediato para prevenir la muerte por parada cardiaca y respiratoria. La dosis letal cierta es la cantidad de flúor que, si se ingiere, tiene una alta probabilidad de causar la muerte. Es crucial manejar y almacenar los productos que contienen flúor de manera segura para evitar la ingestión accidental, especialmente en niños.

C) Durante el final del estadio de secreción y el estadio temprano de maduración del esmalte. El momento más crítico para el desarrollo de fluorosis dental es durante el final del estadio de secreción y el estadio temprano de maduración del esmalte. Estos estadios ocurren en diferentes momentos para los diferentes dientes y son períodos en los que el esmalte es más susceptible a los efectos del exceso de flúor. Durante estos períodos, una exposición excesiva al flúor puede interferir con la mineralización normal del esmalte, resultando en fluorosis.

A) La saliva. La saliva es el principal transportador de flúor tópico en la boca. Cuando se utilizan productos fluorados, la concentración de flúor en la saliva aumenta temporalmente, lo que proporciona una fuente importante de flúor para la placa dental y la remineralización del diente. La saliva ayuda a distribuir el flúor por toda la boca, facilitando su interacción con los tejidos dentales.

¿Cuál es el gel de flúor más empleado por los profesionales y cuál es su concentración de flúor?

A) Fluoruro de Estaño, 5000 ppm.
B) Fluoruro de Sodio, 9000 ppm.
C) Fluorofosfato Acidulado (APF), 12300 ppm.
D) Monofluorofosfato Sódico, 7000 ppm.

¿Cuál es la recomendación de la EAPD (European Academy of Paediatric Dentistry) y AAPD (American Academy of Pediatric Dentistry) sobre el uso de geles de flúor en niños?

A) EAPD: a partir de los 2 años; AAPD: a partir de los 4 años.
B) EAPD: a partir de los 4 años; AAPD: a partir de los 6 años.
C) EAPD: a partir de los 6 años; AAPD: a partir de los 8 años.
D) EAPD: a partir de los 8 años; AAPD: a partir de los 10 años.

¿Cuáles son las ventajas de los barnices de flúor en comparación con los geles?

A) Menor tiempo de contacto con el esmalte.
B) Liberación rápida de flúor.
C) Mayor tiempo de contacto con el esmalte y liberación lenta de flúor.
D) Menor concentración de flúor.

¿Cuál es la concentración de flúor en el barniz de fluoruro sódico al 5% (Duraphat)?

A) 7000 ppm.
B) 12300 ppm.
C) 22600 ppm.
D) 9000 ppm.

¿Cuál es el modo de empleo recomendado para la aplicación de geles de flúor en niños?

A) Realizar profilaxis previa y llenar completamente la cubeta con gel.
B) Llenar completamente la cubeta con gel y enjuagarse seguidamente.
C) Se deben limpiar los dientes y llenar parcialmente la cubeta con gel.
D) Todas son falsas.

C) Fluorofosfato Acidulado (APF), 12300 ppm. El gel de flúor más empleado por los profesionales es el fluorofosfato acidulado (APF), que contiene una concentración de 1.23% de flúor, equivalente a 12300 ppm. Este gel también contiene ácido ortofosfórico a un pH de 4.5, lo que favorece una captación más rápida de flúor por el esmalte dental. Los geles tixotrópicos son comúnmente utilizados hoy en día debido a su capacidad para mantenerse en su lugar durante la aplicación.

B) EAPD: a partir de los 4 años; AAPD: a partir de los 6 años. La EAPD (European Academy of Paediatric Dentistry) recomienda el uso de geles de flúor a partir de los 4 años en niños de moderado y alto riesgo de caries. La AAPD (American Academy of Pediatric Dentistry) aconseja el uso de geles de flúor a partir de los 6 años. Estas recomendaciones se basan en la capacidad de los niños para manejar el procedimiento y minimizar el riesgo de ingestión accidental de flúor.

C) Mayor tiempo de contacto con el esmalte y liberación lenta de flúor. Los barnices de flúor ofrecen un mayor tiempo de contacto entre el esmalte y el flúor, y una liberación lenta de flúor. Esto permite una mayor absorción de flúor por el esmalte dental y proporciona una protección prolongada contra la caries. Los barnices son especialmente recomendados para niños con riesgo moderado o alto de caries, niños menores de 6 años que aún no tienen desarrollado el reflejo de la deglución, y niños mayores con discapacidades.

C) 22600 ppm. El barniz de fluoruro sódico al 5% (Duraphat) contiene una concentración de flúor de 22600 ppm. Este barniz es ampliamente utilizado debido a su alta concentración de flúor y su capacidad para proporcionar una liberación lenta y prolongada de flúor, lo que mejora la remineralización del esmalte dental y la prevención de caries.

C) Se deben limpiar los dientes y llenar parcialmente la cubeta con gel. El modo de empleo recomendado para la aplicación de geles de flúor en niños incluye en primer lugar limpiar los dientes para eliminar la placa bacteriana o restos de comida, para que el flúor penetre en el esmalte es necesario que la superficie dental esté limpia, seca y lisa, llenar parcialmente la cubeta con gel (aproximadamente 2 ml), y colocar al niño en posición erecta con la cabeza inclinada hacia delante. Se debe aspirar en todo momento y pedir al niño que muerda suavemente para impulsar el gel a los espacios interdentales. Después de al menos 1 minuto, se retiran las cubetas, se elimina el exceso de gel y se pide al niño que salive durante 30 segundos sin enjuagarse. Se recomienda no beber, comer ni enjuagarse durante 30 minutos después de la aplicación.

¿Por qué se recomienda no aplicar geles de flúor a niños menores de 6 años?

A) Porque no tienen dientes permanentes.
B) Porque pueden ingerir el gel y sufrir irritación gástrica.
C) Porque no pueden tolerar el sabor del gel.
D) Porque no necesitan flúor a esa edad.

¿Cuál es la frecuencia recomendada para la aplicación de geles de flúor en zonas no fluoradas para niños hasta los 14-16 años?

A) Una vez al año.
B) Dos veces al año.
C) Cada 6 meses.
D) B y C son verdaderas.

¿Por qué se recomienda el uso de barnices de flúor en niños menores de 6 años?

A) Porque tienen un sabor más agradable.
B) Porque no requieren profilaxis previa.
C) Porque proporcionan una liberación lenta de flúor y son seguros para niños que aún no tienen desarrollado el reflejo de la deglución.
D) Porque son más económicos.

¿Cuál es la combinación más favorable de componentes en las pastas de profilaxis fluoradas?

A) Sílice y fluoruro de sodio.
B) Xilitol y fluoruro de sodio.
C) Fosfato cálcico y fluoruro de sodio.
D) Sílice y APF.

¿Qué aditivos se han intentado añadir a los dentífricos fluorados para mejorar su eficacia cariostático?

A) Fosfato cálcico, xilitol y agentes antibacterianos de amplio espectro (triclosán).
B) Fluoruro de sodio, fluoruro de potasio y fluoruro de magnesio.
C) Calcio, magnesio y potasio.
D) Zinc, cobre y hierro.

B) Porque pueden ingerir el gel y sufrir irritación gástrica. Se recomienda no aplicar geles de flúor a niños menores de 6 años porque pueden ingerir el gel accidentalmente, lo que puede causar irritación gástrica. Los niños pequeños aún no tienen completamente desarrollado el reflejo de la deglución, lo que aumenta el riesgo de ingestión accidental de flúor durante la aplicación del gel.

D) B y C son verdaderas. En zonas no fluoradas, se recomienda la aplicación bianual (dos veces al año) de gel de flúor a los niños hasta los 14-16 años. Esta frecuencia puede aumentar a cuatro veces al año si los niños presentan caries activas. La aplicación regular de geles de flúor ayuda a prevenir la caries dental en áreas donde el agua no está fluorada.

C) Porque proporcionan una liberación lenta de flúor y son seguros para niños que aún no tienen desarrollado el reflejo de la deglución. Se recomienda el uso de barnices de flúor en niños menores de 6 años porque proporcionan una liberación lenta de flúor y son seguros para niños que aún no tienen desarrollado el reflejo de la deglución. Los barnices de flúor ofrecen un mayor tiempo de contacto con el esmalte dental, lo que mejora la remineralización y la prevención de caries sin el riesgo de ingestión accidental de flúor.

D) Sílice y APF. La combinación más favorable de componentes en las pastas de profilaxis fluoradas es la de sílice y fluorofosfato acidulado (APF). Aunque no se ha demostrado un efecto cariostático significativo, esta combinación es prudente porque la sílice actúa como un abrasivo suave y el APF proporciona una fuente de flúor. Sin embargo, estas pastas no deben considerarse un sustituto de las aplicaciones regulares de flúor tópico por otros métodos.

A) Fosfato cálcico, xilitol y agentes antibacterianos de amplio espectro (triclosán). Se ha intentado mejorar la eficacia cariostático de los dentífricos fluorados añadiendo fosfato cálcico, xilitol y agentes antibacterianos de amplio espectro como el triclosán. Estos aditivos pueden ayudar a fortalecer el esmalte dental, reducir la formación de placa y combatir las bacterias que causan caries.

¿Qué áreas analizan los índices de placa?

A) Solo las superficies oclusales.
B) Solo las áreas gingivales de los dientes anteriores.
C) Las cuatro áreas gingivales de cada pieza dentaria.
D) Solo las áreas gingivales de los dientes posteriores.

¿Qué se evalúa al determinar el grado de inflamación gingival y de hemorragia?

A) La presencia de caries.
B) La salud de las encías.
C) La cantidad de placa en las superficies dentales.
D) La dieta del paciente.

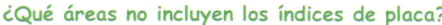

¿Qué áreas no incluyen los índices de placa?

A) Las áreas gingivales de los dientes anteriores.
B) Las superficies oclusales.
C) Las áreas gingivales de los dientes posteriores.
D) Las cuatro áreas gingivales de cada pieza dentaria.

¿Qué mide el Índice O'Leary?

A) El grosor de la placa.
B) La presencia de placa en las superficies dentales.
C) La cantidad de caries.
D) La inflamación gingival.

¿Cuál es el porcentaje aceptado para hablar de una "buena" higiene bucal según el Índice O'Leary?

A) 0% como máximo.
B) 10% como máximo.
C) 20% como máximo.
D) 30% como máximo.

C) Las cuatro áreas gingivales de cada pieza dentaria. Los índices de placa analizan las cuatro áreas gingivales de cada pieza dentaria, proporcionando una evaluación detallada de la presencia de placa en estas áreas. No incluyen las superficies oclusales.

B) La salud de las encías. Al determinar el grado de inflamación gingival y de hemorragia, se evalúa la salud de las encías del paciente. Esto es importante para identificar problemas periodontales y planificar medidas preventivas adecuadas.

B) Las superficies oclusales. Los índices de placa analizan las cuatro áreas gingivales de cada pieza dentaria y no incluyen las superficies oclusales. Esto proporciona una evaluación detallada de la presencia de placa en las áreas gingivales.

B) La presencia de placa en las superficies dentales. El Índice O'Leary mide la presencia de placa en las superficies dentales. Se tiñe la placa con un revelador y se valoran las cuatro caras de cada diente (vestibular, lingual, mesial y distal). El índice se calcula sumando todas las caras que presentan placa, dividiendo por el número total de caras presentes en la boca y multiplicando por 100.

C) 20% como máximo. Según el Índice O'Leary, un porcentaje de hasta el 20% es aceptado para hablar de una "buena" higiene bucal. Un porcentaje mayor es indicativo de riesgo de caries.

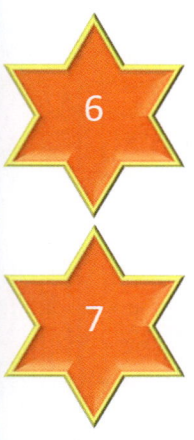

¿Qué mide el Índice de Lindhe (IH)?

A) La cantidad de caries.
B) La inflamación gingival.
C) La distribución de la placa en la cavidad oral.
D) El grosor de la placa.

¿Qué diferencia al Índice de Placa de Silness y Löe (IPL) de otros índices de placa?

A) Mide la cantidad de caries.
B) Mide la inflamación gingival.
C) Utiliza colorantes para teñir la placa.
D) Mide el grosor de la placa depositada sobre la superficie del borde gingival.

¿Cuál es el criterio clínico para una puntuación de 2 en el Índice de Placa de Silness y Löe (IPL)?

A) No hay placa.
B) Presencia de placa solo detectable con el paso de la sonda.
C) Placa moderada y visible.
D) Placa abundante que cubre más del tercio gingival de la superficie dentaria.

¿Cuáles son las cuatro caras que se valoran en el índice de O'Leary?

A) Vestibular, lingual, mesial y distal.
B) Vestibular, lingual, oclusal y distal.
C) Mesial, distal, oclusal y lingual.
D) Todas son correctas.

¿Cómo se calcula el índice de O'Leary?

A) Sumando todas las caras que presentan placa y dividiendo por el número total de caras presentes en la boca, multiplicando por 100.
B) Sumando todas las caras libres de placa y dividiendo por el número total de caras presentes en la boca, multiplicando por 100.
C) Sumando todas las caras que presentan placa y dividiendo por el número total de dientes, multiplicando por 100.
D) Ninguna es correcta.

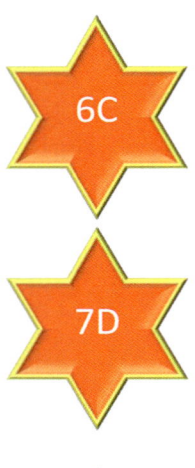

C) La distribución de la placa en la cavidad oral. El Índice de Lindhe (IH) mide la distribución de la placa en la cavidad oral de un paciente, estableciendo lo que se llama patrón de placa o de higiene. Este índice se utiliza en la práctica individual para evaluar la higiene bucal.

D) Mide el grosor de la placa depositada sobre la superficie del borde gingival. El Índice de Placa de Silness y Löe (IPL) es el único índice que mide el grosor de la placa depositada sobre la superficie del borde gingival de todos los dientes presentes en la boca. No requiere la aplicación previa de un revelador de placa y se utiliza una sonda de exploración y espejo para su evaluación.

C) Placa moderada y visible. Una puntuación de 2 en el Índice de Placa de Silness y Löe (IPL) indica que hay placa moderada y visible. El área gingival está cubierta con una línea de placa delgada o de moderado grosor, y los depósitos son visibles a simple vista.

A) Vestibular, lingual, mesial y distal. En el índice de O'Leary, se valoran las cuatro caras de cada diente: vestibular (la cara que mira hacia los labios o mejillas), lingual (la cara que mira hacia la lengua), mesial (la cara que mira hacia el centro de la boca) y distal (la cara que mira hacia la parte posterior de la boca). Estas caras se tiñen con un revelador de placa para evaluar la presencia de placa dental, lo que ayuda a determinar la higiene bucal del paciente.

A) Sumando todas las caras que presentan placa y dividiendo por el número total de caras presentes en la boca, multiplicando por 100. El índice de O'Leary se calcula sumando todas las caras dentales que presentan placa y dividiendo este número por el total de caras presentes en la boca. Luego, se multiplica el resultado por 100 para obtener un porcentaje. Este porcentaje refleja la cantidad de superficies dentales con placa en relación con el total de superficies evaluadas, proporcionando una medida cuantitativa de la higiene bucal del paciente.

¿Cuáles son los parámetros para la interpretación de los valores del índice de placa según el índice de O'Leary?

A) Aceptable: 0,0% – 12,9%; Cuestionable: 13% – 23,9%; Deficiente: 24% – 100%.
B) Aceptable: 0,0% – 20%; Cuestionable: 21% – 30%; Deficiente: 31% – 100%.
C) Aceptable: 0,0% – 10%; Cuestionable: 11% – 20%; Deficiente: 21% – 100%.
D) Todas son falsas.

¿Qué mide el índice de placa de Silness y Löe (IPL)?

A) La cantidad de dientes con gingivitis.
B) El grosor de la placa depositada sobre la superficie del borde gingival.
C) La inflamación de las encías.
D) Todas son correctas.

¿Cuáles son las superficies del diente que se exploran para aplicar el índice de placa de Silness y Löe?

A) Vestibular, palatino/lingual, mesial y distal.
B) Vestibular, lingual, oclusal y distal.
C) Mesial, distal, oclusal y lingual.
D) Todas son correctas.

¿Qué mide el índice de higiene oral simplificado (OHI-S) de Greene y Vermillion?

A) La cantidad de dientes con caries.
B) La inflamación de las encías.
C) La superficie del diente cubierta con desechos y cálculo.
D) Todas son correctas.

¿Qué sustancia se utiliza para teñir la placa en el índice de higiene oral simplificado (OHI-S)?

A) Azul de metileno.
B) Fucsina básica al 0,75%.
C) Yodo.
D) Peróxido de hidrógeno.

A) Aceptable: 0,0% – 12,9%; Cuestionable: 13% – 23,9%; Deficiente: 24% – 100%. Los parámetros para la interpretación de los valores del índice de placa según el índice de O'Leary son los siguientes: un valor aceptable es de 0,0% a 12,9%, lo que indica una buena higiene bucal; un valor cuestionable es de 13% a 23,9%, lo que sugiere que la higiene bucal podría necesitar mejoras; y un valor deficiente es de 24% a 100%, lo que indica una mala higiene bucal y un alto riesgo de caries y otros problemas dentales.

B) El grosor de la placa depositada sobre la superficie del borde gingival. El índice de placa de Silness y Löe es el único índice que mide específicamente el grosor de la placa depositada sobre la superficie del borde gingival de todos los dientes presentes en la boca. No requiere la aplicación de un revelador de placa, solo una sonda de exploración y un espejo.

A) Vestibular, palatino/lingual, mesial y distal. Para aplicar el índice de placa de Silness y Löe, se exploran todas las superficies del diente: vestibular (cara que mira hacia los labios o mejillas), palatino/lingual (cara que mira hacia el paladar o la lengua), mesial (cara que mira hacia el centro de la boca) y distal (cara que mira hacia la parte posterior de la boca).

C) La superficie del diente cubierta con desechos y cálculo. El índice de higiene oral simplificado (OHI-S) de Greene y Vermillion mide la superficie del diente cubierta con desechos blandos, como restos de alimentos, pigmentos y placa bacteriana, así como depósitos duros, como el cálculo dental. Este índice proporciona una evaluación de la higiene bucal del paciente al identificar la cantidad de desechos y cálculo presentes en los dientes. La acumulación de estos desechos puede llevar a problemas dentales como caries y enfermedades de las encías si no se eliminan adecuadamente.

B) Fucsina básica al 0,75%. En el índice de higiene oral simplificado (OHI-S), se utiliza fucsina básica al 0,75% para teñir la placa dental. Esta sustancia ayuda a visualizar la placa bacteriana en los dientes, lo que facilita la evaluación de la higiene bucal del paciente. La fucsina básica tiñe la placa de un color visible, permitiendo a los profesionales de la salud dental identificar y cuantificar la cantidad de placa presente en los dientes.

¿Cómo se divide la boca para evaluar índice higiene oral simplificado (OHI-S)?

A) En cuatro cuadrantes.
B) En seis partes (sextantes).
C) En ocho secciones.
D) Ninguna es correcta.

¿Cuáles son los componentes del índice higiene oral simplificado (OHI-S)?

A) Depósitos blandos y depósitos duros.
B) Solo depósitos blandos.
C) Solo depósitos duros.
D) Ninguna es correcta.

¿Cuáles son las piezas dentales evaluadas por cara vestibular en el índice de higiene oral simplificado (OHI-S)?

A) 11, 16, 26, 31.
B) 11, 16, 26, 46.
C) 11, 16, 26, 36.
D) 11, 16, 26, 41.

¿Qué mide el índice gingival de Löe y Silness (IG)?

A) La gravedad de la respuesta inflamatoria alrededor de dientes posteriores.
B) La gravedad de la respuesta inflamatoria alrededor de todos los dientes presentes en la boca.
C) La cantidad de placa en los dientes.
D) La gravedad de la respuesta inflamatoria alrededor de dientes anteriores.

¿Qué herramienta se utiliza para determinar el índice gingival de Löe y Silness?

A) Espejo dental.
B) Sonda periodontal de punta redonda (sonda de la OMS).
C) Fucsina básica.
D) Sonda de exploración.

B) En seis partes (sextantes). Para evaluar el índice de higiene oral simplificado (OHI-S), la boca se divide en seis partes, conocidas como sextantes. Cada sextante incluye un grupo específico de dientes, y se selecciona un diente representativo de cada sextante para la evaluación. Esto permite una evaluación más eficiente y representativa de la higiene bucal del paciente. Los sextantes ayudan a simplificar el proceso de evaluación y aseguran que se cubran todas las áreas de la boca.

A) Depósitos blandos y depósitos duros. El índice de higiene oral simplificado (OHI-S) incluye dos componentes principales: los depósitos blandos y los depósitos duros. Los depósitos blandos consisten en restos de alimentos, pigmentos y placa bacteriana, mientras que los depósitos duros se refieren al cálculo dental. Ambos componentes se evalúan para determinar la higiene bucal del paciente. La presencia de depósitos blandos y duros en los dientes puede indicar una necesidad de mejorar la higiene bucal para prevenir problemas dentales.

A) 11,16,26,31. En el índice de higiene oral simplificado (OHI-S), se evalúan las piezas dentales 11, 16, 26 y 31 por la cara vestibular (la cara del diente que mira hacia los labios o mejillas). Estas piezas se seleccionan para proporcionar una evaluación representativa de la higiene bucal del paciente. Si alguna de estas piezas falta, se valorará la pieza correspondiente del mismo sextante.

B) La gravedad de la respuesta inflamatoria alrededor de todos los dientes presentes en la boca. El índice gingival de Löe y Silness (IG) mide la gravedad de la respuesta inflamatoria alrededor de todos los dientes presentes en la boca. Este índice evalúa la cantidad, la calidad, la severidad y la localización de la inflamación gingival. Cada diente se divide en cuatro unidades gingivales (vestibular, lingual, distal y mesial) para una evaluación detallada. La inflamación gingival es un indicador importante de la salud periodontal y puede ser causada por la acumulación de placa y otros factores.

B) Sonda periodontal de punta redonda (sonda de la OMS). Para determinar el índice gingival de Löe y Silness, se utiliza una sonda periodontal de punta redonda, también conocida como sonda de la OMS. Esta herramienta se aplica en el surco gingival para evaluar la presencia de inflamación y hemorragia, que son criterios importantes para determinar la gravedad de la inflamación gingival. La sonda permite medir la profundidad del surco gingival y detectar signos de inflamación.

21

¿Cómo se calcula el índice gingival de cada diente en el índice de Löe y Silness?

A) Sumando las 4 puntuaciones y dividiendo por 4.
B) Sumando las 4 puntuaciones y dividiendo por el número total de dientes.
C) Sumando las 4 puntuaciones y multiplicando por 100.
D) Ninguna es correcta.

¿Cómo se obtiene el índice gingival del paciente en el índice de Löe y Silness?

A) Sumando los índices gingivales de cada grupo de dientes y dividiendo por el número de dientes que compone cada grupo.
B) Sumando los índices de todos los dientes y dividiendo por el número de todos los dientes del paciente.
C) Sumando los índices gingivales de cada grupo de dientes y multiplicando por 100.
D) Ninguna es correcta.

22

¿Qué modificación realizó Lobene en 1986 al índice gingival de Löe y Silness?

A) Estableció una escala más sensible en los 3 primeros grados.
B) Eliminó la necesidad de usar una sonda periodontal.
C) Cambió el agente revelador utilizado.
D) Ninguna es correcta.

23

¿Qué mide el índice de hemorragia de las papilas (PBI) de Saxer y Mühlemann?

A) El grado de la gravedad de inflamación gingival y periodontal.
B) El grado de la gravedad de inflamación gingival y el control de su curso.
C) La cantidad de placa en los dientes.
D) Todas son correctas.

24

¿Cuánto tiempo se espera después de deslizar la sonda para puntuar la densidad de la hemorragia en el índice de hemorragia de las papilas (PBI)?

A) 10-15 segundos.
B) 20-30 segundos.
C) 40-50 segundos.
D) 60-70 segundos.

25

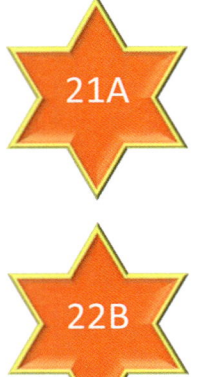

A) Sumando las 4 puntuaciones y dividiendo por 4. Para calcular el índice gingival de cada diente en el índice de Löe y Silness, se suman las puntuaciones obtenidas en las cuatro superficies gingivales (papila distovestibular, margen gingival vestibular, papila mesiovestibular y margen gingival lingual) y se divide el total por 4. Esto proporciona un valor promedio que representa la gravedad de la inflamación gingival en ese diente específico.

B) Sumando los índices de todos los dientes y dividiendo por el número de todos los dientes del paciente. El índice gingival de Löe y Silness se utiliza para evaluar la gravedad de la inflamación gingival en cada diente, observando cuatro superficies: mesial, distal, vestibular y lingual. Cada superficie se puntúa del 0 al 3, donde: : Grado 0 indica encía normal, sin inflamación, cambio de color ni hemorragia; Grado 1 indica inflamación leve, con ligero cambio de color, pequeña alteración de la superficie, ligero edema y sin hemorragia; Grado 2 indica inflamación moderada, con enrojecimiento, edema y lisura, y hemorragia al sondar y a la presión; Grado 3 indica fuerte inflamación, con enrojecimiento intenso, hinchazón, tendencia a la hemorragia espontánea y eventualmente ulceración.

A) Estableció una escala más sensible en los 3 primeros grados. En 1986, Lobene modificó el índice gingival de Löe y Silness estableciendo una escala más sensible en los 3 primeros grados. Esta modificación permitió una evaluación más precisa y detallada de la inflamación gingival, mejorando la capacidad de los profesionales de la salud dental para detectar y tratar problemas gingivales en sus etapas iniciales.

B) El grado de la gravedad de inflamación gingival y el control de su curso. El índice de hemorragia de las papilas (PBI) de Saxer y Mühlemann mide el grado de la gravedad de la inflamación gingival y el control de su curso. Este índice es un indicador sensible de la inflamación gingival y se utiliza tanto en el diagnóstico individual como en la investigación clínica. Es eficaz en programas de salud escolar y de salud pública para evaluar la salud gingival de los pacientes.

B) 20-30 segundos. Después de deslizar la sonda por el surco gingival, se espera entre 20 y 30 segundos para puntuar la densidad de la hemorragia en el índice de hemorragia de las papilas (PBI). Este tiempo permite observar la respuesta de la papila y evaluar la gravedad de la inflamación gingival.

¿Quiénes desarrollaron el índice CAO-D (CPOD)?

A) Gruebbel y Knutson.
B) Klein, Palmer y Knutson.
C) Klein, Gruebbel y Palmer.
D) Knutson y Gruebbel.

¿Cuántos dientes se utilizan para calcular el índice CAO-D en dentición permanente?

A) 20.
B) 28.
C) 32.
D) 24.

¿Qué edad se recomienda para obtener el índice CPO-D según la OMS?

A) 5-6 años.
B) 12 años.
C) 35-44 años.
D) Todas las anteriores.

¿Qué se considera cuando un diente está obturado y cariado al mismo tiempo?

A) Diente obturado.
B) Diente ausente.
C) Diente cariado.
D) Diente sellado.

¿Qué se considera la presencia de una raíz en el índice CAO-D?

A) Diente obturado.
B) Diente ausente.
C) Diente sellado.
D) Diente cariada.

B) Klein, Palmer y Knutson. El índice CAO-D fue desarrollado por Klein, Palmer y Knutson en 1935 durante un estudio del estado dental y la necesidad de tratamiento de niños en escuelas primarias en Hagerstown, Maryland, EE. UU. Este índice se ha convertido en una herramienta fundamental en estudios odontológicos para cuantificar la prevalencia de la caries dental, ya que considera tanto las caries presentes como las pasadas, proporcionando una visión completa de la salud bucal de un individuo.

B) 28. Para calcular el índice CAO-D en dentición permanente, se utilizan 28 dientes. Este índice se obtiene sumando los dientes cariados (C), ausentes o perdidos (A) y obturados (O), lo que permite expresar la presencia total de caries en un individuo en el momento del examen. Este método proporciona un promedio que refleja la experiencia de caries de una persona, tanto actual como pasada.

D) Todas las anteriores. La Organización Mundial de la Salud (OMS) recomienda obtener el índice CPO-D en diferentes grupos de edad: 5-6, 12, 15, 18, 35-44 y 60-74 años. Estas edades permiten realizar comparaciones del estado de salud bucal en diferentes etapas de la vida, proporcionando datos valiosos para evaluar y mejorar las políticas de salud pública relacionadas con la caries dental.

C) Diente cariado. Cuando un diente está obturado y cariado al mismo tiempo, se considera el diagnóstico más severo, que en este caso es "cariado". Esta consideración se hace para reflejar la condición más grave del diente, asegurando que el índice CAO-D proporcione una evaluación precisa de la salud bucal del individuo.

D) Diente cariada. En el índice CAO-D, la presencia de una raíz se considera como una pieza cariada. Esto se debe a que la raíz expuesta indica que el diente ha sido afectado por caries, y su inclusión en el índice permite una evaluación más completa de la experiencia de caries de un individuo.

31

¿Cómo se considera una restauración por medio de una corona en el índice CEO-D?

A) Diente ausente.
B) Diente cariado.
C) Diente obturado.
D) Diente sellado.

¿Se cuantifica la presencia de selladores en el índice CEO-D?

A) Sí, siempre.
B) Solo en dientes obturados.
C) Solo en dientes cariados.
D) No, no se cuantifica.

32

¿Cuántas superficies se consideran por cada diente en el índice CAO-S?

A) Tres superficies.
B) Cuatro superficies.
C) Cinco superficies.
D) Seis superficies.

33

¿Para qué tipo de estudios se utiliza principalmente el índice CAO-S?

A) Estudios de prevalencia.
B) Estudios de incidencia.
C) Estudios de tratamiento.
D) Estudios de prevención.

34

¿En qué se basa el índice de Clune?

A) En la observación de todos los dientes permanentes.
B) En la observación de los cuatro primeros molares permanentes.
C) En la observación de los dientes temporales.
D) En la observación de los dientes incisivos.

35

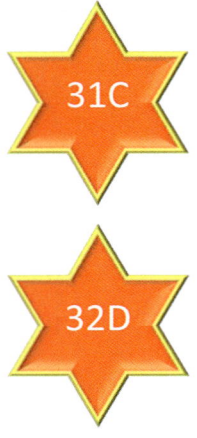

C) Diente obturado. En el índice CEO-D, una restauración por medio de una corona se considera como un diente obturado. Esto se debe a que la corona es una forma de tratamiento que restaura la funcionalidad del diente afectado.

D) No, no se cuantifica. La presencia de selladores no se cuantifica en el índice CEO-D. Los selladores son una medida preventiva y no se consideran en el cálculo de este índice, que se enfoca en dientes cariados y obturados.

C) Cinco superficies. En el índice CAO-S, cada diente se considera constituido por cinco superficies. Esto permite una evaluación detallada de la cantidad de superficies dentarias afectadas por caries, ausencias u obturaciones.

B) Estudios de incidencia. El índice CAO-S se utiliza principalmente en estudios de incidencia, donde es importante registrar las nuevas lesiones de caries aparecidas. Este índice ayuda a evaluar la intensidad de la caries en un individuo y a monitorear la aparición de nuevas lesiones a lo largo del tiempo.

B) En la observación de los cuatro primeros molares permanentes. El índice de Clune se basa en la observación de los cuatro primeros molares permanentes. A cada molar se le asigna un puntaje según su condición, con un máximo de 40 puntos en total, 10 puntos por cada molar sano.

¿Qué cuantifica el índice de Knutson en una población?

A) El número de dientes cariados.
B) El número de dientes obturados.
C) El número de personas con uno o más dientes afectados.
D) El número de dientes ausentes.

¿Qué criterios se utilizan para diagnosticar una caries radicular según el índice RCI?

A) Lesiones en cualquier superficie radicular con cavidad franca y aspecto oscuro.
B) Lesiones en cualquier superficie radicular con cavidad franca y reblandecimiento con presión moderada.
C) Lesiones en cualquier superficie radicular sin cavidad franca pero con aspecto oscuro y reblandecimiento con presión moderada.
D) Todas las anteriores.

¿Qué significa la clasificación R-N en el índice RCI?

A) Recesión gingival presente, superficie radicular sana.
B) Recesión gingival presente, superficie radicular cariada.
C) Recesión gingival presente, superficie radicular obturada.
D) Sin recesión gingival, sin caries radicular, sin obturación radicular.

¿Cómo se calcula el índice de caries radicular (RCI)?

A) Dividiendo el número de superficies cariadas entre el número de dientes observados.
B) Dividiendo el número de superficies cariadas entre el número de superficies con recesión gingival.
C) Dividiendo el número de dientes cariados entre el número de personas observadas.
D) Dividiendo el número de superficies obturadas entre el número de superficies con recesión gingival.

¿Qué indica una lesión en cualquier superficie radicular con cavidad franca y aspecto oscuro según el índice RCI?

A) Lesión inactiva.
B) Lesión activa.
C) Superficie sana.
D) Superficie obturada.

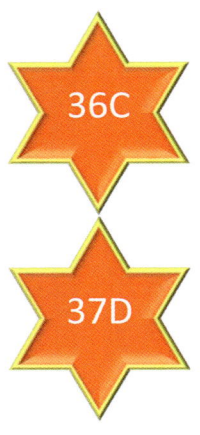

C) El número de personas con uno o más dientes afectados. El índice de Knutson cuantifica en una población a todas aquellas personas que tienen uno o más dientes afectados, sin considerar el grado de severidad de la afección. Este índice es útil para evaluar la prevalencia general de caries en una población.

D) Todas las anteriores. Los criterios para diagnosticar una caries radicular según el índice RCI incluyen lesiones en cualquier superficie radicular con una cavidad franca y aspecto oscuro o reblandecimiento con presión moderada, así como lesiones sin cavidad franca pero con aspecto oscuro y reblandecimiento con presión moderada que indican lesiones activas.

A) Recesión gingival presente, superficie radicular sana. En el índice RCI, la clasificación R-N significa que hay recesión gingival presente, pero la superficie radicular está sana. Esta clasificación se utiliza para identificar superficies radiculares que no presentan caries ni obturaciones.

B) Dividiendo el número de superficies cariadas entre el número de superficies con recesión gingival. El índice de caries radicular (RCI) se calcula dividiendo el número de superficies o dientes con caries radicular entre el número de superficies o dientes con recesión gingival. Este resultado se divide entre el número de personas observadas y se multiplica por 100 para obtener el índice en porcentaje.

B) Lesión activa. Una lesión en cualquier superficie radicular con una cavidad franca y aspecto oscuro indica una lesión activa según el índice RCI. Este criterio se utiliza para identificar caries radiculares que están progresando.

¿Cuál es el propósito principal del Índice Gingival (IG) desarrollado por Silness y Loe?

A) Evaluar la pérdida ósea y la periodontitis irreversible.
B) Medir diferentes niveles de inflamación gingival.
C) Determinar la cantidad de placa dentobacteriana.
D) Evaluar la necesidad de tratamiento comunitario.

¿Qué característica tiene la sonda de la OMS utilizada en el Índice de Necesidad de Tratamiento Comunitario (INTPC)?

A) Punta esférica de 1 mm.
B) Banda negra de 3 mm.
C) Anillos a 6.5 y 9.5 mm de la punta.
D) Punta esférica de 0.5 mm.

¿Cuál es el criterio de puntuación más alto en el Índice de Sangrado al Sondaje (BOP) de Muhlemann y Son?

A) 0.
B) 1.
C) 3.
D) 5.

¿Qué sitios se evalúan en cada diente al utilizar el Índice Gingival (IG)?

A) Papila mesiovestibular, papila distovestibular, margen gingival vestibular, margen gingival lingual.
B) Papila mesiovestibular, papila distovestibular, margen gingival lingual, margen gingival palatino.
C) Papila mesiovestibular, papila distovestibular, margen gingival vestibular, margen gingival palatino.
D) Papila mesiovestibular, papila distovestibular, margen gingival lingual, margen gingival distal.

¿En qué se basa el Índice de Sangrado Sulcular Modificado (ISS)?

A) En la cantidad de placa supragingival.
B) En la profundidad de las bolsas periodontales.
C) En el sangrado sulcular como síntoma inicial de la gingivitis.
D) En la inflamación marginal de las superficies linguales y vestibulares.

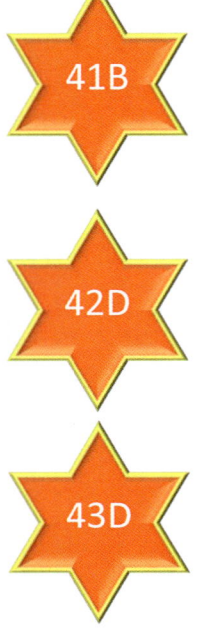

B) Medir diferentes niveles de inflamación gingival. El Índice Gingival (IG) fue desarrollado por Silness y Loe en 1963 y perfeccionado en 1967 para medir diferentes niveles de inflamación gingival. Este índice se utiliza específicamente para evaluar el tejido gingival en relación con los estadios de gingivitis y enfermedad periodontal reversible, pero no se utiliza para evaluar la pérdida ósea ni la periodontitis irreversible.

D) Punta esférica de 0.5 mm. La sonda de la OMS, utilizada en el Índice de Necesidad de Tratamiento Comunitario (INTPC), tiene una punta esférica de 0.5 mm, con una banda negra de 2 mm ubicada entre los 3.5-5.5 mm, y anillos a 8.5 y 11.5 mm de la punta esférica. Esta sonda fue diseñada para ser ligera y facilitar la evaluación de las condiciones periodontales más comunes y tratables.

D) 5. En el Índice de Sangrado al Sondaje (BOP) de Muhlemann y Son, el criterio de puntuación más alto es 5, que indica hemorragia espontánea, cambios de color y gran inflamación con o sin ulceración. Este índice pone un mayor énfasis en el sangrado en comparación con el Índice Gingival original.

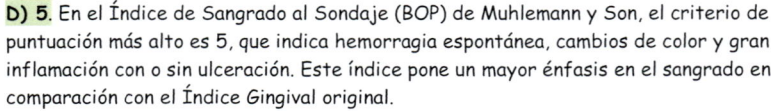

A) Papila mesiovestibular, papila distovestibular, margen gingival vestibular, margen gingival lingual. Al utilizar el Índice Gingival (IG), se evalúan cuatro sitios en cada diente: la papila mesiovestibular, la papila distovestibular, el margen gingival vestibular y el margen gingival lingual (de papila a papila). Estos sitios se examinan para determinar cambios de color, textura, hemorragia y presencia o ausencia de ulceración.

C) En el sangrado sulcular como síntoma inicial de la gingivitis. El Índice de Sangrado Sulcular Modificado (ISS) se basa en el síntoma inicial de la gingivitis, que es el sangrado sulcular. Este índice utiliza una simple decisión de sí/no sin clasificación por grados y se evalúa utilizando una sonda periodontal.

46

¿Qué se utiliza para evaluar el Índice de Sangrado Gingival (ISG) de Ainamo y Bay?

A) Una sonda periodontal con punta afilada.
B) Una sonda periodontal roma.
C) Un espejo bucal.
D) Un cepillo dental.

47

¿En qué cuadrantes se registran las zonas para el Índice de Sangrado Papilar (ISP) por lingual?

A) Primer y segundo cuadrantes.
B) Segundo y cuarto cuadrantes.
C) Primer y tercer cuadrantes.
D) Tercer y cuarto cuadrantes.

48

¿Cuál es la edad más apropiada para registrar el Índice de Fluorosis de Dean (IF)?

A) Entre 6 y 9 años.
B) Entre 10 y 12 años.
C) Entre 12 y 15 años.
D) Entre 16 y 18 años.

49

¿Qué características presenta un diente con un puntaje de 3 en el Índice de Fluorosis de Dean (IF)?

A) Superficie del esmalte es lisa, brillante y del color habitual.
B) Aparecen áreas opacas, blancas diseminadas irregularmente, pero que abarcan menos del 25% de la superficie dental.
C) Superficies del esmalte de los dientes muestran marcado desgaste y se observan manchas marrones.
D) Se ven áreas opacas más extensas, pero que abarcan menos del 50% de la superficie dental.

50

¿Qué puntaje se asigna a un diente con áreas opacas, blancas diseminadas irregularmente, que abarcan menos del 25% de la superficie dental en el Índice de Fluorosis de Dean (IF)?

A) 0
B) 1
C) 2
D) 3

B) Una sonda periodontal roma. El Índice de Sangrado Gingival (ISG) de Ainamo y Bay se evalúa presionando el margen gingival con una sonda periodontal roma. Se valora la presencia de sangrado en 4 o 6 puntos transcurridos aproximadamente 10 segundos.

C) Primer y tercer cuadrantes. Las zonas de registro para el Índice de Sangrado Papilar (ISP) se localizan en el primer y tercer cuadrantes por lingual y en el segundo y cuarto cuadrantes por vestibular. Esto significa que se evalúan las papilas linguales en los cuadrantes superiores e inferiores derechos (primer y tercer cuadrantes) y las papilas vestibulares en los cuadrantes superiores e inferiores izquierdos (segundo y cuarto cuadrantes). Esta distribución permite una evaluación completa y equilibrada de la salud gingival en diferentes áreas de la boca.

C) Entre 12 y 15 años. La edad más apropiada para registrar el Índice de Fluorosis de Dean (IF) es entre 12 y 15 años. En este rango de edad, los dientes permanentes están completamente erupcionados y es más fácil observar las posibles alteraciones en el esmalte causadas por la fluorosis. Sin embargo, el diagnóstico de las lesiones en el esmalte puede ser difícil, lo que complica su uso en estudios epidemiológicos.

D) Se ven áreas opacas más extensas, pero que abarcan menos del 50% de la superficie dental. Un diente con un puntaje de 3 en el Índice de Fluorosis de Dean (IF) presenta áreas opacas más extensas que abarcan menos del 50% de la superficie dental. Este puntaje se considera "leve" y sugiere una fluorosis más pronunciada que en los puntajes más bajos, pero aún no severa.

C) 2. Un puntaje de 2 en el Índice de Fluorosis de Dean (IF) se asigna a un diente con áreas opacas, blancas diseminadas irregularmente, que abarcan menos del 25% de la superficie dental. Este puntaje se considera "muy leve" y sugiere una fluorosis leve que afecta una pequeña porción del esmalte dental.